Arjuna

Menschennahrung

⇨ **Über die der menschlichen Genetik angemessene Ernährungsweise**

2. überarbeitete Auflage 2001

Herstellung:
Libri Books on Demand

ISBN 3-00-005197-X

Widmung:

**Hiermit widme ich dieses Buch allen Menschen,
die nach einer besseren Gesundheit
und mehr Wohlbefinden streben.
Möge es ihnen eine wertvolle Hilfe sein!**

Danksagung:

**Ich bedanke mich bei allen Forschern und Autoren,
die sich vor mir mit der Ernährung beschäftigten.
Nur auf der Grundlage des bereits Erkannten
konnten
die in diesem Buch dargestellten
Ernährungsempfehlungen aufgestellt werden.**

**Weiterhin bedanke ich mich bei den Lektoren
dieses Buches
und ganz besonders bei meiner Mutter.
Ohne ihre liebevolle Unterstützung
wäre dieses Buch nie entstanden.**

Inhaltsverzeichnis:

Vorwort von Franz Konz:

Was ist der Menschen rechte Nahrung, fragt sich mein junger Freund und Verfasser. Darüber läßt er den Leser nicht in den geringsten Zweifeln. Sein Buch der optimalen „Menschennahrung“ erklärt mit wissenschaftlich gut fundierten Fakten was eine gesunde Ernährungsweise ist. Man wundert sich nur, warum nicht mehr Menschen diese praktizieren. Doch das muß nicht so bleiben. Das Buch zeigt Möglichkeiten, diese optimale „Menschennahrung“ in die Tat umzusetzen. Es motiviert den Leser, durch natürliche Ernährung seine Gesundheit zu erhalten und zu stärken. Man fühlt sich nach der Lektüre dieses Buches voller Energie und bereit, sofort seine Ernährung zu optimieren.
Überdies ist das Buch sehr kurzweilig. Auf jeder Seite finden sich neue bisher wenig gelesene Fakten und Tatsachen, die zu oft in Vergessenheit geraten sind. Ein umfassendes Werk über gesunde Ernährung, das keine Fragen offen läßt.
Der Autor lebt seine Empfehlungen selbst vor. Er ist einer der wenigen Gesundheitsapologeten, die mit Idealismus und Einsatz zu der Verbreitung einer gesunden Lebensweise beitragen. Dabei sind neben der optimalen Ernährung auch gesunde Bewegung , ein gesundes Wohnumfeld und die richtige geistige Einstellung Gegenstand seiner Betrachtungen. Mein Wohlwollen begleitet ihn und dieses Buch.

Franz Konz

(Verfasser des Großen Gesundheits-Konz)

Vorwort des Autors: - Körper, Geist und Seele.

Der Mensch ist nicht nur Körper, er ist Körper, Geist und Seele. Alles stammt aus einer Quelle – Gott. Die drei Bereiche stehen in enger Wechselbeziehung zueinander, wobei jeder Bereich seinen eigenen Gesetzmäßigkeiten folgt und auf die anderen beiden Bereiche einwirken kann. Im folgenden Buch wird nur der körperliche, also materielle, Bereich betrachtet. Daher werden nur dessen Gesetzmäßigkeiten dargestellt. Der seelisch – geistige Aspekt wird in diesem Buch bewußt ausgeklammert. Dies wird Thema eines anderen Buches sein.
Doch auch auf der körperlichen Ebene gibt es verschiedene Faktoren, die für die Gesundheit eine Rolle spielen.
Neben der Ernährung sind auch noch das richtige Lebensumfeld und gesunde Körperübungen essentiell. Diesen Sachverhalt veranschaulicht nachfolgende Graphik.
Das Buch beschäftigt sich folglich nur mit einer der 4 Säulen des „Gesundheitstempels“. Doch ohne diese eine Säule hat der gesamte Tempel keinen Bestand.
Vergleichen wir den Menschen mit einem Auto und dessen Fahrer, so entspricht der Fahrer des Wagens der Seele, das Fahrzeug selbst dem Körper. Für ein gutes Vorankommen ist der Fahrer genauso wichtig wie die ordnungsgemäße Funktion des Wagens. Indem dieses Buch die optimale Ernährung des menschlichen Körpers zum Thema nimmt, ist es vergleichbar mit der Lehre des richtigen Tankens eines Autos. Jedes Fahrzeug benötigt seinen eigenen individuellen Treibstoff. Die Wahl des Treibstoffes eines Fahrzeuges hängt von dessen Bauweise ab. Kein Formel-Eins-Fahrer wird versuchen, sein Rennauto mit Diesel zu tanken. So könnte er nicht weit fahren. Ebensowenig wird es einem Traktor zuträglich sein, mit Rennbenzin betankt zu werden.
Genauso verhält es sich mit lebenden Körpern. Jedes Lebewesen benötigt seine eigene Nahrung. Sein Körper kommt nur mit der für ihn vorgesehenen Ernährung optimal zurecht. Alles andere verursacht Störungen!
Der Löwe ißt Fleisch, das Eichhörnchen Körner, das Pferd Gras und so zu. So ist es von der Natur eingerichtet. So ist es gottgewollt. Jedes dieser

Tiere kann nur durch diese für ihn vorgesehene Nahrung bei Gesundheit bleiben.
Doch wie sieht die dem Menschen zuträgliche, optimale Nahrung aus? Was ist „Menschennahrung“?
Eine Antwort auf diese Frage findest Du in diesem Buch.
Viel Spaß beim Lesen – und beim Gewinnen neuer Erkenntnisse!

Arjuna

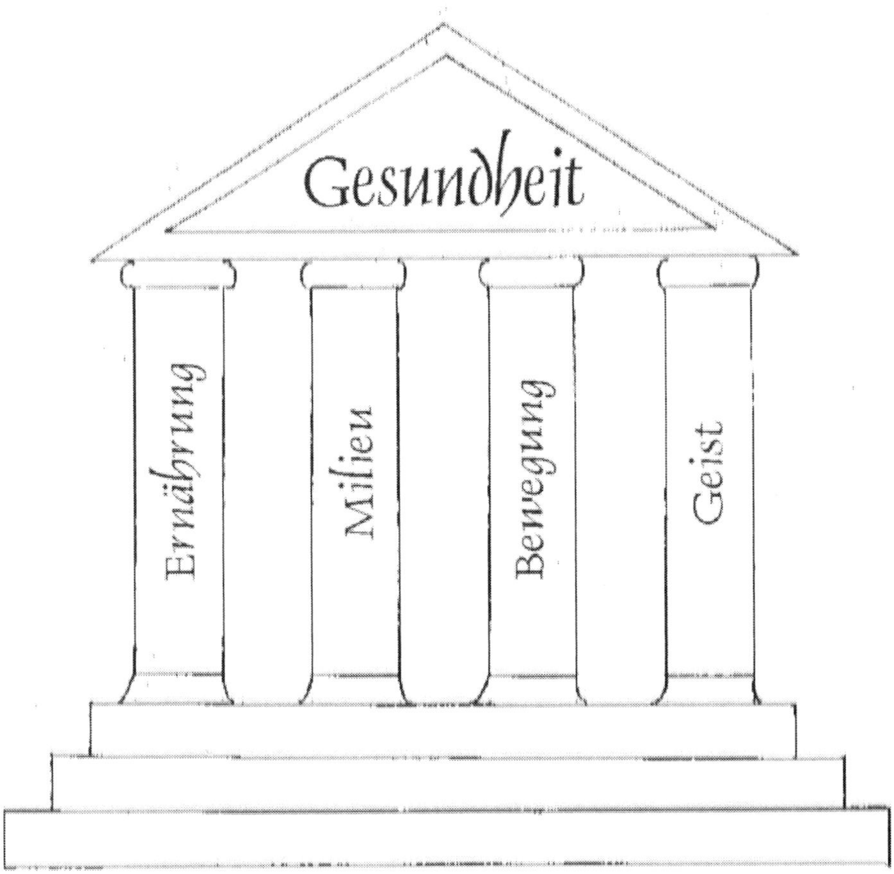

xiv - Arjuna, Menschennahrung

(I) Gesundheit - Ein Ernährungsfaktor

Ziel dieses Buches ist es, einige wissenschaftliche Grundlagen einer gesunden Ernährung vorzustellen und zu erläutern wie diese Überlegungen in die Praxis umgesetzt werden können.
Es wird eine Ernährung vorgestellt, die nach neuesten Erkenntnissen optimal auf die menschliche Gesundheit wirkt. Dir als interessiertem und gesundheitsbewußtem Leser empfehle ich sie zu erproben: Dir wird im Folgenden ein Leitfaden für ein gesünderes und damit glückliches und erfülltes Leben an die Hand gegeben.
Viele Menschen scheinen immer wieder jenen weisen Satz zu vergessen: „Gesundheit ist nicht alles, doch ist alles nichts ohne Gesundheit".
Die Gesundheit ist Dein höchstes, Dein wertvollstes Gut. Das kann gar nicht oft genug in Erinnerung gerufen werden. Es muß die oberste Priorität für jeden Menschen sein, sie zu erhalten und zu fördern. Mehr Gesundheit bringt auch mehr Lebensfreude. Diese zu vermitteln ist mein Wunsch, deshalb zeige ich Dir einen Weg zu mehr Gesundheit und Wohlbefinden.
Ich spreche Dich sowohl als Gesunden an, um aufzuzeigen, wie Du zu noch mehr Wohlbefinden und Leistungsfähigkeit finden kannst, als auch Dich als Kranken, um Dir neue Perspektiven auf Linderung Deiner Leiden zu geben. Eine gesunde Lebensführung kann ein entscheidender Faktor für Deine Genesung sein. Kurz, absolut jeder kann sich angesprochen fühlen: Ob Du nun Leistungssportler oder Stubenhocker, kerngesund oder todkrank, jung oder alt, fettleibig oder mager bist, eine gesunde Lebensführung hilft jedem!

1. Ernährung und Gesundheit sind untrennbar miteinander verbunden!

Ernährung hat eine gewaltige Wirkung auf Deine Gesundheit. Mindestens 90 Prozent der heute verbreiteten Krankheiten sind ernährungsbedingt, z.B. sterben 49 % der Menschen in den Industrieländern an Herzinfarkt. Dabei ist ein Herzinfarkt oft durch erhöhte Cholesterinwerte bedingt. Cholesterin jedoch entsteht meistens

durch falsche Ernährung. Viele dieser Todesfälle hätten folglich durch eine gesunde Lebensführung verhindert werden können.
Ähnlich verhält es sich mit Diabetes. Oft ist die alleinige Ursache die über Jahre hinaus falsche Ernährung. Wen wundert nun, daß bei den heutigen Ernährungsgewohnheiten fast 1% der Bevölkerung unter Diabetes leiden?
Die Krankenhäuser sind voll mit Menschen, die über Beschwerden klagen, die u.a. auch von einer falschen Ernährung herrühren. Die meisten Krankheiten haben ihre Ursache in einer langjährigen falschen Lebens- und Ernährungsweise.
Lerne zu erkennen, daß nur Du für Deinen Gesundheitszustand verantwortlich bist. Übernimm selbst die Verantwortung für Deinen Körper und halte Dich so dauerhaft gesund.
Im allgemeinen ist Krankheit nur die Folge Deines widernatürlichen Verhaltens und Deiner falschen Ernährung. Beuge Beschwerden rechtzeitig vor oder unterstütze Deine Heilung durch eine gesunde Ernährung. Mit dieser kannst Du Deine Genesung beschleunigen - ja, oft sogar erst herbeiführen. Die Natur strebt immer nach Gesundheit, nach Balance. So wird sie Dich, wenn Du Deinen Körper mit optimaler Nahrung versorgst, gesunden lassen.

2. Vorbeugung ist besser als Heilung!

Die Natur läßt keine Überschreitung ihrer Regeln zu. Mißachtest Du die Naturgesetze, dann wirst Du dafür mit „tödlicher" Gewißheit die Quittung erhalten. Manchmal früher, manchmal lassen die Folgen etwas länger auf sich warten. Doch Du kannst ihnen nicht entgehen. Sie treffen auch Dich, - ganz sicher!
Bei einer falschen Lebensführung machen sich die Ergebnisse oft erst Jahre später bemerkbar. Wenn sich die ersten Krankheiten und Beschwerden zeigen, sind diese häufig die Folgen aus einer jahre- oder gar jahrzehntelangen falschen Ernährung.
Was ist nun zu tun? Mit Medikamenten für schnelle Heilung sorgen? Meist bringen Medikamente rasch die gewünschte Besserung, doch vergißt man dabei allzu leicht, daß jedes Arzneimittel, das eine Wirkung

aufweist, mindestens ebenso starke Nebenwirkungen verursachen kann. Eine Heilung, die auf Medikamenten basiert, birgt in sich immer schon das Risiko für die nächste meist schlimmere Krankheit.
Laß es am besten erst gar nicht so weit kommen, daß Du ernsthaft krank wirst. Beuge vor! Lebe heute schon gesund und Du brauchst keine Angst zu haben morgen zu erkranken. Besinne Dich schon bei den allerkleinsten Beschwerden auf eine gesunde Lebensführung. So wirst Du bald wieder beschwerdefrei sein und mußt nicht das gefährliche Spiel mit den Arzneimitteln auf Dich nehmen.

3. Krankheit – Schicksalsschlag oder vorprogrammiert?

3.1. Das Virus ist nichts, das Milieu ist alles!

Du bist der einzige, der auf Deine Gesundheit Einfluß hat. Du bist nicht der willenlose Spielball des Zufalls oder des Schicksals! Du bist auch nicht irgendwelchen Krankheitserregern von außen hilflos ausgeliefert. Kein Erreger allein kann Dich krank machen! Nur Deine falsche Lebensweise gibt ihnen die Macht dazu!
Pasteur, der Entdecker der Krankheitskeime brachte diesen Sachverhalt treffend auf den Punkt: „Das Virus ist nichts, das Milieu ist alles!"
Viren, Bakterien, Pilzsporen sind überall. Mit jedem Atemzug nimmst Du abertausende dieser mikroskopisch kleinen Partikel auf. Jedes einzelne von ihnen hat in sich das Potential Dich zu töten. Doch sie können Dir in der Regel nichts anhaben, da Dein Körper sehr wirkungsvolle Schutzmechanismen gegen sie entwickelt hat. Nachdem sie in Deinen Körper eingedrungen sind, werden diese Krankheitskeime so rasch unschädlich gemacht, daß Du nicht einmal etwas davon spürst.
Nur wenn Dein Immunsystem gerade einen schwachen Moment hat, können diese Eindringlinge sich in Deinem Körper festsetzen. - Du wirst krank. Nun bedarf es einiger Tage Ruhe und Dein Körper wird sich selbst heilen: Dein Immunsystem erholt sich wieder und vertreibt die Eindringlinge. Hierfür benötigst Du meist keinerlei Medikamente. Dein Körper stellt selbst all die Stoffe her, die er zur Gesundung braucht. Das

geht natürlich nur, solange Dein Körper nicht durch falsche Lebensweise soweit geschwächt ist, daß er mit den Eindringlingen nicht mehr fertig werden kann oder Du durch falsche Ernährung soviel Schlacken in Dir angesammelt hast, daß Bakterien und Viren idealen Nährboden finden. Wie solche Stoffwechsel-Schlacken entstehen, wirst Du später noch erfahren (*(III) - 10. Die Dosis macht das Gift!*).
Dein Ziel muß es also sein, Dein Immunsystem immer leistungsstark zu halten. So effizient, daß selbst der aufdringlichste Krankheitserreger es nicht zu bezwingen vermag. Wenn Dir das gelingt und sich nur wenige Stoffwechselschlacken in Deinem Körper befinden, dann wirst Du selbst in Epidemiezeiten nicht erkranken. Nebenbei bemerkt geht die Einlagerung von Schlacken und die Schwächung des Immunsystems ja meist auch Hand in Hand.
Das bedeutet, daß bei falscher Lebensweise die Viren und Bakterien in Deinem Körper reichlich Nährboden finden und nur schwach abgewehrt werden. Ideale Ausbreitungsbedingungen also.

3.2. Chronische und degenerative Krankheiten - Ein Produkt der Lebensführung!

Auch für Krankheiten die nicht von Viren, Bakterien oder Pilzen hervorgerufen werden, trägst Du oft selbst die Verantwortung.
Nehmen wir Krebs als Beispiel. Krebs ist eine Entartung Deines eigenen Körpergewebes. Nun teilen sich die betroffenen Zellen unkontrolliert. Sie fressen sich geschwürartig in andere Gewebe hinein, solange bis lebenswichtige Organe zerstört werden. Dann stirbt der Betroffene. Immerhin, 24 % der Todesursachen in der BRD ist Krebs. Die Tendenz ist steigend!
Krebszellen entstehen in Deinem Körper jeden Tag in unvorstellbar großer Anzahl. Dein Immunsystem kann diese jedoch meist ohne Probleme unschädlich machen. Erst wenn Dieses ineffizient arbeitet, oder sich zu viele Krebszellen gleichzeitig bilden, wird es dieser nicht mehr Herr.
Die Hauptursache für das Entstehen von Krebszellen ist die Aufnahme krebserzeugender Stoffe. – Und genau hier kann eine gesunde

Ernährungsweise ansetzen: Ein Raucher braucht sich nicht zu wundern, wenn er an Lungen-, Kehlkopf-, Zungen- oder einem ähnlichen Krebs erkrankt. Tatsächlich lassen sich mindestens 95% der Atemwegskrebse ursächlich auf das Rauchen (aktiv oder passiv) zurückführen. Ebenso schädlich sind Autoabgase, Asbest, Lackdämpfe.... Doch schon in der normalen Nahrung sind genügend krebserzeugende Stoffe enthalten. Diese alle aufzuzählen würde den Rahmen dieses Buches sprengen.
Vor all diesen schädlichen Einflüssen kannst Du Dich aber in acht nehmen und weitgehend schützen, indem Du nicht rauchst und Dich gesund, d.h. von der in diesem Buch beschriebenen optimalen Menschennahrung ernährst.
So wird Dein Immunsystem leistungsstark genug sein, daß es mit Leichtigkeit eventuell entstehende Krebszellen unschädlich macht. Überdies entstehen auch nicht mehr so viele entartende Zellen. Du bist bestmöglichst vor Krebs geschützt. Gesunde Lebensweise - Eine Versicherung gegen Krebs!
Ebenso kann an fast allen chronischen und degenerativen Krankheiten aufgezeigt werden, daß sie aus irgendeinem Fehlverhalten heraus entstanden sein können. Erschreckend, denn immerhin sind laut Einschätzung des amerikanischen Gesundheitsamtes 49% der Bevölkerung chronisch krank!

3.3. Vererbte Krankheiten – Machtlos den Genen ausgeliefert?

Natürlich gibt es auch vererbte Krankheiten, oder besser vererbte Krankheitsrisiken. Der Träger eines derartigen Risikos besitzt in seinem genetischen Material die Disposition für eine bestimmte Erkrankung. Das bedeutet dann für denjenigen eine höhere Anfälligkeit gegenüber einer bestimmten Krankheit im Vergleich zum Durchschnitt. Doch er muß deswegen nicht zwangsläufig erkranken. Nehmen wir an, Du hättest eine ererbte Disposition zu einem Herzinfarkt und lebst sehr gesund, z.B. cholesterin- und fettarm, dann wirst Du wahrscheinlich nie etwas von Deiner genetischen Krankheitsneigung bemerken. Doch Du könntest Dir einfach etwas weniger „Sünden“ in Deiner Lebensweise erlauben als ein

anderer Mensch. Du mußt auf Deine Gesundheit einfach etwas mehr achten.
Das Auftreten vieler ererbter Krankheiten läßt sich auf diese Weise verhindern bzw. mildern. Ein Gelähmter wird vielleicht nicht wieder laufen können, doch zumindest wird er sich dank gesunder Ernährung besser fühlen. Sicher bewirken die unglaublich vielen Lebens- und Vitalstoffe in der hier nachfolgend empfohlenen Menschennahrung eine allgemeine Verbesserung seines Gesundheitszustandes.

4. Gesundheit - Dein höchstes Gut!

Es gibt ja Menschen, denen scheint die Gesundheit egal zu sein. Sie setzen für einen Augenblick des Genusses ihre Gesundheit als Risikoeinsatz und meistens verlieren sie. Ist der eine Augenblick mit der Zigarette im Mund wirklich die jahrelangen Leiden wert, die Stunden in Wartezimmern, die Operationen, die Chemotherapie, den Verlust vieler Jahre an Leben und der noch frühere Verlust der Gesundheit?
Ist der eine Moment der Lust, in dem ein Stück Schokolade in Deinem Mund schmilzt, wirklich so wichtig für Dich, daß Du bereit bist, viele Pfunde zuviel mit Dir herumzuschleppen, die Dir die täglichen Arbeiten zur Last werden, jede Stufe Dir zu hoch, jede Treppe zu steil erscheinen lassen, Deinen Bewegungsradius verkleinern, Deine Figur entstellen?
Ist Dir bewußt, welchen Preis Du für das Bier am Abend, für den Kaffee am Morgen zahlst? Er ist viel zu hoch! Gesundheit ist kein Einsatz, den man gegen kurzfristigen Genuß aufs Spiel setzen sollte. Sie ist viel zu viel wert!
Mit Gesundheit kannst Du alles erreichen. Ein gesunder Mensch findet immer ein Betätigungsfeld. Ein Kranker nur ein Krankenlager. Was kann ein gesunder Mensch alles bewegen, was erreichen? Nur die Vorstellungskraft setzt die Grenzen für die Möglichkeiten. Jeder Augenblick der Gesundheit ist eine Freude. Der Gesunde kann vieles erleben. Einzig und allein muß er sich an ein paar Regeln halten und dieser Genuß der Gesundheit wird ihn lange Jahre begleiten. Keine Torheit des Augenblicks ist es wert, viele gesunde Jahre voller Ereignisse und Lebensfreude zu opfern. Denke in die Zukunft, was kannst und willst

Du alles noch tun! Bist Du krank, dann geht nichts mehr. So wird Dir schnell klar, daß die eventuelle Schwierigkeit und Unbequemlichkeit einer gesunden Lebensführung den Aufwand mehr als wert ist.
In die Gesundheit zu investieren ist die beste Investition!

5. Wie gesund ist der Mensch von heute?

Ich erzähle Dir hier dauernd von einer gesunden Lebensführung, die unbedingt nötig für Gesundheit ist. Da müßte gleich jeder zweite Mensch krank sein, denn die anderen achten ja auch nicht auf ihre Lebensweise. So magst Du denken. Doch die Realität sieht sogar noch schlimmer aus:
In Amerika werden gerade mal 1,5% der Menschen vom Gesundheitswesen als gesund eingestuft. Gerade mal 0.9% starben laut Statistik eines natürlichen Todes.
Die Liste der Krankheiten scheint unendlich zu sein:

> 49% sterben an Herz und Kreislaufkrankheiten. Dabei könnte ein gesundes Herz einen Menschen theoretisch mindestens 300 Jahre mit Blut versorgen.
>
> Mindestens jeder fünfte hat zu hohen Blutdruck. Kaum eine Krankheit zeigt so deutliche Zusammenhänge zur Lebensführung wie diese.
>
> 24% sterben an Krebs. Die Krebsrate steigt noch weiter stark an. In der Kindersterblichkeit liegt Krebs mit Abstand an erster Stelle.
>
> 77% der Menschen leiden an Arthritis und Rheuma.
>
> Mindestens jeder dritte Industrielandbewohner leidet an Allergien. Ein Zeichen eines falsch funktionierenden Immunsystems. Durch eine Ernährungsumstellung ist sie oft schnell überwunden.

49% sind als chronisch krank einzustufen.

65% haben eine Hautkrankheit. Angefangen bei Akne, Ekzeme, Pusteln, Warzen, über Neurodermitis bis hin zur schweren Psoriaris, die fast 1% der Hautkrankheiten ausmacht. Ich sage es noch einmal: Die Ernährung ist auch im Bereich der Hautkrankheiten ein entscheidender Faktor!

Verdauungsstörungen werden zum „Normalfall". Mindestens 50% leiden darunter. Sie sind lediglich eine Frage der Ernährung. Kein Wunder, wenn man sich die heutige Fehlernährung betrachtet.

Fast 1% leidet an Geisteskrankheit.

Drei von fünf Menschen sehen schlecht. Sehhilfen sind gefragt wie nie zuvor.

Ca. 30% der Menschen sind stark übergewichtig. Dabei ist Fettleibigkeit mit etwas Sport und einer gesunden Ernährung schnell zu kurieren.

Fast 3% hat Diabetes. Diabetes fordert nach Herz-Kreislauf Erkrankungen und Krebs die meisten Todesopfer. Auch diese Krankheit kann durch eine gesunde Lebensführung meist verhindert und oft sogar wieder geheilt werden.

98,6% der Menschen haben schlechte Zähne. Füllungen, Löcher, Zahnersatz, Brücken... werden heute schon als normal angesehen. Bereits bei Schuleintritt hat jedes Kind durchschnittlich 6 Löcher. Dabei ist die Zahnsubstanz eigentlich deutlich stabiler als Knochen und könnte bei gesunder Lebensführung ohne irgendwelche Probleme ein Leben lang gesund erhalten werden.

Über 15% leiden an Ohrgeräuschen.

Fast 5% haben Schlafstörungen

Ca. 1% leiden unter Asthma

Durchschnittlich leidet jeder Mensch fast dreieinhalb mal im Jahr unter Erkältung. Kinder sind weit mehr betroffen: Jedes Kind ist durchschnittlich 8 mal jährlich erkältet.

Die häufigsten Krankheiten: - Die Geiseln der Menschheit -	
Zahnverfall	98%
Arthritis und Rheuma	77%
Hautkrankheiten	65%
Sehfehler	60%
Verdauungsstörungen	50%
Chronische Krankheiten	49%
Allergien	35%
Starkes Übergewicht	30%
Bluthochdruck	20%
Tinnitus	15%
Schlafstörungen	5%
Diabetes	3%
Schwachsinn	1%
Asthma	1%
Der Mensch von heute ist „Multimorbid“ ➔ Durchschnittlich leidet er unter 5 verschiedenen Krankheiten!	Gesamt: 509%

Die Liste wäre noch endlos fortzusetzen. Kein Wunder bei fast 300 Millionen Arztbesuchen jährlich in Deutschland. Auch Krankenhäuser müssen fast 100 Millionen mal aufgesucht werden. Davon muß jeder 5. stationär behandelt werden.

Kopfschmerzen gehören schon zum ganz normalen Leben. Statistisch gesehen wird ca. alle 2,5 Tage von jedem Menschen eine Aspirin –

Tablette geschluckt. Erschreckend! Kopfschmerzen - eine Volkskrankheit!
Durchschnittlich muß jeder Mensch alle 5 Jahre unter das Messer der Chirurgen. Hier werden die Folgeerscheinungen der falschen Lebensführung herausgeschnitten. An der Lebensführung wird anschließend nichts geändert, so daß schon bald eine erneute Operation nötig sein wird.
Der Medikamentenkonsum zeigt ein ähnliches erschreckendes Bild:

> Routinemäßig wird jedes Baby schon bei der Geburt medikamentös behandelt.
>
> In Amerika werden jährlich 5 Milliarden Schlaftabletten eingenommen.
>
> 10 Millionen Tranquilizer (=beruhigendes, schlafförderndes Medikament) werden in den USA pro Jahr konsumiert. Und in Deutschland sieht es selbstredend nicht besser aus. Eine schlaflose und unglückliche Gesellschaft!

Alles sicher nicht gerade Anzeichen für einen allgemein guten Gesundheitszustand! Und das waren noch lange nicht alle Krankheiten, unter denen die Industriegesellschaft zu leiden hat.
Nach dieser Liste fragt man sich, ob es überhaupt noch gesunde Menschen gibt...
Wen wundert das?

> Jeder Deutsche ißt pro Jahr statistisch gesehen 50 kg Zucker (Amerikaner 55 kg).
>
> Mindestens eine Tasse Kaffee wird täglich getrunken. - Und in dieser Statistik sind Kleinkinder, die wohl noch keinen Kaffee trinken, enthalten!

Nach wie vor ist ungefähr jeder vierte Mensch Raucher. Durchschnittlich werden pro Kopf und Jahr fast 3 000 Zigaretten konsumiert!

Mit dem Alkoholkonsum steht es nicht besser. Wie viele Menschen trinken jeden Abend ihr Bier? Nach dem Essen ein „Verdauungsschnäpschen“? In der Tat können sich viele Menschen eine Feier ohne Alkohol nicht mehr vorstellen.

Auch die Jugend ernährt sich zusehends immer schlechter: Süßigkeiten, Fastfood und Getränke aus den Chemielaboren. Da muß man nicht erst Ernährungsexperte sein um sagen zu können: Das kann nicht gesund sein:
Zuviel Zucker, Salz, Geschmacksverstärker, Coffein, Alkohol und Farbstoffe, das sind Ernährungsfehler, die von jung bis alt fast jeden Industriebürger betreffen!

Du wirst im Folgenden noch feststellen, daß die heutigen Ernährungsgewohnheiten noch weit mehr Fehler beinhalten als die oben genannten. Sie sind, möchte ich sagen, nahezu von Grund auf falsch. Willst Du Dich vor all den schrecklichen Krankheiten der jetzigen Zeit schützen? Dann darfst Du keine Kompromisse eingehen und mußt ganz auf die gesunde und natürliche Menschennahrung setzen!

Todesursachen Rangliste: Die besten Killer	
Herz- Kreislauferkrankungen	49%
Krebs	24%
Verkehrsunfälle	9%
Diabetes	3%

6. Mangel an ganzheitlicher Sicht!

Eine ganze Litanei von Krankheiten breitet sich heute, und Du wirst mir nun zustimmen, wenn ich sage, „epidemieartig“ aus. In der heutigen Industriegesellschaft zeigen sich die Ergebnisse am deutlichsten. Seit der Zeit der Kultivierung hat sich der Mensch immer weiter von seiner natürlichen und für ihn gesunden Lebensweise entfernt.
Bei auftretenden Krankheiten besann man sich nicht etwa auf eine Änderung des Lebensstils, sondern versuchte mit irgendwelchen Verfahren die Symptome zu beseitigen, um anschließend genauso weiterleben zu können wie vorher. Die gesamte heutige Medizin beruht darauf, die Symptome zu bekämpfen: Hier wird etwas weggeschnitten, dort wird der Schmerz beseitigt. Die Medikamente selbst rufen dann in der Zukunft die nächsten Beschwerden hervor, die wieder genauso beseitigt werden: symptomatisch. Um an seinem alten, liebgewonnenen Fehlverhalten festhalten zu können, kam man nie auf die Idee, seine Lebensführung zu ändern. Doch ist hauptsächlich die Lebensweise für Deinen Gesundheitszustand verantwortlich. Nur durch eine Änderung dieser können Krankheiten vermieden und langfristig ein Heilerfolg erzielt werden. Eine ganze Armee von Ärzten mit Hilfspersonal, Millionen von Krankenhäusern, Kuranstalten, Tonnen von Medikamenten können nicht heilen, wenn die Lebensweise nicht verändert wird.
Fast täglich kommt irgendein neues Wundermedikament auf den Markt, um dann irgendwann wieder zu verschwinden, weil die Nebenwirkungen sich bemerkbar machen. Es wird durch ein neues ersetzt, das ebenfalls Nebenwirkungen besitzt. Ein endloser Kreis des Leidens und der Krankheiten, solange die Ursachen nicht angegangen werden!

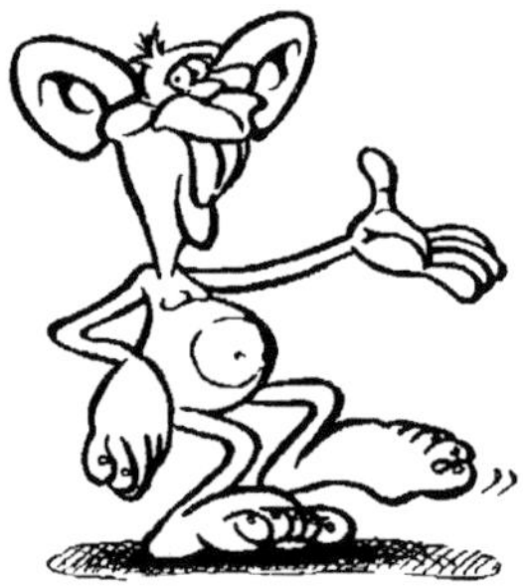

Merke:
Nur durch Deine Lebensweise kannst Du Dich heilen und für immer gesund erhalten.
Übernimm selbst die Verantwortung für Deine Gesundheit!
- Jetzt!

(**II**) Die Ernährungstheorie

Gesunde Ernährung wird Dich vor vielen Leiden bewahren. Schätzungsweise 90% aller Krankheiten sind ursächlich mit auf falsche Ernährung zurückzuführen. Die ideale Ernährung muß so beschaffen sein, daß sie das absolut Beste für den menschlichen Körper darstellt. Sie muß speziell für Deine Bedürfnisse konzipiert sein. Du bist ein Mensch, kein Hase, auch kein Vogel. Deshalb mußt Du Deine eigene Nahrung haben. Keine Hasennahrung und auch kein Vogelfutter. Nahrung speziell für Menschen. Eine Ernährung speziell für Dich. Das ist Menschennahrung.

Der Schlüssel zu dieser optimalen und gesunden Ernährung liegt in Deinen Genen gespeichert. Folge mir nun. Ich zeige Dir den Weg zu Deiner für Dich persönlich besten Nahrung:

1. Die Verdauung ist in den Genen gespeichert!

Für die Verdauung benötigst Du Enzyme. Diese haben die Aufgabe, die Nahrungsbestandteile in spezifische kleinere Bruchstücke zu zerlegen. Jedes Enzym ist dabei genau für die Zerlegung eines bestimmten Nahrungsbestandteils an einer bestimmten Stelle verantwortlich. So wie ein Schlüssel nur exakt eine Tür aufsperrt, so zerlegt ein Enzym exakt ein Molekül.

Enzyme sind Proteine. Das heißt, sie sind komplexe Strukturen aus einer ganz speziellen Abfolge von Aminosäuren. Diese Aminosäureketten werden dann durch verschiedene chemische Prozesse in Deinen Körperzellen in ein dreidimensionales Muster gefaltet. Jedes Enzym hat seine eigene Aminosäurenkette und Faltmuster. Doch die Information für all die verschiedenen Aminsosäureketten liegt in Deinen Genen gespeichert. Die Gene enthalten den Bauplan für all Deine Körperenzyme (und auch alle sonstigen Körpereiweißstoffe). In Deinem Körper kann folglich kein Enzym hergestellt werden, dessen Bauplan nicht in Deinen Genen gespeichert ist.

Für die Verdauung der verschiedenen Nahrungsmittel sind unterschiedliche Enzyme und Enzymzusammensetzungen nötig. Daher kann nur das gut verdaut werden, wofür Dein Körper die nötigen Verdauungsenzyme besitzt bzw. herstellen kann. So verfügt der Mensch

z.B. über keine Enzyme, die Plastik zerlegen. Plastik bleibt so für den Menschen nicht aufspaltbar, daher also auch nicht verdaubar. So verhält es sich bei allen Nahrungsmitteln, für die der Mensch keine Enzyme produzieren kann. Sie können nicht oder nicht optimal im Magen zerlegt werden. So kann die Verdauung nicht richtig funktionieren, da die Enzyme hierfür fehlen.
Da also alle von Deinem Körper herstellbaren Enzyme, wie schon gesagt, in Deinem genetischen Code gespeichert sind, kannst Du nur Nahrung optimal verdauen, die Deinen genetischen Möglichkeiten entspricht.

Enzyme

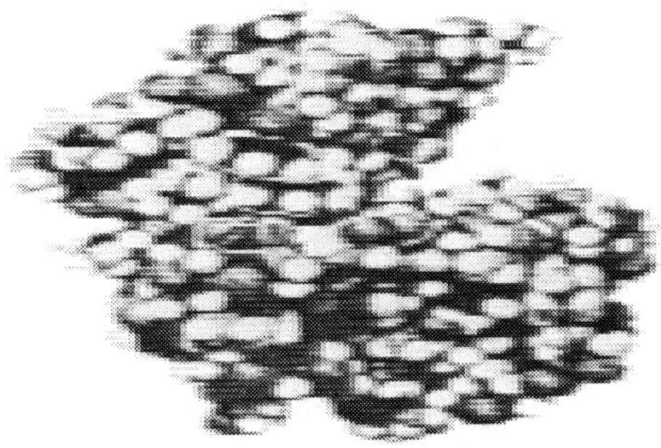

Karlottenmodell des Lysozym – Enzym – Moleküls

Enzyme sind hochkomplexe Protein-, bzw. Proteid-Moleküle.
Enzyme steuern den gesamten menschlichen Stoffwechsel.
Die Verstoffwechslung der Nahrung hängt von den Enzymen ab.

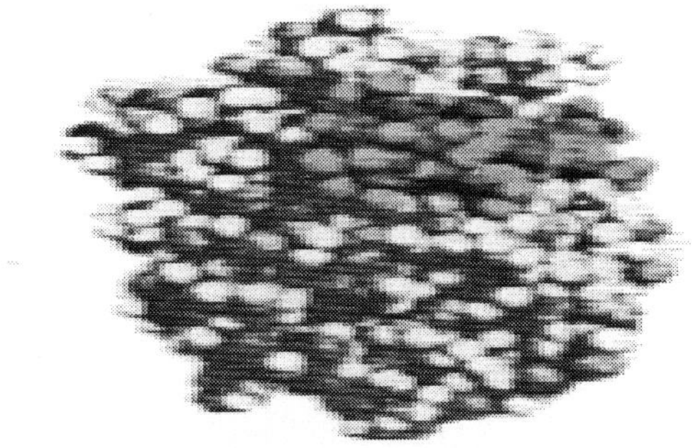

Karlottenmodell des Lysozym – Enzym – Moleküls mit gebundenem Substrat
- Schlüssel-Schloß Prinzip –

Enzyme passen zum Substrat wie Schlüssel zu Schloß.
Enzyme katalysieren genau eine bestimmte Reaktion.
Nur das kann optimal verstoffwechselt werden, wofür die nötigen Enzyme vorhanden sind.

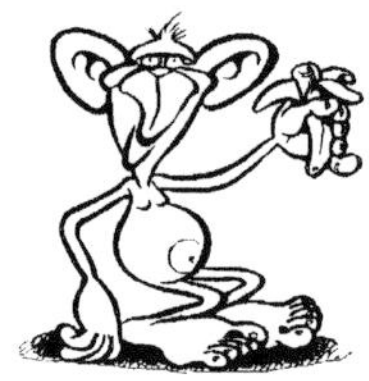

Merke:
Du mußt an Deine Nahrung genetisch angepaßt sein.

3. Genetisch stehst Du noch im Paläolithikum!

Die Gene sind komplexe Moleküle, in denen all die Informationen gespeichert sind, die das jeweilige Lebewesen ausmachen. Diese Geninformationen werden in Eiweißmoleküle übersetzt, die dann als Enzyme, Hormone oder Baustoffe im Lebewesen ihre Aufgabe erfüllen.
Die Gene werden von Generation zu Generation weitergegeben, wobei sie sich im Laufe der Jahrmillionen zufällig ändern. Diese Veränderungen nennen wir Mutationen. Mutierte Lebewesen müssen sich nun in ihrer Umwelt behaupten. Ist die Mutation unvorteilhaft, so wird sie sich nicht durchsetzen. Das mutierte Lebewesen stirbt. Seine Gene werden nicht weitergegeben. Die Mutation verschwindet wieder. Vorteilhafte Mutationen setzen sich als verschiedene Arten von Lebewesen durch. Da Mutationen zum Glück nur sehr selten stattfinden, ändert sich der Gencode einer Art nur sehr langsam.
Auf diese Weise ist einerseits sichergestellt, daß nur sehr selten Mutationen (die meist unvorteilhaft sind, da zufällig) entstehen und eine Tierart daher eine gewisse Konstanz in ihrer Erscheinung aufweist, doch andererseits sich eine Art auch an veränderte Lebensbedingungen anpassen kann.
Eine schnelle Anpassung an veränderte Lebensbedingungen ist nicht möglich. So kann es ein Fisch nicht in absehbarer Zeit erlernen an Land zu atmen. Doch in Jahrmillionen hat sich das Landleben aus dem Wasser heraus entwickelt. Es war genügend Zeit für die Anpassung an den neuen Lebensraum - das Land - vorhanden.
Zufälligen Mutationen der ursprünglichen Wasserbewohner war es zunächst möglich an Land zu leben. Sie konnten sich so einen völlig neuen Lebensbereich erschließen. Es war eine vorteilhafte Mutation,

deren Gene sich weiter ausbreiteten. Genau auf diese Weise paßte sich das Leben den unterschiedlichsten Bedingungen an: Vögel der Luft, Fische dem Wasser, Löwen dem Jagen in der Savanne.... Durch die verschiedenen Lebensmöglichkeiten entwickelten sich verschiedene Arten, die diesen Gegebenheiten zunehmend besser angepaßt waren.
Daher kann man sagen, daß sich jede existierende Art im Laufe der 3,6 Milliarden Jahre, die es Leben auf der Erde gibt, an ihren Lebensraum und natürlich auch an ihre Essensgewohnheiten immer besser angepaßt hat. Sie ist heute nach 3,6 Milliarden Jahren Evolution optimal angepaßt!
Die nachfolgende Grafik verdeutlicht Dir die allmähliche Anpassung der Lebewesen an ihren Lebensraum und die so entstehende Entwicklung der Arten. Jede Art eroberte ihren eigenen Lebensbereich und paßte sich daran an: Der Vogel an das Leben in der Luft, der Fisch an das Wasser, der Löwe an die Wüste....

Paläolithikum	
Definition:	Die Zeit vor dem Seßhaftwerden des Menschen. vor dem Ackerbau. vor der Tierhaltung. vor der Züchtung von Tieren und Pflanzen. bis ca. 8.000 v.Chr.

Neolithikum	
Definition:	Die Zeit nach dem Seßhaftwerden des Menschen. mit Ackerbau. mit Tierhaltung. mit der Züchtung von Tieren und Pflanzen. ab ca. 8.000 v.Chr.

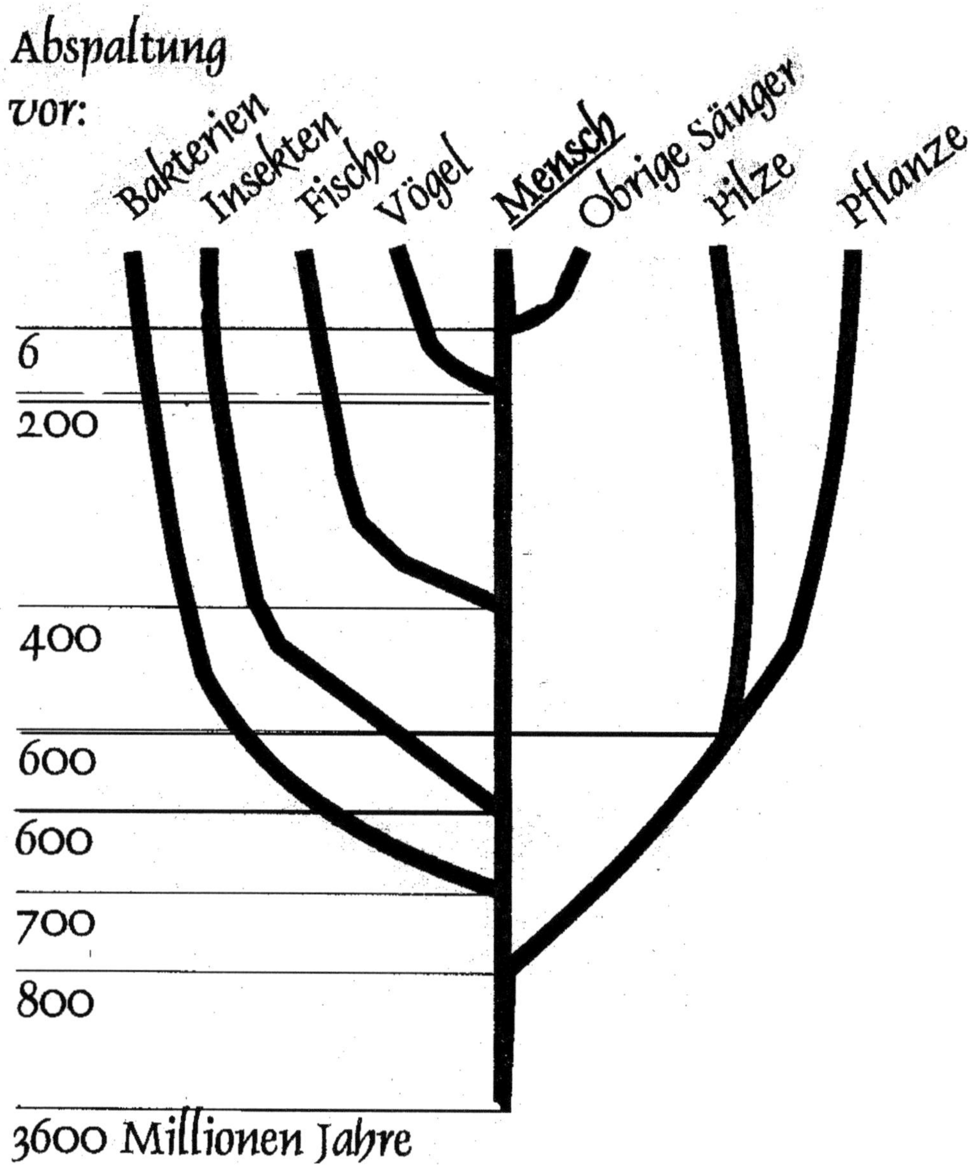

Stammbaum des Lebens auf der Erde:

Du siehst, jede Art hat sich ihren eigenen Lebensraum erschlossen und sich diesem in Jahrmillionen perfekt angepaßt.
Das gilt für jede existierende Art, mit Ausnahme des Menschen.
Du weißt sicher, wie rasant der Fortschritt in den letzten 100 Jahren vonstatten ging. Maschinen übernehmen heute die Aufgaben von Menschen. Es gibt Autos, Zentralheizung, Mikrowelle, Computer.... Das Leben der Menschen hat sich vollständig geändert. Viele dieser Veränderungen sind sicherlich zum Vorteil des Menschen. Doch die Industrialisierung hatte auch Einfluß auf die Ernährung: Heute ernährt sich der Mensch von „Fast-Food“, seine Nahrungsmittel sind in Dosen, enthalten Konservierungsstoffe, Farbzusätze, Geschmacksverstärker und vieles mehr.
Jedoch vor frühestens 10tausend Jahren fand eine Veränderung statt, die noch viel tiefgreifender war als die durch die Industrialisierung: Der Mensch begann seßhaft zu werden, Landwirtschaft zu betreiben, Tiere zu züchten und zu kochen. Man nennt diese Phase das Neolithikum. Im Neolithikum hat der Mensch erstmals begonnen, seine Nahrung regelmäßig mit Hilfe des Feuers zu verarbeiten. Er erfand das Backen, Braten, Kochen und Garen. Durch Ackerbau, Züchtungen und Haustierhaltung erschlossen sich völlig neue Nahrungsmittel: Milch, Fleisch, Getreide...
Diese tiefgreifenden Veränderungen fanden entwicklungsgeschichtlich erst vor sehr kurzer Zeit statt. – Einer Zeit die viel zu kurz war um eine Anpassung hervorzurufen, denn Gene mutieren eben nur sehr selten. Das bedeutet, daß sich der Gencode nur sehr langsam verändert. Aus dem Vergleich verschiedener Arten kann man schließen, daß für 1% Gencode-Veränderung in einer Art mindestens eine Million Jahre vonnöten sind. Das bedeutet im Klartext, daß der Mensch sich an diese Veränderung der Ernährung, die frühestens vor 10.000 Jahren (im Neolithikum) begann, nur maximal 0,01 % angepaßt hat. - Also faktisch überhaupt nicht. Die Nahrungsgewohnheiten an die Du genetisch angepaßt bist, sind folglich in der Zeit vor dem Neolithikum, dem Paläolithikum, zu suchen. Das Paläolithikum bezeichnet die Zeit vor dem Beginn der Kochkost, dem Ackerbau und der Viehzucht.

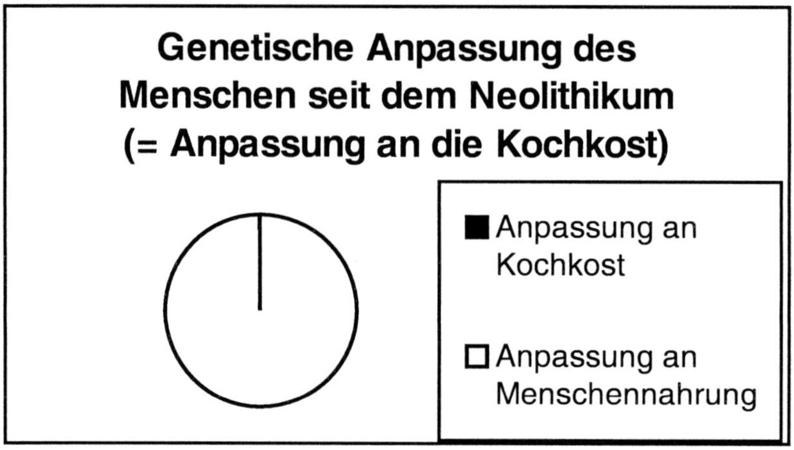

Dieses Torten-Diagramm zeigt die genetische Anpassung des Menschen seit dem Neolithikum. Da die Anpassung sehr gering ist (0,01%), ist sie in diesem Diagramm nur als Linie sichtbar! Es gibt also faktisch keine Anpassung!

Eine andere Überlegung, die Dir zeigt wie wenig Einfluß das Neolithikum auf das menschliche Genom hatte, ist die folgende: Vergleichst Du die gesamten 3,6 Milliarden Jahre Evolution auf der Erde mit 7 Schöpfungstagen, dann entsprechen die 10.000 Jahre des Neolithikums (seit der Mensch kocht) gerade einmal einer Sekunde.

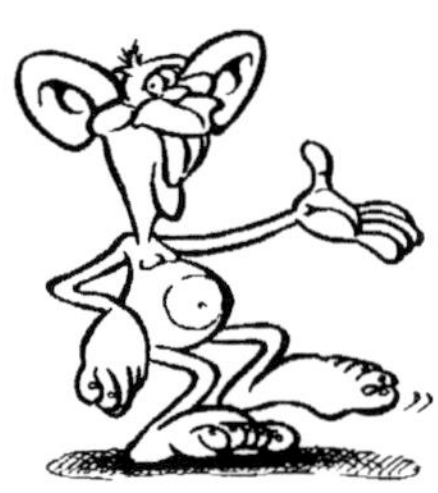

Merke:

Genetisch bist Du nicht an die heutige Essenskultur angepaßt. Genetisch stehst Du noch im Paläolithikum.

-DNA-
- Desoxyribonucleinsäure -

α-Helix der DNA

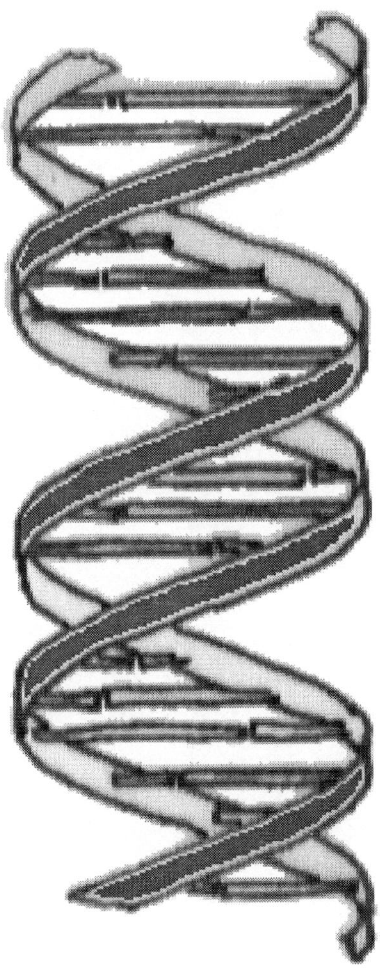

Träger der genetischen Information.
Bauplan für alle Körpereiweiße und Enzyme.
Alle Stoffwechselvorgänge sind in der DNA gespeichert.
Die Verdauung ist in der DNA gespeichert.
Sehr lang: 2,8 10^9 Basenpaare.

Weitergabe der genetischen Information an die Nachkommen.
Zufällige Mutationen sehr selten.
Mutationen müssen sich im Leben bewähren.
Langsame Evolution
1% Gencodeänderung benötigt mindestens 1.000.000 Jahre
Der Mensch ist an die neolithischen Veränderungen vor 10.000 Jahren zu gerade 0,001 % angepaßt

DNA – Molekül –Ausschnitt

"Jetzt liege ich hier schon seit 10 Minuten an Land.... Ich glaube, langsam müßte ich an das Landleben angepaßt sein!"

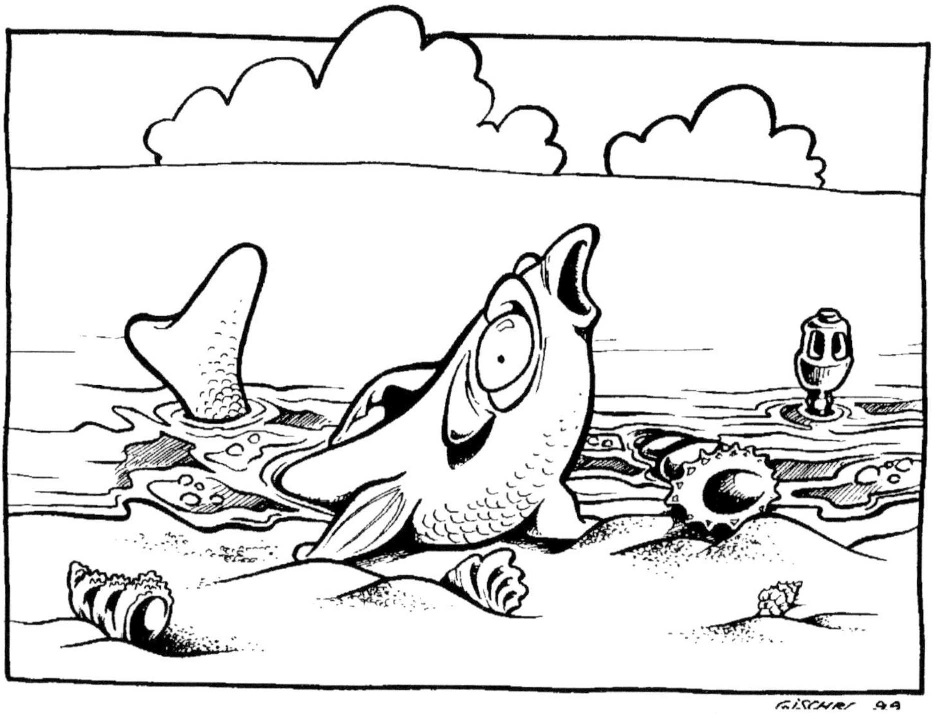

Genauso irrig ist Deine Annahme, Du seist an die Kochkost angepaßt!

4. Die Natur sei Dir Lehrmeister!

Um gesund zu sein, mußt Du Dich Deiner genetischen Anpassung gemäß ernähren. Alles andere verursacht Störungen! Deine Ernährung sollte folglich der Deiner Vorfahren im Paläolithikum sehr ähneln.
(Anmerkung: Eine Abweichung von 0,01% will ich ja mal noch gelten lassen)
Über die Nahrungsgewohnheiten Deiner Vorfahren ist soviel klar: Sie veränderten ihre Nahrung nicht durch Kochen. Das Kochen begann erst im Neolithikum. Obwohl das Feuer schon ein wenig früher von den Menschen beherrscht wurde, aßen die Menschen im Paläolithikum die Nahrung so wie sie diese fanden, stets roh!
Das ist schon ein gravierender Unterschied zu der heutigen Ernährung. Du merkst sicher auch schon auf was ich hinaus will. Ich will Dir zeigen, daß Du nur an rohe Nahrung genetisch angepaßt sein kannst. Du solltest also nur Rohes essen, wenn Du gesund bleiben willst. - Und das willst Du doch sicher.
Weitere Unterschiede sind: Im Paläolithikum verzehrte der Mensch weder künstliche Geschmacks- noch Farbstoffe, er rauchte nicht, trank keinen Kaffee, keinen Alkohol und auch keine Cola.
Um noch genaueren Aufschluß über die Lebensweise Deiner Vorfahren zu gewinnen, sehen wir uns einmal in der Natur um: Zum Glück steht der Mensch nicht alleine da. Er hat „Verwandte“! Im Tierreich gibt es Arten, die sich erst vor entwicklungsgeschichtlich sehr kurzer Zeit vom Menschen getrennt haben. Deshalb sind sie genetisch weitgehend mit Dir identisch. Diese Verwandten leben noch in ähnlicher Weise wie auch der Mensch im Paläolithikum gelebt haben muß! Von daher sind sie die idealen Lehrmeister für Deine Ernährung.
Deine nächsten „Verwandten“ sind die Bonobos (auch Zwergschimpansen genannt). Von diesen unterscheidet der Mensch sich genetisch nur um 0,9%. Danach folgen die Schimpansen. Der Unterschied beträgt hier 1,6%. Mensch und Gorilla unterscheiden gerade mal 1,7%. Zwischen Orang-Utan und Mensch befinden sich 3,5%. Bezeichnend ist es auch, daß sich Gorilla und Schimpanse untereinander genetisch mehr unterscheiden als beide vom Menschen. Der Unterschied zwischen beiden Arten beträgt 1,8%.

Mensch, Bonobo (Zwergschimpanse), Schimpanse, Gorilla und Orang Utan sind folglich eine große „Familie“ . Diese nennt man die: „Hominiden“.
Aufgrund der großen genetischen Übereinstimmung des Menschen mit diesen Verwandten ist Dir sicher klar, daß Du von deren Nahrungsgewohnheiten etwas lernen kannst.

Merke:
Esse wie ein Bonobo und bleibe gesund!

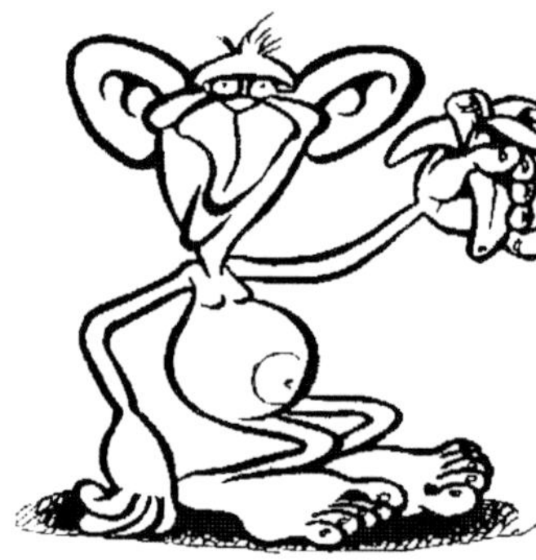

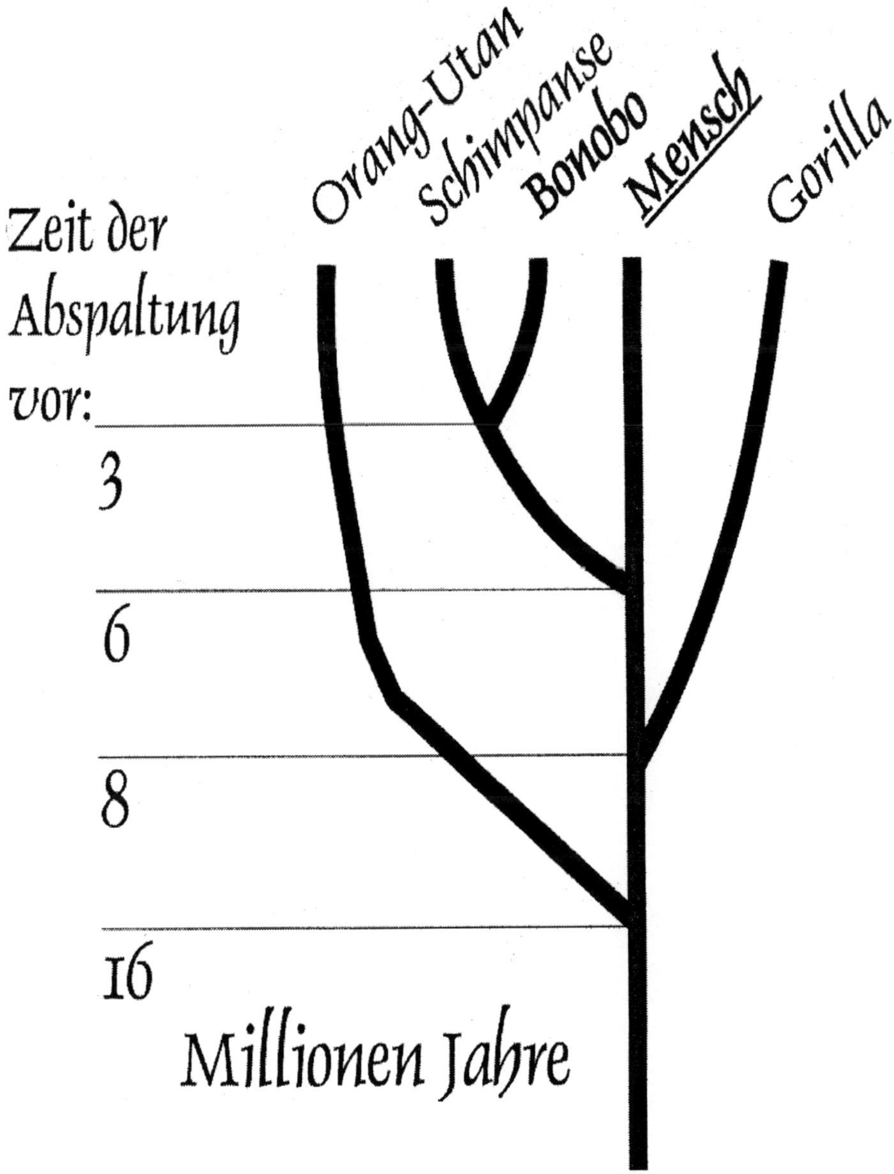

- Stammbaum der Hominiden -

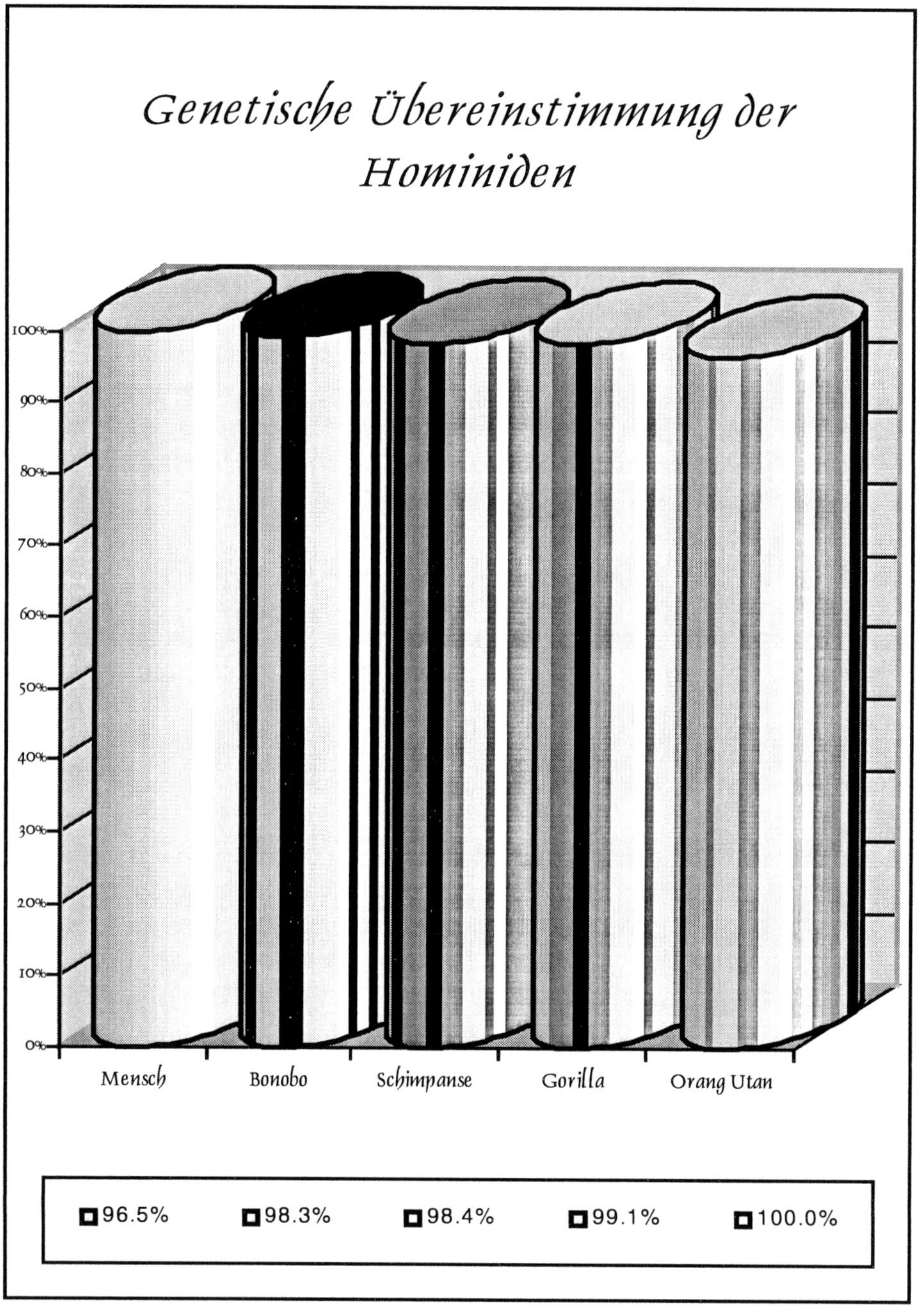
Genetische Übereinstimmung der Hominiden
100%
90%
80%
70%
60%
50%
40%
30%
20%
10%
0%
Mensch
Bonobo
Schimpanse
Gorilla
Orang Utan
96.5%
98.3%
98.4%
99.1%
100.0%

5. *Fit wie ein Affe!*

Affen leben gesund, da sie ihren Genen entsprechend leben und sich ernähren. Das sieht man ihnen auch an. In freier Wildbahn sind Affen nahezu frei von allen Krankheiten und obendrein noch enorm fit: Ein Bonobo von etwa 40 kg Körpergewicht hat in etwa die Kraft eines 90 kg schweren austrainierten Menschen. Ein Schimpanse oder auch ein Gorilla wandert täglich 40 km durch den unwegsamen Dschungel. Eine körperliche Anstrengung, die nicht unterschätzt werden darf.
Auch im Alter sind sie dem Menschen um einiges voraus: Im gesamten Tierreich gilt die Regel, daß jedes Tier etwa 7 bis 10 mal so alt wird wie seine Entwicklungszeit beträgt. Die Affen, Deine nächsten Verwandten, kommen da gut hin. Doch wie sieht es mit Dir, dem Menschen, aus? Du müßtest so gesehen 120 bis 140 Jahre alt werden. Doch der Mensch wird durchschnittlich gerade mal 75 Jahre alt. – Gerade mal halb so alt wie er werden könnte. Das ist ein deutlicher Hinweis, wie schlecht die heutige Ernährung wirklich für Dich ist.

6. *Das Paläolithikum – Der verlorene Garten-Eden!*

Du kennst sicher das Gerücht: „Unsere Vorfahren starben früh und litten unter allerlei Gebrechen." Doch dies stimmt nur teilweise. Im Mittelalter war die Lebenserwartung sehr niedrig, doch damals lebten die Menschen schon nicht mehr im Paläolithikum. Wie alt der Mensch in der Zeit vor der Erfindung des Kochens wirklich wurde, kann man nicht bestimmen. Die Fugen an den Schädelknochen verwachsen spätestens mit dem 25. Lebensjahr. Anschließend ist kein Knochenwachstum mehr vorhanden. Weiteres Wachstum oder sonstige Knochenveränderungen wären pathologisch, also krankhaft. Man kann anhand eines gefundenen Skeletts, dessen Schädelfugen bereits verwachsen sind, nur feststellen, daß der betreffende Mensch älter als 25 Jahre war. Weiter kann man erkennen, ob dieser Mensch gesund war, oder ob er an seinem Skelett die Spuren von Krankheiten trägt. Die gefundenen Skelette aus dem Paläolithikum besitzen jedoch keinerlei Anzeichen von Krankheiten. Kein Rheuma, keine Arthritis, kein Bandscheibenvorfall, keine

Gelenkdeformationen, gesundes Gebiß.... Trotzdem behauptete man früher, die Menschen damals hätten selten länger als 25 Jahre gelebt.
Diese Ansicht entbehrt jeder Grundlage. Die Menschen, deren Knochen wir finden und schon gefunden haben, können mit 25 oder mit 140 Jahren gestorben sein, wir können das nicht mit Sicherheit bestimmen.
Sicher ist jedoch: Unsere Vorfahren waren nahezu frei von all jenen Krankheiten, die sich anhand der Knochen und des Skelettes feststellen lassen. Vielleicht wurde die Annahme sie seien nur 25 Jahre alt geworden deshalb getroffen, weil ihr Gesundheitszustand einem 25-jährigem von Heute entspricht.
Die Polyarthritis (= Gelenkerkrankung), das Sumpffieber, die Syphilis, das Gelbfieber waren bis vor 10000 Jahren weitgehend unbekannt. Krebs nahm ebenfalls erst in der Moderne rapide zu. In der Jungsteinzeit war er noch recht selten. Auch AIDS ist eine Krankheit, die erst im heutigen Industriezeitalter auftrat.
Kerngesunde Kerlchen waren Deine Vorfahren also. Wen wundert das auch? Lebten sie doch noch unter den Bedingungen, an die sie genetisch angepaßt waren.

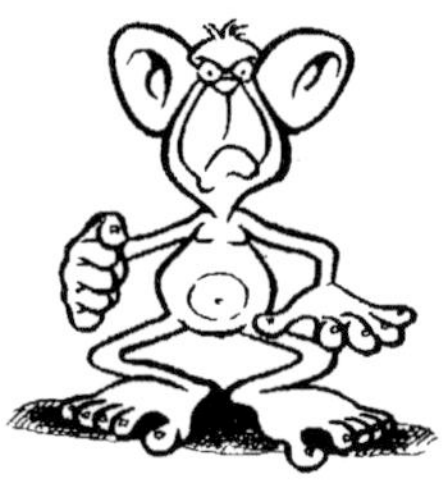

Merke:
Der Mensch im Paläolithikum war gesund!
Ernähre Dich genauso und Du bleibst es ebenfalls!

7. Der Kochvorgang ist eine entscheidende Veränderung der Nahrung.

Von allen Seiten wird Dir aber nun immer wieder glauben gemacht, daß Kochen die Nahrung nicht wesentlich verändern würde. Kochen solle gar eine Art „Vorverdauung“ darstellen, es mache Nahrung erst verwertbar behaupten so einige.

Produkte, die durch Kochen erst „vorverdaut“ werden müssen, sind keine Menschennahrung. Was Du roh nicht essen kannst, ist in gekochtem Zustand Deiner Gesundheit noch weniger zuträglich.
Es geht darum, Nahrung zu Dir zu nehmen, an die Du genetisch angepaßt bist! Alles andere ist schädlich für Dich! Beim Kochvorgang entsteht aber aus Nahrung, an die Du genetisch angepaßt bist, Nahrung, die nicht für Dich geeignet ist: Es entstehen neue Deinem genetischen Code unbekannte Moleküle!
Dir ist sicher schon einmal aufgefallen, daß eine gekochte Speise anders schmeckt als dieselbe Speise im Rohzustand. Da Geschmack nicht von ungefähr kommt, sondern durch komplexe Moleküle hervorgerufen wird, ist das schon ein hinreichender Beweis, daß der Kochvorgang neue Moleküle entstehen läßt und alte zerlegt. Diese Geschmacksmoleküle waren vor dem Kochvorgang noch nicht vorhanden.
Doch das ist noch nicht alles. Beim Kochvorgang geschieht noch weit mehr....

8. Durch den Kochvorgang entstehen schädliche Moleküle.

Prof. Derache aus Toulouse wies durch Versuche nach, daß durch das Erhitzen von Nahrung neue Moleküle entstehen. In einer einfachen gekochten Kartoffel fand er beispielsweise 450 dieser neuen Moleküle. Bei näherer Untersuchung entdeckte er etliche darunter mit mutagener, krebserregender, oxydierender und peroxidierender Wirkung.
Prof. Maillard fand heraus, daß beim Kochen Verbindungen zwischen Aminosäuren und Zuckern entstehen. Diese lösten bei Ratten im Versuch allerhand Mißbildungen aus. Die so entdeckten neuen chemischen Stoffe wurden nach ihrem Entdecker „Maillard – Moleküle“ genannt.
Dr. Pottenger, ein amerikanischer Forscher, hat Vergleichsgruppen von Katzen teils mit rohem, teils mit gekochtem Fleisch ernährt. Bei der mit gekochtem Fleisch ernährten Gruppe zeigten sich allerlei Mißbildungen, Wachstumsstörungen und Degenerierung der Generationen.
Heute weiß schon jeder Schuljunge: In am Feuer geräuchertem oder gegrilltem Fleisch oder auch anderen Nahrungsmitteln entsteht

Benzopyren. Dieses ist als sehr krebserregend bekannt. Es verwundert also nicht weiter, daß Volksgruppen in denen diese Nahrungszubereitung üblich ist, unter einem deutlich erhöhten Rhino-Pharynx-Krebsrisiko (= Nasen–Schlund–) leiden.
Die Schreckensmeldungen über unsere Ernährungsweise sind damit keineswegs beendet. In mit Nitrat und Nitrit konserviertem Fleisch bilden sich Nitrosamine. Diese sind ebenfalls krebserregend. Auch erhitzte Lipide, also normale Fette beim Garen und Kochen..., wandeln sich zu den ebenfalls stark gesundheitsschädlichen Benzolringen um. Sie führen experimentell zu Hepatissteatosen (Leberverfettung).
... -Und noch eine Vielzahl weiterer stark gesundheitsschädlicher Stoffe entstehen beim Kochvorgang. Kochen kann folglich nicht als eine bloße „Vorverdauung“, der Nahrung bezeichnet werden. Sie erzeugt schädliche Stoffe und erleichtert keineswegs die Nährstoffaufnahme.

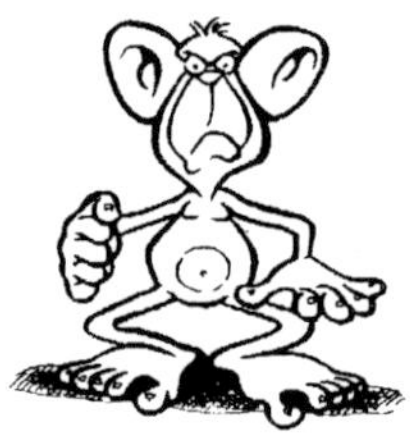

Merke:
Beim Kochen entstehen Moleküle, von denen etliche gesundheitlich sehr bedenklich sind!

9. Die beim Kochen entstehenden Moleküle werden vom Körper aufgenommen.

Vor 25 Jahren war man der Meinung, daß Moleküle vom Darm nur in verdautem und zerkleinertem Zustand ins Blut und die Lymphe gelangen können. Danach wäre die Neuentstehung von dem Körper unbekannten Molekülen nicht so schwerwiegend gewesen, denn sie wären vom Darm nicht in den Körper aufgenommen worden. Doch genau dies, das Durchdringen komplexer Moleküle durch die sogenannte Darmschranke, ist nun wissenschaftlich bewiesen.

Experimente mit Ratten haben gezeigt, daß die Lipide erhitzter Öle sich nach der Aufnahme über die Nahrung zu 95% in der Lymphflüssigkeit wiederfinden. Etliche dieser Moleküle sind als krebserregend bekannt. Auch Nahrungsstoffe die allergieauslösend sind, müssen aufgrund der Immunreaktion ebenfalls in Blut oder Lymphe eingedrungen sein.
Du kannst folglich diese durch den Kochvorgang veränderten Moleküle über Deinen Darm aufnehmen. Deren Schädlichkeit ist teilweise schon erwiesen.

Merke:
Esse kalt, so wirst Du alt.

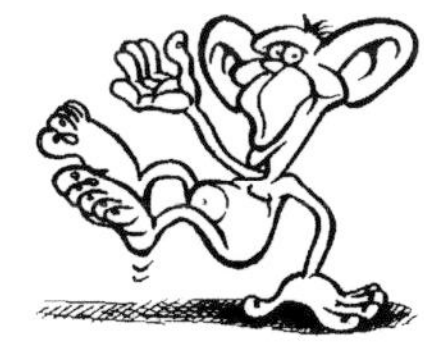

10. Die Dosis macht das Gift!

Du hast nun verstanden, daß ich Dir empfehle, nur rohe Nahrung zu essen. Alles Gekochte birgt das Risiko, neu entstandene gesundheitsschädliche Moleküle zu beinhalten, die beim Verzehr aufgenommen werden. Deren Gefahr liegt darin, daß sie dem menschlichen Gencode nicht bekannt sind, Dein Körper deshalb nicht richtig mit ihnen umgehen und sie eventuell nicht ordnungsgemäß ausscheiden kann. Schädliche Stoffe, die der Körper nicht ausscheiden kann, werden eingelagert, z.B. an wenig durchbluteten Stellen, Gelenken, Fettschichten, in Zysten, an den Arterienwänden und ähnlichen Depots.
Sind Deine Depots voll wirst Du krank. Das ist letztlich nichts anderes als der Versuch Deines Körpers die Depots zu leeren. Gelingt auch das nicht, tritt der Tod ein! Von manchen Stoffen reichen wenige yg (Millionstel Gramm) aus, um Dich in kürzester Zeit K.O. zu setzen. Das Botuliostoxin wäre ein Beispiel hierfür. Gehen wir davon aus, eines der durch den Kochvorgang neu entstandenen Moleküle sammelt sich in Deinem Organismus an und wirkt ab einer Konzentration von 10g tödlich. Schon eine Aufnahme von kaum nachweisbaren Mengen des Stoffes in Deiner täglichen Nahrung führt dann in absehbarer Zeit zum

Überschreiten der Toleranzschwelle. Durch den Kochvorgang gibt es unendlich viele Möglichkeiten für das Entstehen potentiell schädlicher Moleküle. Kommen wir nochmals auf den Versuch von Maillard zurück: Hierbei wurde lediglich Glycin, die einfachste Aminosäure und Bestandteil von Eiweiß, mit Glucose, dem einfachsten Zucker, in Wasser für 2 Stunden auf 90 Grad Celsius erhitzt. Ein denkbar einfaches Kochrezept mit Bestandteilen, die in nahezu jedem Nahrungsmittel vorkommen. Eine schier unbegrenzte Vielfalt an möglichen Reaktionsprodukten: Die beiden Moleküle mit sich selbst und mit dem jeweils anderen - die Produkte dann wieder untereinander an den verschiedensten Stellen und mit den Ausgangsstoffen.... 50% der Moleküle reagierten immerhin miteinander und lösten bei den Ratten, an die das feine Süppchen verfüttert wurde, schwerwiegende Vergiftungserscheinungen aus. Die Moleküle konnten sowohl die schon angesprochene Darmschranke durchdringen als auch durch die Plazenta die ungeborenen Jungtiere erreichen. Dort waren schwerste und für Ratten sonst untypische Mißbildungen die Folge.

Wieviel mehr an schädlichen Molekülen entsteht dann erst in einem so komplexen Vorgang wie dem normalen Kochen auf Deinem heimischen Herd? Milliarden der verschiedensten Moleküle können hier bei 100 Grad Celsius auf unendlich vielfältige Weise miteinander reagieren! Du kannst nun auch leicht erkennen, wie unmöglich eine genetische Anpassung an solch eine unübersehbare tiefgreifende Veränderung der molekularen Nahrungszusammensetzung ist.

Die Tatsache, daß der Mensch diese Ernährung überhaupt überlebt ist ein Wunder. Kaum ein Tier könnte die menschliche "Schlechtkost" längere Zeit aushalten. Das haben Versuche unter anderem mit Affen gezeigt. Den Tieren wurde ihr normales Essen in gekochter Form verfüttert. Die Folge war stets der Tod nach mehr oder minder kurzer Zeit.

Vielleicht starben die Neandertaler ja deswegen aus: Sie machten genau wie der moderne Mensch von der Unart des Kochens Gebrauch. Doch vertrugen sie die neue Nahrung weit schlechter! Das wäre zumindest ein Erklärungsversuch für das plötzliche Verschwinden dieser eigentlich schon sehr weit entwickelten Menschenrasse.

11. Durch Kochen werden wichtige Nahrungsbestandteile zerstört!

In gekochter Nahrung sind also Moleküle enthalten, an die Du genetisch nicht angepaßt bist. Doch das ist nicht das einzige Problem der heute üblichen „Normal- bis Schlechtkost“. Durch den Kochvorgang werden auch Stoffe zerstört, die für Deine Gesundheit wichtig sind! So werden Mineralien aus ihren leicht aufnehmbaren Verbindungen gelöst. Doch vor allem werden eine Vielzahl wichtiger Vitamine durch Hitze zerstört. Vitamine, die dann in Deiner Nahrung fehlen! So ist z.B. bekannt, daß Vitamin C ein extrem temperaturempfindliches Vitamin ist. Durch den Kochvorgang wird es bis zu 80% zerstört! Folgende Tabelle zeigt Dir, inwieweit einige für den Menschen wichtige Vitamine durch den Kochvorgang ihre biologische Wirksamkeit verlieren:

Vitamin	***Kochverluste***
Vitamin A	10 –30%
Vitamin D	gering
Vitamin E	50%
Vitamin K	sehr empfindlich
Thianin	30 – 50%
Riboflafin	bis 50%
Niacin	bis 30%
Vitamin B_6 -Gruppe	bis 40%
Panothensäure	bis 45%
Biotin	bis 70%
Folsäure-Gruppe	bis 90%
Ascorbinsäure	20 – 80%

12. Krankheit - Nicht nur im Kochtopf geboren!

Doch nicht nur der Kochvorgang zerstört wichtige Nahrungsbestandteile oder verändert die Nahrung, sondern auch ganz allgemein der

Wasserentzug! Wasser bildet Hydrathüllen um einzelne Moleküle. Diese Hydrathüllen sind wichtig zur Aufrechterhaltung der Struktur des jeweiligen Moleküls. Beispielsweise verlieren Enzyme durch Wasserentzug rasch ihre biologische Aktivität. Man spricht von einer Denaturierung. Solch eine Denaturierung wird u.a. durch Gefriertrocknung, Erhitzen oder auch Salzen hervorgerufen. Durch diese drei Verarbeitungsmethoden der Nahrung sind Verluste an für den Menschen wichtigen Molekülen zu verzeichnen.
Doch damit nicht genug. Der Erfindungsreichtum des Menschen ist schier unendlich, wenn es um die Veränderung seiner Nahrung geht. Auch das Züchten von neuen Nahrungspflanzen oder Tieren führt dazu, daß diese neuen Arten möglicherweise Moleküle enthalten, die dem menschlichen Gencode nicht bekannt sind! Bei Züchtungen sind die Folgen des menschlichen Eingriffs noch relativ gering. Kulturgemüse und Obst sind also noch ohne größere Bedenken zu verzehren.
Anders sieht es mit gentechnisch veränderten Nahrungsmitteln aus. Diese enthalten mit einer sehr hohen Wahrscheinlichkeit Moleküle, die dem menschlichen Gencode unbekannt sind! Hier ist der Unterschied zur Wildpflanze schon zu groß. - Und nur an diese hat sich Dein Gencode angepaßt. Alle Züchtungen und Veränderungen begannen ja erst vor ca. 10.000 Jahren. Genmanipulierte Nahrung fand sogar erst in den letzten Jahren Eingang in Deine Ernährung!
Die radioaktive Bestrahlung von Lebensmitteln ist eine weitere Nahrungsveränderung, die nicht vernachlässigt werden darf! Hier wird massiv etwas bewirkt! Moleküle werden verändert. Du siehst das daran, daß bestrahltes Obst viel später verdirbt. Hierin liegt auch der Grund der Prozedur. Durch die Bestrahlung wird das Leben in Deiner Nahrung getötet. Kerne und Samen treiben nicht mehr aus. Auch kann bestrahltes Obst nicht mehr nachreifen. Bei zu langer Lagerung geht es, ohne eine Reife erlebt zu haben, direkt in den verdorbenen Zustand über.
Doch damit nicht genug. Durch den Bestrahlungsvorgang entsteht u.a. aus ganz normalem Wasser (H_2O) das starke Zellgift Wasserstoffperoxid (H_20_2). Die in der Nahrung vorhandenen gewöhnlichen cis-Fettsäuren werden in die höchst toxischen trans-Fettsäuren umgewandelt. So ist eine Vielzahl der durch Bestrahlung entstandenen Stoffe toxisch und krebserregend!

Die Wirkung der Lebensmittelbestrahlung:

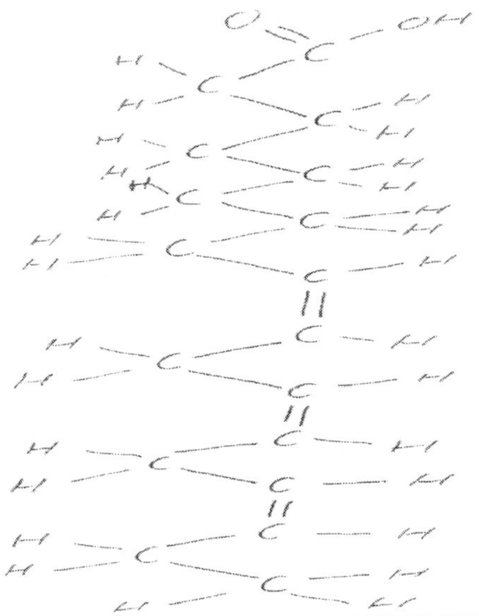

Linolensäure - Essentielle Fettsäure (Vitamin F)
3 cis Doppelbindungen

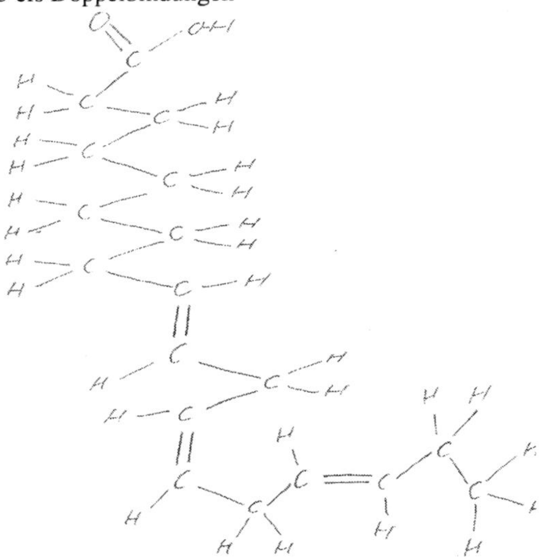

Octadecatriensäure - höchst toxisch
9 trans, 12 cis, 15 trans

Lebensmittelbestrahlung bei:
<u>*150.000-250.000 Rad*</u>
(Beim Röntgen erlaubt:
0,5 Rad Maximalgrenze)
Das Leben wird zerstört.
Chemische Veränderungen werden hervorgerufen.

Bestrahlte Nahrung ist tote Nahrung:
kein Auskeimen.
kein Braunwerden.
Verderben vor der Reife.
Weniger Aroma.

- Chemische Veränderungen durch das Bestrahlen:
Aus normal in der Nahrung enthaltenen ungesättigten cis - Fettsäuren entstehen trans - Fettsäuren. Diese sind höchst giftig.
Aus dem in Lebensmitteln enthaltenen Wasser (H_2O) entsteht das starke Zellgift Wasserstoffperoxid (H_2O_2)

Die verheerende Wirkung der Strahlen kommt nicht von ungefähr. Sicher weißt Du, daß Röntgen nicht gerade gesundheitsfördernd ist. Die Maximalgrenze bei dieser medizinischen Untersuchungsmethode liegt bei 0,5 Rad. Lebensmittel hingegen werden mit 150.000 – 250.000 Rad bestrahlt! Eine schier unvorstellbare Dosis. Kein Wunder, daß hier alles Leben in der Nahrung erlischt und sie damit für Dich keinen lebensspendenden Wert mehr entfalten kann!
Doch nicht nur mit solchen extremen Kunstgriffen verändert der Mensch seine Nahrung. Auch ganz alltägliche Maßnahmen im konventionellen Anbau erscheinen unter dieser Betrachtungsweise bedenklich. Auch durch übermäßige Düngung oder Pestizideinsatz können neue Moleküle in die Nahrung gelangen! Sicher ist auf jeden Fall, daß die zunehmende Düngung die Anbauflächen immer mehr auslaugen. So enthalten die heute sozusagen industriell hergestellten Kulturpflanzen nur noch einen Bruchteil der Vitamine von vor etlichen Jahren. Untenstehende Tabelle soll Dir dies veranschaulichen:

	Mineralien und Vitamine		
	1985	*1998*	*Differenz*
Broccoli	*103 mg*	*33 mg*	*minus 68%*
Bohnen	*140 mg*	*55 mg*	*minus 61%*
Fenchel	*100 mg*	*32 mg*	*minus 68%*
Spinat	*62 mg*	*19 mg*	*minus 68%*
Möhren	*21 mg*	*9 mg*	*minus 57%*
Äpfel	*5 mg*	*1 mg*	*minus 80%*
Bananen	*330 mg*	*22 mg*	*minus 84%*
Erdbeeren	*60 mg*	*13 mg*	*minus 67%*
	Je 100 g Lebensmittel		

Die Bevorzugung des Bioanbaus ist so eine logische Konsequenz: Vielleicht ist das Obst und Gemüse dort ein paar Pfennige teurer, doch ist

es auch mehr als doppelt so gehaltvoll. Eine Investition, die sich sowohl für die Gesundheit als auch für den Geschmack und damit den Genuß beim Verzehr auszahlt.
Ich will Dich aber zu noch weiterem Umdenken führen. Das lange Lagern von Nahrungsmitteln mindert ebenfalls ihren Wert. Es entstehen zwar nicht neue Moleküle, doch gehen dafür wertvolle Vitamine verloren. So kann Gemüse bereits nach einem Tag Lagerzeit 40% seiner Vitamine einbüßen.
Denke noch einmal an den Ausgangspunkt unserer Überlegung: Der Mensch hat sich optimal an seinen ursprünglichen Lebensraum angepaßt... – Also auch an den Vitamingehalt seiner Nahrung. Jeder Vitaminverlust führt daher zu einer schlechteren Übereinstimmung der Ernährung mit Deinem genetischen Programm. Dein Körper ist einfach auf höhere Vitamingaben ausgelegt! Bei der üblichen Schlechtkost stellt sich folglich ein leichter Vitaminmangel ein! Ein Mangel, der vielleicht Ursache vieler heute für normal gehaltenen Zivilisationskrankheiten ist. Dies ist Diskussionspunkt etlicher ernstzunehmender Wissenschaftler. Artherosklerose und Krebs könnten Beispiele solcher Krankheiten sein, deren Ursache unter anderem in einem lang andauernden Vitamin C - Mangel liegt. Skorbut hingegen ist die akute Form desselben Mangelzustandes. Linus Pauling und Dr. med. Matthias Rath sind Verfechter dieser These.
Wie dem auch sei: Hältst Du Dich an die Ernährung an die Du genetisch angepaßt bist, brauchst Du Dir über solche Dinge keine Gedanken zu machen. Du bist ausreichend mit Vitamin C versorgt!

13. Die don´ts der gesunden Ernährung:

Deine genetisch angemessene Ernährung muß dabei nur ein einziges Kriterium erfüllen. Sie muß absolut naturrein sein. Ein religiöser Mensch würde sagen: sie muß so sein und verbleiben wie sie Gott geschaffen hat. Gott (oder die Natur - für den Atheisten) ist so weise, Dich optimal mit allem zu versorgen.
Für Dich als Merkhilfe seien hier die Kriterien einer gesunden Menschennahrung nochmals zusammengefaßt.

Don'ts: – Tu´s nicht!!!! -
Kochen, Räuchern, Backen, Braten, Grillen, Trocknen, Salzen, Süßen, Würzen, Waschen, Einfrieren, Nahrungspflanzen züchten, Genmanipulieren, radioaktiv bestrahlen, Düngen, Lagern, Einfrieren, Vermischen..

All diese menschlichen Manipulationen an der Nahrung bewirken eine Veränderung ihrer chemischen Zusammensetzung oder ihrer Wirkung auf Deinen Körper. An diese Veränderungen bist Du genetisch nicht angepaßt!
Später wirst Du noch genaueres zu den einzelnen Punkten erfahren und auch lernen, wie eine gesunde Ernährung im einzelnen auszusehen hat.

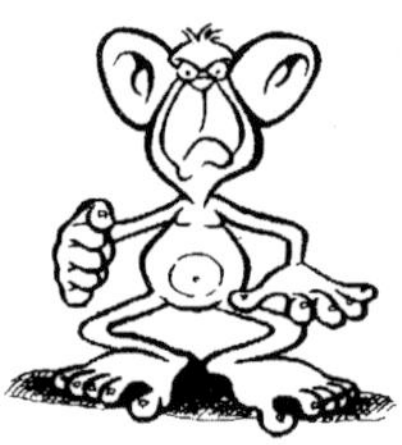

Merke:
Halte Deine Nahrung so natürlich wie möglich!

14. Optimale Verdaubarkeit bedeutet Gesundheit!

Nur an unveränderte Nahrung bist Du genetisch angepaßt! Nur rohe und unveränderte Nahrung kannst Du optimal verdauen, da Du alle hierfür nötigen Enzyme herstellen kannst. Rohe Nahrung hält Deinen Körper gesund und leistungsfähig. Du findest in roher Menschennahrung all jene Nähr- und Vitalstoffe die Du benötigst. Genau in der Zusammensetzung, die für Dich optimal ist. Das muß auch so sein, denn Du bist ja auf rohe unveränderte Nahrung programmiert. 3,6 Milliarden Jahre haben Deine Vorfahren nur Rohes gegessen. In seiner 6 Millionen Jahre langen artspezifischen Entwicklung hat sich der Mensch vollkommen an die

Lebens- und Ernährungsbedingungen der Tropen und Subtropen angepaßt.
Genetisch bist Du noch heute auf diese Bedingungen eingestellt. Deshalb kann es keine Nahrung geben, die besser für Dich verdaulich wäre als rohes, unverändertes Obst, Gemüse und Nüsse.
Erst seit 10-tausend Jahren kocht der Mensch. Diese Zeit ist für eine Anpassung bei weitem nicht ausreichend.

15. Nahrungszusammensetzung:

Du solltest nun nicht nur irgendwelche rohe Nahrung zu Dir nehmen, sondern genau die Nahrung, die für Dich genetisch vorgesehen ist... - Vorgesehen, da es Deine Vorfahren 6 Millionen Jahre so praktiziert haben. So wie der Mensch im Paläolithikum aß, sollst auch Du Dich ernähren. Der Affe hat diese Essensgewohnheiten bis heute beibehalten. Dieser kann Dir hier wieder als Beispiel dienen.
Die nachfolgende Tabelle zeigt Dir die Nahrungsgewohnheiten Deiner nächsten Verwandten:

Nahrungs-bestandteil	Frucht	Blatt Stengel Sprosse Mark	Samen Wurzel Knollen	Rinde Galle Holz	Blüten	Insekten	Tiere
Bonobo	80%	18,5%	?	?	?	0,5%	1%
Schimpanse	58%	21%	9%	5%	4%	1,4%	1,6%
Gorilla	20%	70%	4%	0,5%	5%	0,5%	<0,1%
Orang-Utan	50%	30%	5%	5%	10%	0%	0%
Durchschnitt	52%	35%	4%	3,5%	6%	0,6%	0,6%

Nach Betrachtung dieser Tabelle und Berücksichtigung der unterschiedlichen Verwandtschaftsgrade, gebe ich Dir nun folgenden Ratschlag für Deine Ernährung:
Esse mindestens 75% rohes Obst, den Rest Grünpflanzen, ein wenig Nüsse und Samen.
Das ist Menschennahrung! Die Ernährung einer Kuh sieht hier ganz anders aus. Sie ißt zwar auch alles roh, doch ernährt sie sich überwiegend

von Gras. Der Löwe ißt Fleisch, der Vogel Körner..... Der Mensch hat wieder seine eigene Ernährungsweise. Und nur diese ist gut für ihn! Du sollst also kein „Hasenfutter" mampfen oder wie ein Vogel Körner picken! Du sollst die optimale Menschennahrung verzehren. Es gibt für Dich nichts Besseres!

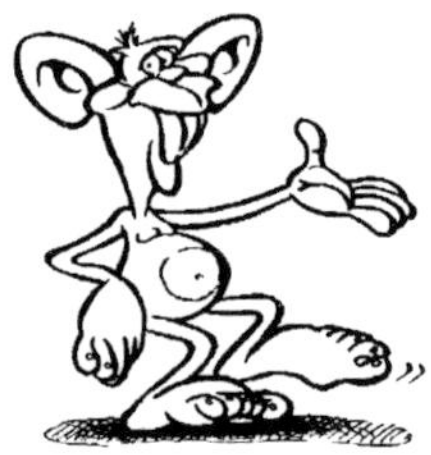

Merke:

Optimale Nahrungszusammensetzung:

- ***➔ 75% Früchte;***
- ***➔ 20% Gemüse;***
- ***➔ 5% pflanzliche Proteine***
- ***➔ ca. 0% tierische Produkte***

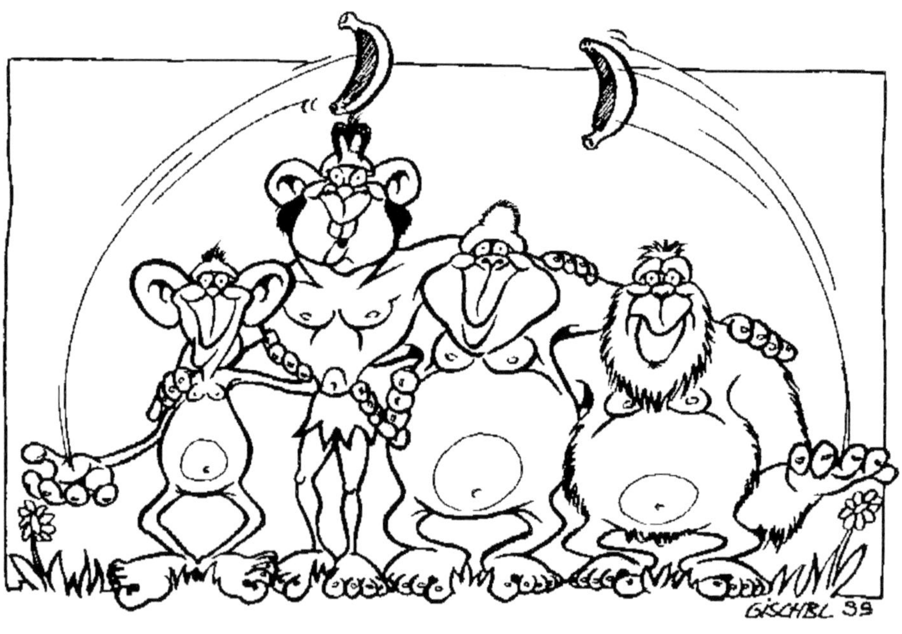

„ Ist Doch klar, wir sind eine Familie!"

(III) Menschennahrung

Menschennahrung ist also jene Nahrung, die Deine Vorfahren seit Millionen von Jahren verzehrten, Nahrung an die Du deshalb bestens genetisch angepaßt bist. Alles was Dir von der Natur als Nahrung angeboten wird ist Menschennahrung. Genieße die riesige Auswahl so wie es Dir Deine Nahrungsintuition empfiehlt (siehe *(V) Die Nahrungsintuition - Schlüssel zum Genuß*). Du mußt lediglich darauf achten, daß Deine Nahrung nicht von irgendeinem Kunstgriff des Menschen verändert und somit zu krankmachender Schlechtkost wurde (siehe *(IV) Mit "Schlechtkost" zur Krankheit*).
Der folgende Teil des Buches beschreibt Dir also die einzelnen Bestandteile einer gesunden Menschennahrung näher.

1. Früchte - Energie aus der Natur!

Als wichtigster Bestandteil der Menschennahrung sind die Früchte zu nennen. Früchte stellen in der natürlichen Ernährung mit einem Anteil von 80% den größten Bereich dar.
Beachte bitte, daß Früchte hier in botanischer Einteilung betrachtet werden sollen. Frucht ist also der Oberbegriff über drei Untergruppen: süße Früchte, saure Früchte, nicht süße Früchte, fettige Früchte und Melonen. Diese Einteilung wird später im Kapitel „Nahrungsmittelkombination“ von Bedeutung sein.
Die süßen Früchte umfassen z.B. Äpfel, Bananen und ähnliches. In der Gruppe der sauren Früchte findest Du unter anderen Orangen und Zitronen. Süße und saure Früchte umfassen also das was man gemeinhin als Obst bezeichnet. Der Gruppe der nicht süßen Früchte hingegen sind Nahrungsmittel zugeordnet, die landläufig oft zu den Gemüsen gerechnet werden. Kürbisse, Gurken, Zucchini und Aubergine sind hierfür Beispiele. Sie zählen botanisch zu den Früchten insofern sie der Definition entsprechen:

Definition:	Frucht, aus dem Fruchtknoten entstehender Teil der Pflanze, der den Samen bis zur Reife umschließt.

Eine vierte Gruppe bilden die fetthaltigen Früchte wie z.B. die Avocado. Zu guter letzt stehen die Melonen, aufgrund ihrer etwas aus der Rolle fallenden Beschaffenheit, gesondert da. Denke also immer an alle fünf Unterklassen, wenn hier im Buch von Früchten gesprochen wird!

3 Unterklassen von Früchten:				
Süße Früchte	Saure Früchte	Nicht süße Früchte	Fetthaltige Früchte	Melonen

Der Mensch ist geschaffen für den Verzehr von Früchten. Nichts eignet sich so gut zum Pflücken der Früchte wie die menschliche Hand. Dein Mund, Dein Magen und Dein Verdauungssystem sind ideal für den Früchteverzehr geeignet. Deine Vorfahren konnten mit ihren Augen die Früchte leicht im Gezweig der Bäume erkennen. Auch heute zieht Dich Deine Intuition immer zu ihnen hin.
Um das zu verdeutlichen führt Helmut Wandmaker (Autor von: Willst Du gesund sein, vergiß den Kochtopf) eine Parabel an, die ich hier auf unser Thema leicht modifiziert wiedergeben möchte: Stell Dir die verschiedenen Lebensmittel in Hallen vor. Dort liegen sie griffbereit, noch im Naturzustand d.h. völlig unbehandelt, roh, unvermischt und ungewürzt. (siehe *(V) Die Nahrungsintuition - Schlüssel zum Genuß*).

- **Die Fleischhalle:** Hier findest Du übereinander gehäuft allerlei Kadaver. Stört Dich das Wort Kadaver? Wie würdest Du tote Tiere sonst bezeichnen? In der Natur wäre das Töten der Tiere sogar noch Deine Aufgabe! Aber ich gehe davon aus, daß Du nicht so abgestumpft bist, um ohne weiteres Tiere niedermetzeln zu können. Geschöpfe, die Dich mit angstvollen Augen anblicken!
  Hier stehst Du also, um Dich herum Fleisch über Fleisch. Bekommst Du Appetit auf die blutigen Leichenteile? - Sicher nicht! Allein die Vorstellung wird Dich anwidern. Der Mensch ist eben kein Raubtier. Deine intuitive Entscheidung wird sofort intellektuell untermauert, wenn Du bedenkst, daß in einem Gramm Fleisch knappe 3 Millionen Fäulnisbakterien lauern. Um Dir noch weiter den Appetit zu

verderben lies in Kapitel *(III) 4.4. Fleisch – ein Stück Lebenskraft?.* weiter über all die negativen Aspekte des Fleisches!

- **Die Fischhalle:** Du verläßt also angewidert die Fleischhalle und betrittst die Fischhalle. Es bietet sich Dir ein ähnliches Bild. Meinst Du, der Fisch, der sich vor Deinen Augen noch im Todeskampf windet, wird Dir gut munden? Kannst Du Dir vorstellen, in solch einen naturbelassenen Fisch hineinzubeißen. Fisch verliert sofort seine Appetitlichkeit, wenn er Dir nicht fertig fritiert auf einem Teller angeboten wird.

  Vielleicht fällt Dir nun noch ein, daß Fisch im Vergleich zu Fleisch etwa die 40-fache Menge an Fäulnißbakterien enthält.

  Um die anderen „Meeresfrüchte“ steht es nicht besser! In ihrem Naturzustand sind sie für Dich als Mensch meist sehr abstoßend.

  Du verläßt also den unfreundlichen Ort und schreitest schleunigst weiter zur Nußhalle.

- **Die Nuß und Getreidehalle:** Hier sieht es schon etwas freundlicher aus. Ein Ort, an dem Du endlich mal etwas appetitanregendes findest. Doch merkst Du bald: Nüsse sind in harten Schalen. Du kommst nicht so einfach an das Innere heran. So hat es die Natur eingerichtet, damit nicht alle Nüsse gegessen werden und noch etliche zu neuen Pflanzen heranwachsen können.

  Doch gut, was tut man nicht alles um an das köstliche Innere heranzukommen? Da beißt man sich doch gerne die Zähne an der harten Schale aus !(?)

  Ein paar Getreidekörner stellen sich als wesentlich leichter zugänglich dar. Nur merkst Du bald, daß diese selbst ganz schön hart sind und Du ihrer bald überdrüssig wirst.

  In dieser Halle kannst Du zumindest etwas naschen. Wenn auch unter größerer Anstrengung. Doch erwartungsvoll siehst Du schon zur nächsten Halle:

- **Die Gemüsehalle:** Hier gefällt es Dir noch besser. Gemüse aller Sorten findest Du nun vor. Vom Blattsalat, über herzhaft, würzige Zwiebeln und Möhren. Da Du inzwischen nach der Besichtigung der anderen Hallen einen ordentlichen Hunger entwickelt hast, beginnst Du gleich mal das ein oder andere zu probieren. Nur schwer kannst

Du Dich motivieren, die nächste Halle aufzusuchen. Was kann da noch besseres auf Dich warten?

- **Die Früchtehalle:** In der Obsthalle meinst Du gar im Paradies zu sein. Hier findest Du all die herrlichen Früchte, von denen Du immer schon geträumt hast. Tropische Spezialitäten liegen in voller Reife vor Dir. Allein schon der Geruch versetzt Dich in Ekstase!

Nun frage ich Dich: Wenn Du Dich in einer dieser 5 Hallen eine Woche aufhalten müßtest, welche würdest Du wählen?
Wahrscheinlich wirst Du die Früchtehalle bevorzugen. Auch die Gemüse- und die Nüssehalle wären vielleicht ganz akzeptabel. Eine Woche in einer der beiden ersten Hallen hingegen ist für Dich wohl eher eine Horrorvision!
Und wirklich, 99% der Menschen entscheiden sich für die 5. Halle. Zeigt das nicht, daß Früchte die Nahrung erster Wahl für den Menschen sind?
Der Mensch ist eben genetisch ein überwiegender Frugivore, d.h. Früchteesser.
Es gibt viele Gründe, Früchte so oft und so frisch wie möglich zu essen. Sie liefern Dir eine Fülle von Vitalstoffen, Vitaminen und Mineralien, die so zusammengesetzt sind, daß sie für Dich als Mensch leicht zu verwerten sind. Früchte liefern Dir die beste Energie für all Deine Tätigkeiten (siehe *(IV) 3.3. Rohe Menschennahrung liefert Dir optimale Energie!*).
Bei der riesigen Auswahl an Früchten mußt Du nie Langweile beim Essen befürchten. Es gibt unzählig viele Sorten. Für jeden Geschmack ist etwas dabei. Von der säuerlichen Zitrone über einen cremigen Durian (eine große stachelige Frucht aus Südostasien), der herzhaften Avocado, der saftigen Gurke bis zur süßen Dattel. Wähle je nach Appetit (siehe *(V) Die Nahrungsintuition - Schlüssel zum Genuß*). So wird es Dir nicht schwer fallen, Dich zu 80% von Obst zu ernähren. Ich kenne Menschen, die sich zu 100% dieser Speise zugewandt haben. Langfristig jedoch hat es sich als besser erwiesen, auch die anderen Bestandteile der Menschennahrung nicht zu vernachlässigen. Blattgemüse, Wurzeln, Knollen, Samen und Nüsse gehören ebenso auf Deinen Speisezettel! Nimmst Du die pflanzliche Nahrung mit Achtung zu Dir und bedankst Dich bei der Natur (dem Schöpfer) für dieses Geschenk, so dient die

Pflanze Dir gerne als Nahrung. Behalte in Deinem Bewußtsein: Früchte sind Nahrung erster Wahl für den Menschen!

1.1. Süße Früchte – Von der Sonnenseite des Lebens!

Die erste Unterklasse der Früchte begeistert wohl fast jeden Menschen: Süße Früchte. Das Sahnehäubchen der Ernährung. Süß und wohlschmeckend wie Zuckerguß... und obendrein noch gesund. Wer möchte sich damit nicht den ganzen Tag verwöhnen? Die Auswahl dieser natürlichen Köstlichkeiten ist schier unendlich. Um Dir eine kleine Inspiration zu geben von welchen süßen Genüssen Du Dich hier verführen lassen kannst, sei folgende Liste angefügt:

Süße Früchte:
Amla, Andenbeere, Annonen, Cherimoya, Anogu, Apfel (über 100 Sorten), Apfelbeere, Apfelkaktus, Apfelbanane, Aprikose, Atemoya, Attich, Bedea, Balsampflaume, Banane (über 50 Sorten), Gemüsebanane, Baumtomate, Bergpapaya, Birne (über 100 Sorten), Boysenbeere, Brotfrucht, Cas, Cattleyguave, Chempedak, Dattel (über 30 Sorten), Durian (über 5 Sorten), Erdbeere, Erdbeerbaumfrucht, Erdbeerguave, Erdbeertomate, Feige, Feijoa, Fensterblatt, Granatapfel, Sapote, Guave, Hagebutte, Heidelbeere, Himbeere, Holunderbeere, Jaboticaba, Jackfrucht, Japanische Birne, Jambolan, Kosui, Shinko, Hoisui, Japanische Pflaume, Japanische Weinbeere, Javaapfel, Johannisbrot, Jujube, Kaki, Kapselstachelbeere, Kapulasan, Kirsche (über 100 Sorten), Kirschpflaume, Kochbanane, Sapote (über 10 Sorten), Kornelkirsche, Heidelbeere, Langsat, Litchi, Longanbeere, Longan, Loquat, Lotusfrucht, Lucuma, Lulo, Mabolo, Madrono, Ocoró, Mahonie, Malayapfel, Mamminapfel, Mango, Mangostan, Manna, Cassie, Maracuja, Maulbeere, Mirabelle, Mispel, Moltebeere, Mombinpflaume, Moosbeere, Papaya (über 10 Sorten), Parágúave, Persimone, Pfirsich, Pflaume, Zwetschge, Reneklode, Mirabelle, Pitanga, Pitahaya, Drachenfrucht, Pulasan, Purpurgranadilla, Quenepa, Quitte, Rambutan, Rosella, Rosenapfel, Salak, Santol, Sapodilla, Schwarze-Sapote, Spierling, Stachelbeere, Sternapfel, Traube, Tamarinde, Taybeere, Tomatillo, Traubenholunder, Wasserapfel, Zwergholunder, ...

1.2. Sauer macht lustig – Obst von seiner erfrischenden Seite!

Doch das waren noch lange nicht alle Früchte. Der Übergang zwischen süßen und sauren Früchten ist fließend, so bietet Obst wirklich für jede Gelegenheit und jeden Geschmack das Passende. Was gibt es herrlicheres als an einem heißen Sommertag eine erfrischende Orange zu verspeisen? In folgender Liste findest Du die erfrischend säuerliche Seite des Obstes.

Saure Früchte:
Acerola Kirsche, Achachairú, Ananas (über 10 Sorten), Apfelsine, Brombeere, Babaco, Berberitze, Bergamotte, Bilimbi, Brombeere, Calamondin, Chinois, Citrage, Citrangequat, Clementine, Cranberry, Curuba, Passionsfrucht, Eberesche, Vogelbeere, Gandaria, Grapefruit, Grosella, Japanische Stachelbeere, Feigenkiwi, Weiki, Kiwai, Johannisbeere, Jostabeere, Jochelbeere, Kaffir-Limette, Kaktusfeige, Karambole, King-mandarine, Sauer-Kirsche, Kiwi, Limequat, Mandarine, Marula, Minneola, Nektarine, Orange (über 100 Sorten), Pampelmuse, Pomelo, Pomeranze, Preiselbeere, Sanddorn, Satsuma, Schlehe, Yuzu, Zitrone, Zitronatzirone, ...

1.3. Melonen – Das saftige Vergnügen!

Wem das immer noch nicht reicht, der findet bestimmt bei den Melonen etwas das seinem Geschmack entspricht! Besonders zur Erfrischung in großer Hitze wirst Du sie sicherlich lieben. Auch hier stehen Dir eine Vielzahl unterschiedlicher Sorten zur Auswahl:

Melonen:
Cantaloup, Honigmelone, Netzmelone, Wintermelone, Sapo, Pepino, Wassermelone, gelbfleischige Wassermelone, Zuckermelone, ...

1.4. Fetthaltige Früchte – Deftige Genüsse ohne Reue!

Wie oft hast Du Dir wohl schon gedacht als Dir der Sinn nach Fettigem stand, das darf ich nicht, das geht nun wirklich nicht..... – das Cholesterin, meine Figur....
Diese Bedenken waren auch berechtigt, sofern es sich um Pommesfrittes, Majonese oder Hamburger handelte. Doch nun wo Du in der Speisekammer der Natur stöberst, sind solche Bedenken überholt. Du bist an diese Nahrung genetisch angepaßt! Sie kann Dir nicht schaden! In der Südsee gibt es Menschengruppen, die sich nahezu ausschließlich von Kokosnüssen ernähren. Kokosnuß enthält aber sehr viel Fett. Es erscheint nun vielen Menschen ein Rätsel, warum diese Menschen exzellent niedrige Cholesterin-Werte aufweisen, keineswegs unter Fettleibigkeit leiden und auch sonst auffallend fit sind. Doch Dir wird dies kein Rätsel mehr sein. Fett ist nicht gleich Fett. Fett in natürlicher Form macht Dich nicht krank. Nur das Fett in widernatürlicher Schlechtkost kann Dich krank machen! An fetthaltige Früchte und natürlich auch Nüsse bist Du genetisch angepaßt. Du kannst sie nach Herzenslust genießen! Fetthaltige Früchte wachsen zwar nicht ganz so zahlreich, doch nimmst Du die Nüsse mit in Deine Suche nach herzhaft fettiger Nahrung auf, so mußt Du sicher nie Deinen Appetit unbefriedigt lassen:

fetthaltige Früchte:
Aki, Avokado (über 10 Sorten), Olive, Drups der Ölpalme, Safu, ...

1.5. Nicht süße Früchte:

Ist Dir das immer noch nicht genug? Nein? Muß es auch nicht. Denn Früchte bieten Dir noch mehr Auswahl! Hier wieder die etwas herzhaftere Geschmacksrichtung, herrlich sättigend und ergiebig: Die nicht süßen Früchte, landläufig zu den Gemüsen gerechnet. Folgende kleine Auswahl soll Dir helfen, Deine Ernährung abwechslungsreicher zu gestalten.

Nicht süße Früchte:
Tomaten (über 50 Sorten), Gurken, Zucchini, Aubergine, Kürbis (über 50 Sorten), Paprika (über 10 Sorten), ...

Natürlich sind Früchte nicht nur schmackhaft sondern überdies noch enorm vitalstoffreich. Dies zeigt Dir nachfolgende Tabelle anhand einiger weniger Beispiele.

	Na	K	Ca	Mg	Eisen	Vit. A	Vit B2	Vit. C
Süße Früchte:								
Apfel	3	144	7	6	0,5	4	0,03	12
Banane	1	382	8	36	0,6	8	0,06	11
Feige	2	217	54	20	0,6	8	0,05	3
Papaja	3	211	21	40	0,4	160	0,04	80
Pflaumen	2	221	14	10	0,4	65	0,04	5
Saure Früchte:								
Ananas	2	172	16	17	0,4	3	0,03	20
Brombeere	2	180	44	30	0,9	45	0,04	17
Melonen:								
Wassermelone	1	158	11	3	0,4	87	0,05	6,0
Fetthaltige Früchte:								
Avocado	3	503	10	29	0,6	12	0,15	13
Nicht süße Früchte:								
Gurken	8	141	15	8	0,5	65	0,03	8
Kürbis	1	383	22	8	0,8	127	0,07	12
Paprika	2	177	10	12	0,7	180	0,05	140
Tomaten	3	242	9	14	0,6	84	0,04	24
Wildfrüchte:								
Hagebutte	146	291	257	104	0,5	800	0.07	1250
Holunderbeere	1	303	37	?	1,6	60	0,07	18
Sanddorn	4	133	42	30	0,4	250	0,21	450
(Angaben pro 100g verzehrbarer Anteil in mg; Vitamin A in γg)								

Bei dieser Tabelle ist der besonders hohe Vitamingehalt in den Wildfrüchten zu beachten. Hier zeigt sich der Wert von Wildobst.

1.6. Wildfrüchte – Besser als Kulturobst!

Die hohe Vitalstoffdichte des Wildobstes kommt nicht von ungefähr. Jede Züchtung bedeutet genetische Veränderung. Das heute übliche Kulturobst wird seit ca. 9000 Jahren gezüchtet und so von Menschenhand manipuliert. Die Früchte wurden größer und süßer. Doch in gleichem Maße verloren sie dadurch an Vitalstoffgehalt. Zum Glück halten sich beim Obst (im Gegensatz zum Getreide) die Veränderungen noch in einigermaßen vertretbaren Grenzen. Kulturobst ist also noch als Menschennahrung anzusehen. Trotzdem greife, wenn immer es Dir möglich ist, zu Wildobst! Es soll Deine erste Wahl sein, denn es ist ursprünglich und daran bist Du optimal angepaßt. Etwas Besseres findest Du nicht! Ungewaschen verzehrt, bietet es Dir noch den Vorteil, Dich mit wichtigen Mikroorganismen (siehe *(III) 4.1. Mikroorganismen - unbemerkte Nahrungsbeigabe!*) zu versorgen.
Auch in unseren Breiten wachsen genügend schmackhafte Wildfrüchte. Falls Du gerade überlegen mußt, welche das sein könnten, sieh Dir nur mal untenstehenden Kasten an. Die Auswahl ist nicht zu klein:

Wildfrüchte:
Wildapfel, Berberitze, Wildbirne, Brombeere, Walderdbeere, Heidelbeere, Himbeere, schwarzer Holunder, Trauben-Holunder, schwarze Johannisbeere, Kornel-Kirsche, Vogelkirsche, Wald-Malve, Mehlbeere, Mispel, Preiselbeere, Hagebutte oder Heckenrosen, Sanddorn, Schlehdorn, Schlutte, wolliger Schneeball, Stachelbeere, Wacholder, Weißdorn, Felsbirne, Eberesche, Eibe, ...

Kennst Du einige Wildpflanzen, dann mußt Du nie Hunger leiden. Fast das ganze Jahr über wächst auch in Mitteleuropa etwas Eßbares. Um stets frisch mit dieser besten Nahrung versorgt zu sein, ist eine gewisse Grundkenntnis der Pflanzen erforderlich. Deshalb findest Du auf meiner Homepage ein kleines Bestimmungsbüchlein.

Läuft Dir das Wasser schon im Mund zusammen?
Mit Recht! - Anfangs schmecken Wildfrüchte vielleicht etwas herb, bald aber wirst Du ihren Geschmack nicht mehr missen wollen!
Um Dir anfangs eine kleine Orientierung zum Bestimmen zu geben und Dir die Suche zu erleichtern, findest Du auf meiner Homepage im herunterladbaren Bestimmungsbüchlein etliche der wichtigeren Wildfrüchte. Sieh doch gleich mal nach, welche bei Dir wachsen!

1.6. Tropenobst – Nahrung an die Du genetisch optimal angepaßt bist!

Vernachlässige bei Deiner Nahrungsauswahl auf keinen Fall das Obst aus tropischen Gefilden. Deine Vorfahren lebten schließlich in den Tropen und Subtropen. An die dortigen Gegebenheiten und Nahrungsmittel hat sich Dcin Organismus im Laufe seiner 6 Millionen Jahre dauernden artspezifischen Entwicklung angepaßt. Das heimische Obst stellt nur einen Ersatz für die in den Tropen wachsenden Früchte dar. Sicher, es ist ein guter Ersatz, denn Obst ist untereinander von der Zusammensetzung oft sehr ähnlich. Die Bäume in Deiner Umgebung haben häufig fruchttragende Verwandte in tropischen Gebieten. Dennoch sind die urtümlichen Früchte der Tropen vorzuziehen, sie sind das Orginal!
Tropisches Obst bietet Dir somit mehrere Vorteile:

> Du bist optimal daran angepaßt.
>
> Tropisches Obst ist weit weniger stark vom Menschen durch Züchtung verändert worden als hiesiges Kulturobst. Es ist noch ursprünglicher und enthält so deutlich mehr Vitamine, Mineralien und Vitalstoffe!
>
> In Sachen Lebensenergie sind die tropischen Verwandten unseren heimischen Obstbäumen um Längen voraus! Sieh Dir nur mal an, wie schwer es ist, aus einem Apfelkern einen Baum zu ziehen der Früchte trägt. Meist werden die Kerne nie aufgehen und wenn sie doch aufgehen sollten, so werden sich

wohl kaum jemals Äpfel an den so gezogenen Pflanzen zeigen. Ein Apfelbaum muß auf komplizierte Weise veredelt und mühsam hochgepäppelt werden. Ein paar Kerne einer Durian hingegen, achtlos in den tropischen Wald geworfen, werden bald austreiben und zu stattlichen Urwaldbäumen mit reichem Ertrag heranwachsen! Das ist die unbegrenzte Lebenskraft der Natur!

Tropenobst kann Deinen Speisezettel bereichern und immer für geschmackliche Abwechslung sorgen. Es gibt kaum eine Geschmacksrichtung, die Du nicht in der Natur finden könntest. Selbst altbekannte Schlechtkostgenüsse kannst Du Dir mit Tropenobst auf gesunde Art erfüllen.
Ein Zimtapfel mag Dich an Sahnetorte erinnern. Eine Cherimoya vielleicht an ein cremiges Joghurt, Jackfruit an Rumkuchen, Sapotille an Schokoladenpudding, eine junge Kokosnuß an Käse und die Trinkkokosnuß an Bounty. Die Apfelbanane erfüllt zitronige Nougatträume. Ich vergleiche eine gekeimte Kokosnuß noch mit Zuckerwatte. Zugegeben, der Vergleich mag etwas hinken, denn ich habe in meinem bisherigen Leben meinem Körper noch keine Zuckerwatte aus menschlich-chemischer Herstellung zugemutet! Auch die anderen Vergleiche mögen etwas unscharf sein, denn auch alle anderen Geschmäcker, die der menschliche Erfindungsreichtum kreierte, fanden schon seit mindestens 9 Jahren keinen Zugang mehr zu meinen Geschmacksknospen. Diese habe ich lieber mit dem Original aus der Natur verwöhnt! – Ich gönnte mir lieber eine cremige Durian oder eine herzhafte Avocado. Für meine Gesundheit war das allemal besser! Versäume auch Du nicht, Deinen Speisezettel abwechslungsreich zu gestalten. Auf diese Weise fällt Dir die Menschennahrung viel leichter! Wenn Dir mal nichts so recht schmecken will, sieh Dir nur nochmals die Listen mit den Früchten an! Da findest Du sicher noch welche, die Du nicht kennst aber schleunigst kennenlernen solltest! Wie Du exotische Früchte bekommen kannst, findest Du auf meiner Homepage.

Um Dir das tropische Obst so richtig schmackhaft zu machen und um Dich bestens zu informieren was Du gerade ißt, sind auf der Homepage ein paar der herrlichen Tropenfrüchte vorgestellt. Diese wachsen in ihrer Heimat zumeist noch wild. Hast Du sie alle schon probiert?
- Menschennahrung per Excellence!!!!

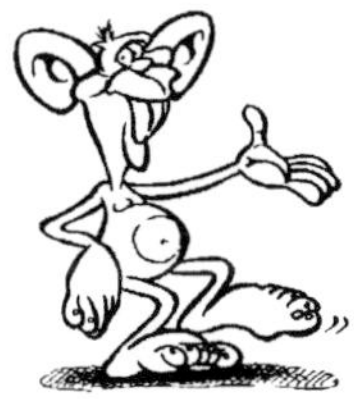

Merke:
Die optimalen Früchte für Dich sind tropische Wildfrüchte!

2. Gemüse – Herzhaftes aus der evolutorischen Speisekammer:

So schmackhaft und köstlich Früchte auch sind, sollen doch die anderen Bereiche der Menschennahrung nicht vernachlässigt werden! Gemüse stellt die zweite wichtige Nahrungsgruppe in der natürlichen Ernährung dar. Unter dem Begriff Gemüse will ich eine ganze Klasse von Nahrungsmitteln zusammenfassen. Neben dem Blattgemüse auch Wurzeln, Rinden, Blüten, und Pilze. Diese Einteilung wird im Kapitel Nahrungsmittelkombination von Bedeutung sein.
Gemüse stellt für Dich eine ideale Abwechslung zu dem meist süßlichen Obst dar! Geschmacksnuancen, die Du im Obst nicht finden konntest - hier findest Du sie sicher! Mit der Zeit werden Deine Geschmackspapillen fein und Du spürst das wahre Aroma in der Möhre, im Spinat, im Löwenzahn... . Durch die jahrelange Schlechtkost sind Deine Geschmackswahrnehmungen abgestumpft. Meist ist die heute übliche Schlechtkost, vom natürlichen Standpunkt aus gesehen, stark überwürzt und versalzen. Genieße das langsame Wiedererwachen Deiner Sinne. Ungeahnte Genüsse eröffnen sich Dir! Wahrscheinlich wird es einige Zeit dauern bis dieser Prozeß beginnt. Habe einfach etwas Geduld. Der Übergang zur Menschennahrung geht oft so vonstatten: Am Anfang wird sie Dir nicht recht schmecken. Doch nach und nach wirst Du mit ihr

kulinarische Höhenflüge erleben, die mit der üblichen Schlechtkost nie möglich wären. Wechselst Du nun wieder zurück zur alten Kostform, so wird diese zunächst noch besser schmecken. Die Geschmacksqualität läßt dann jedoch langsam und unmerklich nach, bis Du schließlich wieder auf dem minderen Niveau von vorher angelangst. Dauerhaft kannst Du nur mit der Menschennahrung in den höchsten Genüssen schwelgen! Dann wird sich von selbst ein natürlicher Bestandteil von etwa 15% Gemüse in Deiner Ernährung einstellen.

Gemüse ist ebenso wie Obst eine reichliche Vitamin- und Mineralstoffquelle für den Menschen. Durch Gemüse wirst Du üppig mit allen Spurenelementen, die für Deine Gesundheit wichtig sind, versorgt. Ballaststoffe stellen eine gute Verdauung sicher und halten den Darm leistungsstark. Überdies sind Gemüse und Wildgemüse oft reiche Spender an Eiweiß und Stärke.

Nachfolgende Tabelle verdeutlicht dies und gibt Dir ein paar Vitamin- und Mineralstoffwerte einzelner Gemüsesorten an:

	Na	K	Ca	Mg	Eisen	Vit A	Vit B2	Vit C
Blattgemüse:								
Chicorée	4	192	26	13	0,7	572	0,03	10
Endivien	53	346	54	10	1,4	280	0,10	10
Kopfsalat	8	172	20	9	0,3	240	0,08	13
Wildpflanzen:								
Brennessel	18	316	190	?	41,0	800	?	200
Löwenzahn	76	435	158	36	3,1	1300	0,17	33
Sauerampfer	4	362	54	41	8,5	583	?	47
Wegerich	?	350	7	33	0,5	60	0,05	20
Wurzelgemüse:								
Topinambur	?	480	10	20	3,7	2	0,06	4
Möhren	60	290	41	17	2,1	1600	0,05	7
Zwiebeln:								
Zwiebel	9	135	31	11	0,5	1	0,03	10
Frühlingszwiebel	7	260	39	12	1,9	103	0,03	26
Pilze:								
Champignon	8	418	10	13	1,1	2	0,45	4
(Angaben pro 100g verzehrbarer Anteil in mg; Vitamin A in yg)								

2.1. Blattgemüse – Das grüne Lebenselexir aus der Natur!

Neben all den anderen wertvollen Inhaltsstoffen der grünen Pflanzen sticht das Chlorophyll besonders hervor. Chlorophyll ist jener grüne Farbstoff, der den Pflanzen zur Umwandlung der Sonnenenergie in chemische Energie wie Zucker und Stärke dient. Bislang konnte Chlorophyll nicht im Labor hergestellt werden. Du mußt es also, um die Wohltaten des Chlorophylls zu genießen, direkt aus der Natur beziehen. Du findest es in allen grünen Blattgemüsen. Je dunkler die Farbe, desto höher der Gehalt. Vor allem in Wildpflanzen ist es überreichlich anzutreffen. Wobei hier Gras absolute Spitzenwerte aufweist. Verschmähe es also nicht, wenn Du Dir Deine tägliche Wildpflanzen-Portion sammelst.
Chemisch gesehen hat Chloropyhll einen dem menschlichen Hämoglobin sehr ähnlichen Aufbau. Chlorophyll und Hämoglobin besitzen beide den Baustein Pyrrol. Sie unterscheiden sich lediglich in wenigen Seitenketten und im Zentralatom, das beim Chlorophyll Magnesium und beim Hämoglobin Eisen ist. An folgenden Strukturformen kannst Du die Ähnlichkeit der beiden Moleküle erkennen:

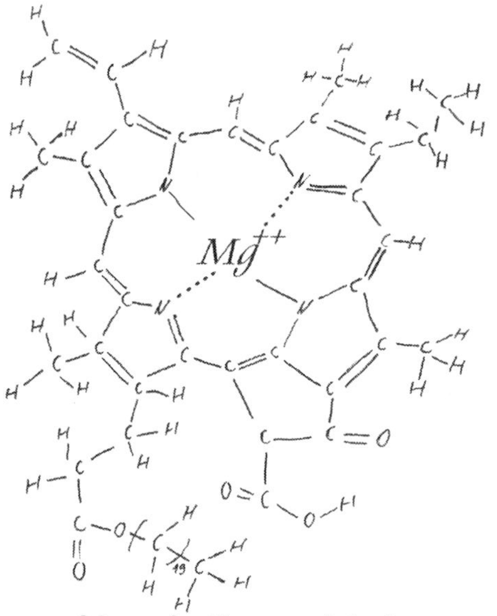

➔ Chlorophyll – Molekül

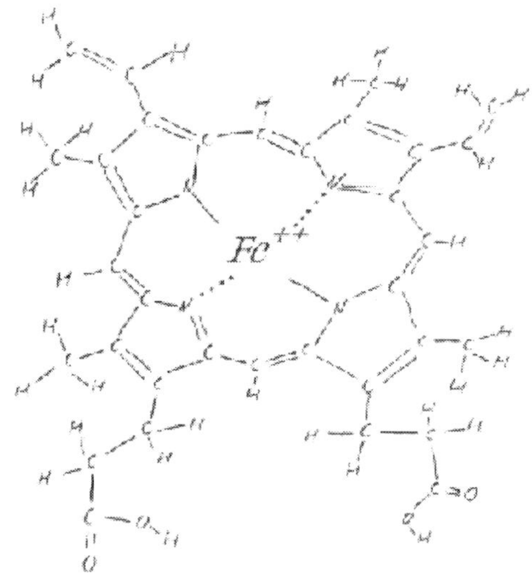

➔ Hämin – Molekül als Baustein des menschlichen Hämoglobin

Schon darin ist eine der gesundheitlichen Wirkungen des Chlorophylls erklärt. Chlorophyll hat sich, indem es die Bildung des roten Blutfarbstoffs Hämoglobin unterstützt, als erstklassiges Mittel zur Besserung von anämischen Zuständen erwiesen. Ganz offensichtlich wird es im menschlichen Organismus in Hämin umgewandelt. Auf diese Weise ist die Besserung und Heilung selbst in schweren Fällen der perniziösen Anämie (=Blutarmut) zu erklären. Als Therapie wurde ein Chlorophyllderivat injiziert. Dabei trat ein Erfolg ein, gleich ob die Ursache der Blutkrankheit ein Eisen-, Vitamin B12–Mangel. genetisch bedingt, oder unbekannt war. Ähnliche Wirkungen wurden auch durch die erhöhte Aufnahme von Chlorophyll über die Nahrung bewirkt, etwa durch Grassaft.

Doch das ist noch nicht die einzige Wirkung des Chlorophylls. Es sind 1200 Fälle dokumentiert, in denen Chlorophyll als Heilmittel eingesetzt wurde. Erfolge waren bei vielerlei Krankheiten zu verzeichnen. Unter anderem bei:

Therapieerfolge mit Chlorophyll bei:
- Sinusitis (Entzündung der Nasennebenhöhle)
- Osteomyelitis (bakterielle Infektion des Knochenmarks)
- Pyorrhoe (Eiterfluß)
- Bauchfellentzündung
- Magengeschwür
- Arteriosklerose
- Depression

Auch zeigte sich eine allgemein günstige Wirkung des Chlorophylls auf die Darmbakterienflora. Chlorophyll bringt diese in ihren natürlichen Gleichgewichtszustand zurück. Sicher ein Nahrungsbestandteil den Du nicht missen solltest. Du bekommst ihn nur in frischem grünen Blattgemüse. Hier hast Du wieder eine gehörige Auswahl, wie Dir untenstehender Kasten verdeutlichen soll:

Blattgemüse:
Bataviasalat, Bengkoang, Chicorée, Chinakohl, Eisbergsalat, Feldsalat, Fenchel, Kohl, Kohlrabi, Kopfsalat, Petersilie, Rosenkohl, Salat, Stangensellerie, Spinat, Mangold, Blätter aller eßbaren Wildpflanzen,...

2.2. Wildgemüse – Vitaminbomben aus der Natur!

Ebenso wie beim Obst solltest Du auch beim Gemüse die Wildpflanzen nicht vergessen! Der Nährstoffvergleich zwischen Wildwuchs und Kulturwuchs fällt hier noch deutlicher auf als bei Obst!
Wildpflanzen haben noch einen weiteren Vorteil: Du kannst sie direkt aus der Natur beziehen! Das stellt Dir sicher, immer frisches und optimales Gemüse zu bekommen. Verzichtest Du vor dem Verzehr auf das Waschen, dann befinden sich auf deren Blattoberfläche noch eine Vielzahl an Mikroorganismen. Diese versorgen Dich noch zusätzlich mit

weiteren Vitalstoffen (siehe *(III) 4.1. Mikroorganismen - unbemerkte Nahrungsbeigabe!*).
So bekommst Du beste Nahrungsqualität immer frisch und kostenlos.
Du kannst Wildgemüse auch problemlos selbst anbauen, sofern wir hier von Anbau reden wollen. An jedem noch so kleinen Plätzchen, das für einige Zeit sich selbst überlassen war, wachsen diese herrlichen Vitaminspender. Schon ein winziges Eckchen im Garten wird Dich bald täglich mit Brennesseln oder anderem Wildgemüse versorgen können. Das Unkraut auf dem Gemüsebeet könnte Dir bald bessere Nahrungsquelle sein, als das eigentlich angebaute Kulturgemüse! Unkräuter stellen oft hervorragende Wildnahrung dar. Lerne sie zu schätzen! Verwendest Du Wildpflanzen in Deiner Nahrung, dann mußt Du keine Beete pflegen, nein, Du brauchst nur noch das ernten, was dort die Natur wachsen läßt. Es ist wie im Paradies!
Verzehrbare Wildpflanzen findest Du überall. Falls Du noch nicht genau weißt, welche Pflanzen eßbar sind und welche nicht, informiere Dich bei einer der vielen Wildkräuterwanderungen. Mit Sicherheit wird solch eine Wanderung auch in Deiner Umgebung angeboten. Doch bis dahin versuche Dein Glück mit den Wildpflanzen, die auf meiner Homepage vorgestellt werden. So kannst Du schon heute mit dem Sammeln und dem Verzehr dieser hochwertigen Menschennahrung beginnen! Du wirst sehen, schon diese wenigen Kräuter ermöglichen Dir einen beachtlichen Wildpflanzenanteil in Deiner Nahrung. In der Praxis reicht es sowieso aus, wenn Du Löwenzahn, Vogelmiere, Brennessel, Labkraut und Distel kennst. Mit der Zeit wirst Du immer mehr Wildpflanzen dazulernen. Sieh gleich mal nach, sicher kennst Du schon etliche der vielen eßbaren Wildpflanzen:

Wildgemüse:
Sauerampfer, Stumpfblättriger Ampfer, Bärenklau, Bärlauch, Beifuß, Beinwell, Berufskraut, Bibernelle, Birke, Wiesen-Bocksbart, Boretsch, Brennessel, Brombeere, Brunnenkresse, Rot-Buche, Acker-Distel, Gänse-Distel, Kohl-Distel, Echter Dost, Bach-Ehrenpreis, Wald-Ehrenpreis, Eiche, Adler-Farn, Feldsalat, Fetthenne, Weidenröschen, Gänsefingerkraut, Kriechendes Fingerkraut, Tormentill-Fingerkraut, Wiesenfrauenmantel, Gänseblümchen, Giersch, Gießfuß, Rapunzel Glockenblume, Gras, Gundermann, Kriechender Günsel, Guter Heinrich, Kleines Habichtskraut, Flug-Hafer, Hirtentäschelkraut, Gelber Hohlzahn, Hopfen, Huflattich, Johanniskraut, Kalmus, Echte Kamille, Wiesen-Kerbel, Wiesen-Klee, Große Klette, Pfeffer Knöterich, Schlangen-Knöterich, Vogel-Knöterich, Echter Kümmel, Echtes Labkraut, Aufgeblasenes Leimkraut, Linde, Löffelkraut, Wiesen-Löwenzahn, Lungenkraut, Wald-Malve, Ruten-Melde, Wasser-Minze, Wilde Möhre, Nachtkerze, Nelkwurz, Pastinak, Pfennigkraut, Knollige Platterbse, Portulak, Quecke, Rainkohl, Knoblauchsrauke, Weg Rauke, Rohrkolben, Wiesensalbei, Acker-Schachtelhalm, Schafgarbe, Scharbockskraut, Wiesen-Schaumkraut, Wiesen-Schlüsselblume, Acker-Senf, Feld-Stiefmütterchen, Wiesen-Storchenschnabel, Weiße Taubnessel, Ährige Teufelskralle, Feld-Thymian, Topinambur, Wohlriechendes Veilchen, Vogelmiere, Spitzwegerich, Wegwarte, Zaun-Wicke, Großer Wiesenknopf, ...

Auch kannst Du dann, nachdem Du schon Erfahrungen gesammelt hast und Du Deine Nahrungsintuition zurückgewonnen hast, unbekannte Wildpflanzen auf Essbarkeit prüfen.

2.2.2. Beurteilung unbekannter Wildpflanzen:

Es ist einleuchtend, daß es die sicherste Methode ist nur Pflanzen zu essen, die Du vorher einwandfrei bestimmen konntest. Doch wie machten es Deine Vorfahren? Die hatten kein Bestimmungsbuch! Trotzdem mußte sichergestellt sein, daß sie sich nicht vergiften. Sonst gäbe es Dich

ja nicht, wenn all Deine Vorfahren am Genuß eines Knollenblätterpilzes verstorben wären. Deine Vorfahren konnten also sehr wohl eßbare von ungenießbaren Pflanzen unterscheiden. Das Mittel dessen sie sich dabei bedienten war ihre Intuition.
Wenn Du die natürliche Menschennahrung schon länger praktizierst, dann wird auch Deine Nahrungsintuition so zuverlässig funktionieren. Du kannst das ja gerne einmal probieren. Teste erst eine Pflanze intuitiv auf Essbarkeit und überprüfe Dann Deine Wahl mit einem Bestimmungsbuch. Du wirst feststellen, es ist nicht leicht sich mit natürlichen Nahrungsmitteln zu vergiften. Einen Knollenblätterpilz oder eine Tollkirsche beispielsweise wirst Du in rohem Zustand nicht verzehren können. Sie erscheinen Dir widerlich, Du könntest sie nicht essen. Deine Intuition wird wieder erwachen, nachdem sie eine Weile mit natürlicher Menschennahrung trainiert wurde. Auch darf keine krankmachende Schlechtkost diesen angeborenen Beurteilungsmechanismus irritieren. Der intuitive Eßbarkeitstest funktioniert also folgendermaßen:

- ⇨ Pflanzen, die Dich schon vom Anblick abstoßen, esse nicht!
- ⇨ Unbekannte Pflanzen mit milchigem Saft nicht verzehren! Ausgenommen natürlich Löwenzahn, Feigen, Brotbaumfrüchte und Papayas. Sie sind Dir ja hoffentlich auch nicht unbekannt!
- ⇨ Unbekannte Pflanzen die auf der Haut brennen: Nicht verzehren! Auch hier, Brennesseln sind Dir natürlich als eßbar bekannt!
- ⇨ Pflanzen, die Dir irgendwie klebrig oder schleimig erscheinen, solltest Du stehen lassen.
- ⇨ Sonstige Pflanzen durch Geruch und Geschmack testen. Was Dich nun anwidert, unbedingt nicht verzehren!

Von einer Pflanze, die in allen fünf oben genannten Punkten Deinem intuitiven Eßbarkeitstest standgehalten hat, probierst Du nun. Aber Vorsicht! Nur sehr kleine Mengen. Kaue sorgfältig und schmecke genau. Höre auf Deine Intuition. Widert Dich nichts an der Pflanze an? Überprüfe auch nach einer halben Stunde, ob sich ein brennendes Gefühl im Mund bemerkbar macht.
Ich möchte Dich aber noch einmal darauf hinweisen, daß dieser Test nur nach einiger Erfahrung mit der natürlichen Menschennahrung zuverlässig funktioniert. Deshalb kann ich keinerlei Garantie dafür übernehmen. Ich

weiß ja nicht, mit welcher Schlechtkost Du vorher Deine Intuition traktiert, überlistet und fehlgeleitet hast. Konsultiere deshalb in jedem Fall ein Bestimmungsbuch oder einen Pflanzenkundigen und lasse Dir Deine intuitive Wahl so bestätigen!
Es lohnt sich sicherlich, Deine Intuition systematisch zu trainieren und zu überprüfen. Deine Entscheidungen werden so immer sicherer und Du bist für die „Einsame Insel" gerüstet! Dort und auch sonst überall, wo Du fern ab von Menschen bist, kannst Du Dich nun auf Deine Intuition zu 100% verlassen. Obendrein kannst Du dort auch von den Tieren etwas lernen: Pflanzen, die von Affen (Deinen nächsten Verwandten) verzehrt werden, sind auch für Dich eßbar. Auch die Nahrungsquellen von Bären oder Nagetieren kommen als mögliche Menschennahrung in Betracht. Nur Vögel liefern Dir keinerlei Anhaltspunkte!
Doch bis Du so sicher wirst, vergeht noch etwas Zeit. Bis dahin nehme bekanntes Wildgrün so oft in Deine Nahrung auf wie Du kannst! Versuche 100% Deines Gemüsebedarfs durch Wildpflanzen zu decken! Das ist kein Problem, denn Wildpflanzen findest Du, wie schon erwähnt, überall in reichlichen Mengen! Auf meiner Homepage habe ich für Dich ein Bestimmungsbuch zum Herunterladen. Es wird Dir die Suche erleichtern!

2.2.2. Halbwilde Kulturpflanzen:

Zu Zeiten in denen Du seltener Wildgemüse bekommen kannst, richte Deine Aufmerksamkeit auf wenig gezüchtete Kulturpflanzen. Hier gibt es einige relativ ursprüngliche Sorten, die Dich vorzüglich mit Vitalstoffen versorgen können. So sind beispielsweise Chicorée, Feldsalat, Spinat und Ruccola noch zur Hälfte Wildpflanzen!

Halbwilde Kulturpflanzen:
Chicorée, Feldsalat, Spinat, Ruccola, Schwarzwurzel, Broccoli, ...

2.3. Gras - Bin ich n´ Rindvieh oder was?

Gras ist eine ganz besondere Wildpflanze. Sie ist die Pflanze mit dem höchsten Chlorophyll-Gehalt. Du kannst Dich mit keiner anderen Nahrung so gut mit diesem so wertvollen Stoff versorgen wie über das Gras. Doch das ist noch nicht alles.

Laboruntersuchungen haben gezeigt, daß Gras alle bekannten Mineralstoffe und Vitamine enthält. Mit Sicherheit befinden sich darüber hinaus noch eine Vielzahl weitere ebenso wichtige bisher noch unbekannte Stoffe im Gras.

Gras ist eine Schatzkiste voller Juwelen für Deine Gesundheit. Folgende Tabelle stellt Dir die besonders leuchtenden aus diesen Reichtümern übersichtlich zusammen:

Der Reichtum des Grases:
- Gras ist reich an Chlorophyll. - Verfügt über 5 mal mehr Eisen als Spinat. - Verfügt über 10 mal mehr Vitamin E als Spinat. - Reich an lebenden Makromolekülen. - Enthält alle bisher bekannten Vitamine und Mineralstoffe. - Enthält 21 % Eiweiß am Gesamtgewicht. - Enthält alle essentiellen Aminosäuren. - Besitzt eine extrem hohe Enzymkonzentration. - Besitzt das Enzym P4 D1. Dieses fördert die DNA Reparatur. Es dient damit der Krebs – Prophylaxe, stellt gesunde Nachkommen sicher, bremst den Alterungsprozeß und schützt vor den schädlichen Einflüssen der radioaktiven Strahlung.

Der Reichtum des Grases erklärt schon die wohltuende Wirkung auf Körper und Geist. Einige der vielgestaltigen Heilwirkungen des Grases sind in folgender Tabelle aufgelistet:

Heilwirkungen des Grases:

- Beugt Krebs vor.
- Wirkt dem schädlichen Einfluß von radioaktiver Strahlung entgegen.
- Hilft die DNA reparieren.
- Mobilisiert das Immunsystem.
- Bringt die Darmflora ins Gleichgewicht.
- Fördert die Selbstheilungskräfte des Körpers.
- Unterstützt die Organtätigkeit von Herz- und Kreislauforganen, ebenso wie die der Verdauungsorgane und der Leber.
- Führt zu Säure - Basen - Gleichgewicht.
- Wirkt antianämisch (blutbildend).
- Wirkt entschlackend.
- Leitet Schwermetalle und andere toxische Stoffe aus dem Körper aus.
- Wirkt blutreinigend.
- Heilt Allergien.
- Fördert die Heilung von Wunden und Verbrennungen (bei äußerlicher Anwendung).
- Führt zu einer reinen Haut.

Bei der Therapie in diesen Fällen zeigte Gras Wirkung. Es wurden Portionen von bis zu 150 g mit einer hydraulisch arbeitenden Saftpresse verarbeitet und verabreicht. Ein derartiger Grassaft hat einen Chlorophyllanteil von 70% in der Lösung.

Da die Reinigungskraft des Chlorophylls im Gras enorm ist, beginnt man die Kur mit 1 bis 2 Teelöffel pro Tag. Später, wenn die ersten Schlacken bereits ausgeleitet wurden, kann die Dosis gesteigert werden (siehe *(VIII) Der Weg zur Gesundheit*). Dieselben Erfolge wie mit Grassaft lassen sich auch durch das einfache Kauen des Grases bewirken. Der Saft wird dabei im Mund freigesetzt und sofort über die Schleimhäute des Mundes aufgenommen oder geschluckt im Verdauungstrakt resorbiert. Auf diese Weise wirkt sich das Gras besonders gut auf die Gesundheit von Zähnen, Zahnfleisch und Mund aus. Es verhindert Mundgeruch und

festigt die Zähne. Die nach mehrminütigem Kauen übrigbleibenden Faserstoffe können ausgespuckt oder geschluckt werden.
Gras kann, wie Du aus obigem ersiehst, somit als ein ideales, vollwertiges Nahrungsmittel zur Gesundung des ganzen Körpers dienen.

2.4. Wurzelgemüse –Die Wurzel des Lebens!

Die Natur hält für den Menschen in Ihrer Speisekammer unendliche Schätze bereit. Nicht nur was über der Erde wächst eignet sich zur Nahrung, sondern auch die unterirdischen Teile der Pflanze schenken Dir Lebenskraft und Energie. Die Schöpfung meint es wie immer gut mit dem Menschen. Die Auswahl ist riesig:

Wurzelgemüse:
Karotte, Kartoffel, Knollensellerie, Mairübchen, Pastinake, Radieschen, Radis, Rettich, Rote Beete, Rutabaga, Topinambur, Zuckerrübe, Süßkartoffeln, Löwenzahnwurzel, Schwarzwurzel, Ingwer, ...

Die Wurzeln sind, wie jeder andere Teil der Pflanze belebt. Dieses Leben wird in Lebensenergie für Dich umgewandelt. Heute läßt sich dieses Leben der Pflanzen bereits messen. Die Entdeckung der sogenannten Biophotonen war hier der große wissenschaftliche Durchbruch! Denke nur, jeder Teil einer Pflanze, selbst die Wurzeln im dunkelen Erdreich, sendet Licht aus. Licht - als Zeichen für Lebensenergie!

2.4.1. Lebende Makromoleküle.

Vor etlichen Jahren entdeckte Dr. Fritz Albert Popp dieses Phänomen: Alle Lebewesen senden geringe Mengen Licht aus. Dieses Licht, das aus den lebenden Zellen stammt nannte er „Biophotonen“. Der Name soll also lediglich darauf hinweisen, daß es sich hier um Photonen handelt, die von lebenden Zellen ausgesandt werden.

Sie lassen sich mit sehr lichtempfindlichen Apparaturen messen.
Im Lebewesen erfüllt diese „Biophotonen - Strahlung“ die Funktion der Signalübermittlung. Die Biophotonen sind sozusagen die Informationsträger innerhalb des Lebewesens. Sie koordinieren, steuern und kontrollieren alle chemischen Abläufe. Diese Kontrolle ist auch unumgänglich, schließlich laufen in einer einzigen Sekunde im menschlichen Körper mehr als eine Trillion (1000 000 000 000 000 000) chemische Reaktionen ab. Ohne eine Koordination der Reaktionen würde das gesamte Gleichgewicht aus den Fugen geraten und das Lebewesen wäre nicht mehr als ein Haufen ungeordneter Moleküle.
Es wird auch diskutiert, ob die Biophotonenstrahlung ebenfalls einen Kontakt zwischen verschiedenen Lebewesen ermöglicht, etwa einen Vogelschwarm kontrolliert oder einen Ameisenstaat koordiniert.
Die Biophotonen sind monochromatisches Licht, das die Kommunikation der Zellen untereinander mit Lichtgeschwindigkeit ermöglicht. Erzeugt wird dieses Licht in hoch komplexen, riesigen Molekülen. Man nennt diese Moleküle “lebende Makromoleküle“. Beispielsweise ist die DNA solch ein Molekül. Doch gibt es in der lebenden Zelle zahlreiche andere riesige Moleküle, die ebenfalls Erzeuger dieser Biophotonen sind.
Die lebenden Makromoleküle können nun aber nur ihre Funktion erfüllen, wenn sie sehr exakt konstruiert sind. Schon sehr kleine Veränderungen zerstören ihre photonenerzeugende Aktivität. Es wundert daher nicht, daß sie durch den Kochvorgang, die Mikrowellen- und Lebensmittelbestrahlung ihre Funktion völlig einbüßen.
Auch Trocknen zerstört teilweise die Funktion der lebenden Makromoleküle.
Durch Lagerung verlieren Lebensmittel ebenfalls rasch an Biophotonenstrahlung. Bereits 24 Stunden nach dem Ernten eines Salatblattes ist kaum mehr etwas von der anfänglichen Strahlung übrig. Nach 36 Stunden hat sie sich völlig eingestellt. Das Salatblatt ist nun sozusagen tot!
Doch damit nicht genug. Auch die Anbaumethode hat eine deutliche Auswirkung auf die Intensität der Biophotonenstrahlung. Der Vergleich von konventionell mit biologisch angebautem Gemüse fällt eindeutig zu Gunsten des biologisch angebauten Gemüses aus. Es ist klar, daß Gemüse das auf durch Düngung stark ausgelaugtem Boden wächst und

mit Pestiziden behandelt wurde keine große Lebenskraft mehr besitzt, also nicht viel Biophotonen aussenden kann. Biologisch angebautes Gemüse weist in etwa die doppelte Strahlungsintensität auf! Je ursprünglicher eine Pflanze also wächst, um so intensiver ist ihre Biophotonen- Abstrahlung.
Auch die Züchtung spielt eine Rolle. Wieder gilt: Je ursprünglicher desto besser! So liegen Wildpflanzen klar in Führung. Überzüchtete oder gar genmanipulierte Pflanzen bilden das traurige Schlußlicht.
Führe Dir also täglich soviel Lebensenergie wie irgend möglich zu.... Esse täglich eine Portion möglichst frische Wildpflanzen!

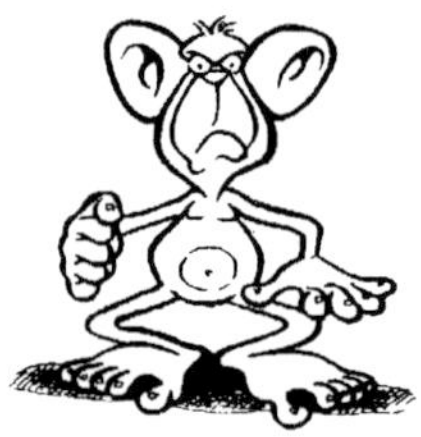

Merke:
Halte Deine Nahrung so natürlich wie möglich!

2.4.2. Der kleine aber feine Unterschied

Die Biophotonen sind es auch, die den Unterschied zwischen chemisch erzeugten Vitamin-, Mineralstoff- und Ergänzungspräparaten und den in der lebenden Pflanze vorkommenden Stoffen ausmachen.
So ist z.B. das Vitamin C - Molekül aus dem Chemielabor dem aus der Pflanze strukturell völlig gleich. Der Unterschied besteht lediglich darin, daß das aus der Pflanze Biophotonen aussendet, also ein lebendes Makromolekül darstellt, das aus dem Chemielabor dagegen tot ist.
Um das besser zu verstehen, vergleiche die Vitamin C - Moleküle einfach mit Menschen: Auch ein toter Mensch ist, anfangs zumindest, dem lebenden körperlich völlig gleich. Der Unterschied besteht darin, daß den Menschen beim Sterben die Lebensenergie verläßt.
Deiner Gesundheit ist nur das lebende Molekül zuträglich. Das tote Vitamin schadet Dir mehr als es Dir nützt. Ebenso verhält es sich mit allen anderen Stoffen. Vermeide folglich all die toten Nahrungsergänzungsmittel aus den Chemieküchen. In der rohen,

unveränderten Menschennahrung sind alle Stoffe enthalten, die Du benötigst.... – und hier sind sie noch lebendig! Es sind Vitamine und organisch gebundene Mineralien, die noch die Information des Lebens - die Biophotonen - aussenden.

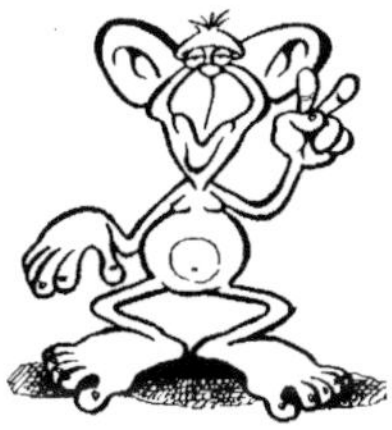

Merke:
Nur die Natur hält Dich gesund.
Die Natur kann nicht im Chemielabor nachgeahmt oder gar verbessert werden.

2.5. Zwiebeln, Pilze, Blüten, Rinden, Algen, Seetang.... – Für jeden Geschmack hat die Natur etwas parat!

Es ist eigentlich logisch, daß die Natur dem Menschen so viel Nahrung bietet. Schließlich hat sich der Mensch ja seit 3,6 Milliarden Jahre an diese Natur angepaßt! Es gibt eigentlich nur wenig in der Natur, das nicht zum Verzehr geeignet ist. Nahezu alle Zwiebeln sind eßbar, sofern Du Appetit auf sie hast. Du kannst auch mal verschiedene Rinden probieren. Manchem schmecken sie recht gut. Auch Pilze kannst Du verzehren. Du kannst Deiner Nahrung mit Blüten noch den letzten optischen Schliff geben, oder einfach den süßen Blütennektar schlürfen. Es lohnt sich mit Sicherheit, Kreativität bei Deiner Nahrungsauswahl walten zu lassen. So findest Du immer wieder neue Gourmet–Häppchen. Mit genügend Kenntnissen, einer gesunden Nahrungsintuition und Berücksichtigung der hier im Buch vorgestellten Beurteilungskriterien unbekannter Wildpflanzen, wirst Du sicher keiner giftigen Pflanze begegnen sondern nur köstliche Naturspezialitäten entdecken. Untenstehende Liste gibt Dir einen Hauch der vielen, vielen Nahrungsmittel wieder, die Dir die Natur zur Verfügung stellt:

Zwiebeln:
Zwiebeln, Lauch, Frühlingszwiebeln, ...

Pilze:
Champignon, Steinpilz, Shitakepilz, ...

Blüten:
Kapuzinerkresse, Artischocke, Blüten aller eßbaren Wildpflanzen, ...

Rinden:
Birkenrinde, ...

Vielleicht willst Du auch einmal ein paar Algen probieren. Sicher standen sie gelegentlich auf dem Speiseplan Deiner Vorfahren. Algen und Seetang ist ja relativ einfach zu bekommen. Sie werden vom Meer seit Urzeiten bergeweise angeschwemmt. Eine genetische Anpassung, auf die es Dir ankommt, hat also zweifelsohne stattgefunden. So hast Du wieder die Qual der Wahl. Guten Appetit:

Algen und Seetang:
Kombu, Meeressalat, Meeresspaghetti, Entengrütze, Meeresbohnen,...

3. Pflanzliches Eiweiß – Baustein für einen gesunden Körper!

Nüsse, Körner, Samen und Keimlinge sind die dritte Nahrungsmittelgruppe, die in die menschliche Ernährung gehört. Immerhin 5% solltest Du aus dieser Nahrungsgruppe beziehen. Diese Nahrungsmittelgruppe ist reich an pflanzlichem Eiweiß. Eiweiß, das Dein Körper für seinen Erhalt und Aufbau dringend benötigt.

3.1. Nüsse - Knabberspaß für Zwischendurch!

Nüsse sind sehr nahrhafte Nahrungsmittel! Sie enthalten viel Eiweiß und Fett. Doch auch der Vitamin- und Mineralstoffgehalt ist noch recht hoch.

Nüsse bieten Dir einen herzhaften Snack für zwischendurch. Damit mal wieder keine Langeweile aufkommt, hat die Natur für den Menschen eine gewisse Auswahl entwickelt:

Nüsse:
Cashewnuß, Coquino, Eßkastanie, Haselnuß, Kokosnuß, Trink-Kokosnuß, Macadamia, Mandel, Marula-Kern, Paranuß, Pecannuß, Pinienkerne, Riesen-Piniennüsse, Pistazie, Walnuß, ...

Bei Nüssen mußt Du vor allem darauf achten, daß sie wirklich roh sind. Cashew-Kerne sind beispielsweise meist geröstet. Ebenso Erdnüsse (sind nebenbei bemerkt keine Nüsse sondern Hülsenfrüchte).

	KJ	Eiweiß	Fett	K	Ca	Mg	Eisen	Vit B2
Haselnuß	2705	13,0	61,0	630	225	150	3,8	0,20
Kokosnuß	1520	3,9	36,5	379	20	39	2,3	0,01
Mandel	2413	19,0	54,0	835	252	170	4,1	0,6
Macadamia	2874	7,5	73,0	265	51	?	0,2	0,12
Paranuß	2818	14	67,0	644	130	160	3,4	0,04
Walnuß	2788	15,0	62,0	570	87	135	2,1	0,1
(Angaben in mg pro 100g verzehrbarer Anteil)								

3.2. Körner und Samen – Nicht nur für Vögel schmackhaft!

Menschennahrung soll nicht Einschränkung sondern Freiheit bedeuten. Die Freiheit, all das zu essen was Dir gerade schmeckt, solange es ein natürliches Nahrungsmittel ist. Die Freiheit, ganz Deinem Appetit zu folgen und nach Herzenslust von dem überreichlich gedeckten Büfett der Natur zu wählen! ...Und auf diesem Büfett findest Du neben all den anderen Köstlichkeiten auch die Samen aller Pflanzen. Deine Auswahl wird folglich erweitert um:

Samengemüse:
Blumenkohl, Broccoli, Erbsen, Mais, Bohnen, Samen vom Spitzwegerich und anderen Wildpflanzen,...

Körner:
Sesam, Gerste, Hirse, Quinoa, Amaranth, Buchweizen, Gerste, Roggen, Reis, Weizen, Hafer, Sonnenblumenkerne, Grassamen, Wildpflanzensamen...

Versteht sich, daß Du auch diese Nahrungsmittel stets in ihrer natürlichen Form zu Dir nimmst. Nur so kommst Du in den Genuß ihrer Lebensenergie und all ihrer anderen wichtigen Vitalstoffe:

	Na	K	Ca	Mg	Eisen	Vit A	Vit B2	Vit C
Samengemüse:								
Blumenkohl	16	328	22	17	0,6	2	0,11	69
Zuckermais	?	300	2	27	0,5	8	0,12	12
Körner:								
Hafer	8	355	79	129	5,8	?	0,17	?
Weizen	8	381	44	128	3,3	3,0	0,11	0
(Angaben pro 100g verzehrbarer Anteil in mg; Vitamin A in yg)								

3.3. Keimlinge – Vitalstoffbomben für Großstadtmenschen!

Samen und Hülsenfrüchte vervielfachen ihren Vitalstoffgehalt durch den Keimvorgang. Der Same ist von der Natur zu einem perfekten Lager an Lebensenergie konzipiert worden. Ein Same kann über Jahre hinweg unverändert bleiben. Ein paar Tropfen Wasser und die Lebensenergie in ihm entfaltet sich. Die eingespeicherte Energie wird frei. Bei diesem Vorgang entstehen eine Vielzahl von Enzymen. Dieser Enzymgehalt des Keimlings wird zu einer späteren Zeit nie mehr erreicht. Verzehrst Du diese lebenstragenden „Energiekraftwerke", helfen Dir die reiche Fülle an Enzymen in den Keimen zur Gesunderhaltung bzw. Regeneration

Deiner Verdauungsorgane. Doch damit nicht genug. Ein Keimling versorgt Dich auch mit allen anderen Stoffen, die Du sonst nur aus den Wildpflanzen beziehen kannst. Der Kasten auf der nächsten Seite gibt Dir darüber Aufschluß.
Keime sind ideal für den Menschen in der Großstadt, in der man keine Wildpflanzen finden kann. Keime sind ein Stück Natur, die Dich selbst in den riesigen Betonburgen moderner Metropolen mit dem Besten aus dieser versorgen können! Auch im Winter, wenn Du kaum mehr Wildpflanzen findest,besinne Dich auf diese Vitalstoffbomben. Neben der Vervielfachung der Lebensenergie und Vitalstoffe im Samen, entsteht durch das Keimen wieder eine neue Geschmacksrichtung für Dich. Wie Du selbst Keime ziehst, liest Du in einem späteren Kapitel (siehe *(IX) 3.1. Anzucht von Keimen:*).

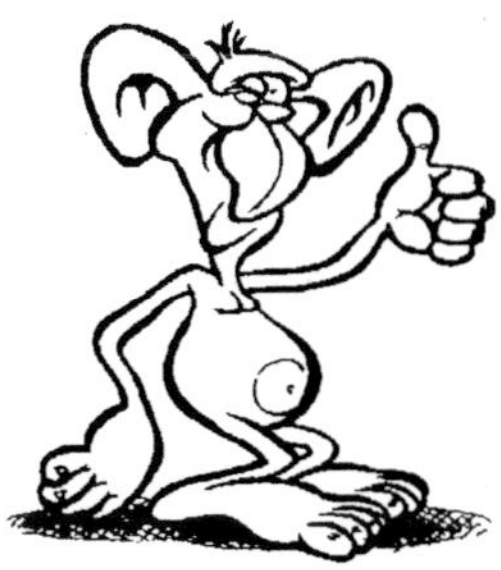

Merke:
Keime stellen einen vorzüglichen Ersatz für Wildpflanzen dar!

Vorzüge der Keime:

Keime sind reich an Enzymen.
➔ Keime wirken sich allgemein positiv auf den menschlichen Stoffwechsel aus.

Keime enthalten alle essentiellen Aminosäuren
➔ Sehr hochwertiger Eiweißlieferant.

Die im Keim enthaltenen Proteine werden in freie Aminosäuren umgewandelt.
➔ Sehr gute Aufnahme und Verwertung des Eiweißes aus den Keimlingen.
➔ Keime bilden keinerlei Harnsäure bei der Verdauung.

Die im Samen enthaltene Stärke wandelt sich in hochwertigen, leicht assimilierbaren Fruchtzucker um.
➔ Optimale Energiezufuhr für den Menschen.

20 bis 600 % Zunahme des Vitamingehalts der Keime im Vergleich zu den Samen.

Besonders reich an Vitamin C, A, E und dem B - Komplex.
➔ Keime sichern so im Winter die ausreichende Vitaminzufuhr.

Keime enthalten das sehr seltene Rutin (Vitamin P) und beugen damit Blutungen ins Gewebe vor.

Der Biochemiker Ernst T. Krebs fand heraus, daß Keime bösartigen Tumoren entgegenwirken.

4. Tierische Nahrung – Menschennahrung oder nicht, das ist hier die Frage!

Menschennahrung kann mit Fug und Recht als eine vegetarische Kost bezeichnet werden. Hierfür gibt es drei Gründe:

1. Genetisch bist Du nicht auf Fleischverzehr ausgelegt.
2. Die Ethik verbietet jeglichen Fleischkonsum.
3. Fleisch steht der spirituellen Weiterentwicklung im Wege.

Punkte 1. und 2. werden in den folgenden Kapiteln näher dargestellt. Ferner findest Du zu den Punkten 2. und 3. eigene Kapitel später im Buch (siehe *(VII) Ethik und Spiritualität der Ernährung*).

4.1. Mikroorganismen – unbemerkte Nahrungsbeigabe!

Ganz ohne tierische Nahrung kann der Mensch allerdings auch nicht leben. Mikroorganismen beispielsweise sind ein wichtiger Bestandteil der Menschennahrung. Deshalb esse alle Pflanzen, die Du direkt aus der Natur bekommen kannst, ungewaschen. Nur so verbleiben die natürlichen Bakterien und Mikroorganismen auf deren Oberfläche. Diese sind Dir wertvolle Vitamin B12- und Eisenspender. Das sind beides wichtige Nahrungsbestandteile, an denen Du doch nicht Mangel leiden willst, oder?

Es gibt hierzu eine interessante Studie über Inder, die bekanntlich aus religiösen Gründen kein Fleisch zu sich nehmen. In ihrem Heimatland erleiden Inder niemals oder nur sehr selten einen Mangel. Doch sobald sie nach Europa übersiedeln, stellt sich ein Vitamin B12 Defizit ein. Dafür gibt es eine einfache Erklärung:

Es ist in Indien nicht üblich, die Nahrung vor dem Verzehr gründlich zu reinigen. Daher werden die Inder durch die auf der Nahrung enthaltenen Bakterien mit dem wichtigen Vitamin versorgt. Doch nachdem sie nach Europa ausgewandert sind, passen sie sich sehr bald der hier verbreiteten Sitte an, nur gründlich gereinigte Nahrung zu essen. Dabei werden alle auf der Speise enthaltenen Mikroorganismen entfernt. Deshalb stellt sich bald ein Vitamin B12 Mangel ein.

Vitamin B12 ist also keineswegs ein Vitamin, das nur in Fleisch zu finden wäre. In der Natur wird es nur von Mikroorganismen hergestellt. Woher auch sonst bekämen es die Tiere, in deren Fleisch es vorkommt. Beziehe Dein Vitamin B12 genauso wie diese direkt von den Mikroorganismen auf der Pflanze. Du mußt nicht erst das Fleisch der Tiere verzehren um es zu bekommen. Exzessiver Fleischverzehr ist für den Menschen nicht natürlich (siehe *(III) 4.4. Fleisch - ein Stück Lebenskraft?*)! Hingegen ist es natürlich, Deine Nahrung ungewaschen zu Dir zu nehmen.

Lerne von den Indern und von der Natur: Es ist enorm wichtig, ausreichend viele ungewaschene Wildkräuter in Deine Ernährung aufzunehmen! Deine nächsten Verwandten, die Bonobos, waschen ihre Nahrung schließlich auch nicht! Die Mikroorganismen dürfen auch in Deiner Ernährung auf keinen Fall fehlen. Mikroorganismen waren in den Millionen Jahren Deiner Entwicklung stets auf Deiner Nahrung vorhanden. Entferne sie nicht durch unnötiges Waschen. Du bist an sie genetisch angepaßt. Sie können Dich nicht krank machen... nur gesund erhalten!

Der britische Immunologe Graham Rook hat an der University College London noch einen weiteren Grund gefunden, warum Mikroorganismen für Deine Gesundheit wichtig sind: Er stellte fest, daß der abnehmende Kontakt des Menschen mit Mikroorganismen für den Anstieg von Heuschnupfen und Asthma – Erkrankungen verantwortlich ist. Dein Körper verfügt über zwei Arten von Zellen zur Abwehr körperfremder Substanzen: Die Immunzellen Th1 und Th2. Die Th1-Zellen arbeiten dabei still und leise. Die Arbeit der Th2-Zellen ist mit deutlichen Symptomen verbunden. Die Bekämpfung von körperfremden Substanzen mit Th2-Zellen ist gewissermaßen eine Überreaktion Deines Körpers. Sie ist die Ursache für die brennenden Augen beim Heuschnupfen. Wenn Du im Laufe Deines Lebens jedoch zahlreichen Infektionen ausgesetzt warst, dann bildet Dein Immunsystem die chemische Substanz Interleukin–12. Diese bewirkt eine vermehrte Produktion von Th1-Zellen im Fall eines Kontaktes mit Antigenen (=Krankheitskeim). Die unangenehme Reaktion mit Th2-Zellen kann unterbleiben. Auf diese Weise wird Dein Immunsystem durch häufigen Kontakt mit körperfremden Substanzen gewissermaßen trainiert. Du solltest Dich also nicht vor Dreck fürchten.

Je mehr Bakterien und Erde Du mit Deiner Nahrung zu Dir nimmst, desto besser wird Dein Immunsystem in Form gehalten. Es arbeitet nun zuverlässig und überreagiert nicht bei dem kleinsten Eindringling, wie z.B. Blütenpollen. Eine Allergie kann vermieden werden. Auch ist Dein Immunsystem so imstande, leichter mit größeren Bedrohungen fertig zu werden, d.h. ernst zunehmende Krankheitskeime werden von ihm leichter bezwungen.
Du siehst: In der Natur ist alles bestens für Dich eingerichtet. Nichts ist sinnlos. Selbst die kleinen Mikroorganismen auf Deiner Nahrung erfüllen wichtige Aufgaben. Vertraue auf die Natur und Du wirst immer gut beraten sein.

Merke:
Die Natur sorgt für alles.
Nichts in der Natur ist unnötig, zufällig oder könnte gar verbessert werden!

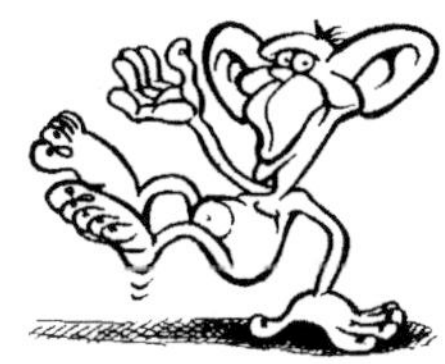

Mikroorgasnismen sind die einzige tierische Nahrung, auf die Du essentiell angewiesen bist.

4.2. Insekten –Leckerbissen oder Ekelpakete?

Es gibt viele tierische Nahrungsmittel. Insekten beispielsweise werden hier oft vergessen. Sie werden von Deinen nächsten Verwandten regelmäßig, allerdings nur in äußerst kleinen Mengen, verzehrt. Es ist anzunehmen, daß Insekten für diese nur eine Spielerei sind und damit für deren Verzehr keine biologische Notwendigkeit besteht. Ebensowenig nötig sind Insekten demnach für Dich. Jedoch, wenn Du willst, kannst Du hin und wieder mal eines (natürlich roh) (das soll ja manchen Leuten schmecken) verspeisen. In Zeiten in denen sich immer mehr Menschen mit den ausgefallensten Ernährungsgewohnheiten als „Gourmet“ bezeichnen, wird das richtiggehend gesellschaftsfähig.

Rein vom gesundheitlichen Standpunkt kann Dir also ein gelegentlicher Insektenverzehr nicht schaden. Um gewisse minimale Anteile in Deiner Ernährung wirst Du auch gar nicht herumkommen. Oft genug bleibt eine Blattlaus auf dem Salat übersehen, oder ein Wurm im Apfel wird nicht entdeckt. Auch eine Ameise kann sich mal in Deinen Obstteller schleichen.

Aber wie sieht es vom ethischen Standpunkt aus? Es gibt einen Orden buddhistischer Mönche, die sich das Ziel setzen, kein Lebewesen zu töten. Doch ihr Leben besteht darin, sich ständig in hermetisch abgeschotteten Klosterräumen aufzuhalten. Um auch ja kein sich einschleichendes Insekt versehentlich zu ertreten, wischen sie mit einem Wedel ihren Weg frei. Atemmasken verhindern ein unbeabsichtigtes Einatmen.... Das kann doch nun wirklich nicht das Verhalten sein, das von einem Menschen zu erwarten ist. Der Eifer dieser Mönche ist sicherlich bewundernswert, wenn auch etwas übertrieben.

Es liegt im Wesen des Lebens, daß Dein Dasein das Dasein anderer Wesen beendet. Ihre Lebensenergie wird zu Deiner Lebensenergie. Das beginnt mit der Nahrung die Du ißt, ob pflanzlich oder tierisch. Es ist letztendlich Leben, das Du dadurch zerstörst. Auch Deine bloße Anwesenheit bedeutet den Tod für viele Insekten. Eines zertrittst Du, ein anderes atmest Du ein. Hast Du auch schon die Fliege bemerkt, die an der Fensterscheibe Deiner Wohnung ihr Leben ließ, beim verzweifelten Versuch in die Freiheit zurückzufinden? Ja selbst Deine Gesundheit an sich ist nur sichergestellt dadurch, daß Dein Körper sich gegen allerlei potentiell für ihn schädliche Eindringlinge zur Wehr setzt. Würde Dein Immunsystem diese wichtige Aufgabe nicht erfüllen, Dein Körper würde von Parasiten, Viren und Bakterien aufgefressen. Du siehst, solange Du auf dieser materiellen Ebene lebst, kommst Du nicht umhin anderes Leben zu zerstören. Leben von Pflanzen, Viren, Bakterien, Parasiten, Insekten und anderen Kleintieren. Das ist unumgänglich und natürlich! Die meisten Menschen zögern nicht eine Sekunde, eine Fliege die sie nervt zu erschlagen. Ob Du es aber ethisch vertreten kannst ein Insekt zu Nahrungszwecken zu töten, das liegt ganz bei Dir.

Hier ist wahrscheinlich auch eher die Frage entscheidend, ob Du sie eklig findest oder nicht. Gut, vielleicht hast Du bis vor Kurzem noch als Fleischfresser gelebt. Es ist ja auch nicht viel appetitanregender,

Leichenteile von Kühen, Schweinen, oder Hühnern auf Deinem Teller zu haben. Der einzige Unterschied besteht darin, daß die schon vorher tot sind. Aber ist das nicht eine etwas unfaire Einstellung nach dem Motto: „Ich könnte keinem Tier etwas zu leide tun, deswegen lasse ich sie von anderen töten?“

Ich jedenfalls bringe es auch nicht übers Herz ein Insekt zu töten. Deshalb sind sie auf meinem Speisezettel wohl eher zufällig zu finden. Vielleicht ist es ja auch ein Ausdruck unseres tiefsten innersten Empfindens, diese Art der Nahrung abzulehnen. Weil sie keine Menschennahrung ist und nie war?

Vielleicht liegt diese Abneigung auch an unserer naturfernen Erziehung? Vielleicht hat uns das Leben weit ab von der Natur unfähig gemacht, ganz natürliche Dinge als solche wahrzunehmen?

Die Bonobos (Deine nächsten Verwandten) schwören jedenfalls auf den Geschmack der Insekten. Besonders Termiten scheinen es ihnen angetan zu haben. Sie angeln die weißlichen, ameisenähnlichen Krabbeltiere mit langen Ruten aus ihren Bauten und schlürfen sie dann genüßlich.

Auch viele Naturvölker stehen diesem Thema weit weniger verkrampft gegenüber als der Kulturmensch. In einem Forschungsbericht über einen noch kaum bekannten Indianerstamm fand ich unter dessen Ernährungsgewohnheiten eine Vorliebe für Maden, die sie aus allerlei Nüssen, Holzstämmen und Früchten herauspuhlten. Die Fotos dieser Tierchen erregten bei mir weniger Appetit. Doch andere Länder andere Sitten. Vielleicht ekelt sich dieser Indianerstamm davor, so widernatürlich zu leben wie wir und dabei die globale Harmonie zu stören. Die Affen scheinen gelegentlichen Maden auch nicht abgeneigt zu sein.

Handeln die Indianer, oder die Affen ethisch verwerflich? Ich denke, sie leben in Harmonie mit der Natur und sind damit weit ethischer als der Großstadtmensch!

Vielleicht ist die Idee, den Feinschmeckern Insekten als Delikatesse anzubieten, ein Schritt weiter in Richtung Harmonie mit der Natur? Sicherlich ist es besser, ein Insekt das natürlich aufwuchs zu verzehren, als eine Kuh, die ein gequältes, widernatürliches Leben in Gefangenschaft hinter sich hatte.

Du kannst es also den großen Gourmets gleichtun und die verschiedenen ungewöhnlichen Leckerbissen probieren. Feinschmecker loben beispielsweise den angenehmen nussigen Geschmack der Heuschrecke. Ameisen entzücken mit noch einer Note Zitronengeschmack. Auch Termiten sollen recht passabel munden. Ich habe auch schon Menschen getroffen, die mir den Geschmack mancher Spinnen, Fliegen und Falter als köstlich beschrieben. Wie dem auch sei, für mich waren diese Gleidertiere nie besonders anziehend. Doch wer's mag! Menschennahrung bedeutet Freiheit all das zu probieren, was Dir appetitanregend vorkommt. Vielleicht ja eines dieser Insekten?

Insekten:
Heuschrecken, Grashüpfer, Ameisen, Termiten, Spinnen, Fliegen, Falter, Insektenlarven, Maden, Würmer...

Aber bedenke: Nicht übertreiben. Auch die Affen essen nur sehr wenige Insekten. Für Deine Gesundheit sind Insekten sicher nicht nötig. Du wirst sowieso die eine oder andere Blattlaus auf Deiner Nahrung übersehen und auf diese Weise eine gewisse Anzahl von Insekten zu Dir nehmen. Auch mit den unvermeidlichen Mikroorganismen nimmst Du schon genügend Tierisches zu Dir.

4.3. Eier – bestes Eiweiß... Für Ratten oder Menschen?

Wenn auch viele bei dem Gedanken ein Insekt zu verzehren ethische Bedenken anmelden würden, so ist es doch für die meisten völlig normal Eier zu essen. Eigentlich müßten doch hier die Bedenken kommen. Wie ging es denn den Hühnern, die die Eier legten? Es ist sicher nicht natürlich, Tiere in Käfigen zu halten, die kleiner sind als eine DIN A4 Seite und sie als Legemaschinen zu mißbrauchen. Dort vegetieren sie, der Natur entfremdet, bis sie beginnen weniger zu legen, woraufhin sie umgebracht und wie Müll entsorgt werden. Dieses Verhalten ist menschenunwürdig! Wo hast Du hier Dein feines Gespür gelassen? Fühlst Du das Leid dieser Tiere nicht?

Klar, daß Eier aus solch einer Herstellung keine Menschennahrung sein können. Die durch Hormone künstlich gesteigerte Legetätigkeit der Hühner macht das Ei zu einem naturfernen Industrieprodukt. Gekocht oder irgendwie zubereitet sind Eier obendrein zu neuartige Nahrungsmittel, als daß eine Anpassung stattgefunden haben könnte. Soviel ist Dir bis hier sicher schon klar geworden. Doch wie sieht es mit rohen Eiern natürlich lebender Tieren aus?
Es ist nicht auszuschließen, daß auch Deine Vorfahren gelegentlich solche rohen Eier verspeisten. Die Affen allerdings werden nur sehr selten beim Eierverzehr beobachtet. Mir ist nur eine einzige Quelle bekannt, die über ein derartiges Verhalten berichtet. -...Und das obwohl Deine nächsten Verwandten Eier eigentlich relativ häufig finden. Auch natürliche Eier solltest Du deshalb nur in sehr eingeschränktem Maße verzehren. Trotzdem stehen potentiell alle erdenklichen Eier zu Deinem Verzehr bereit. Neben den Dir bekannten Vogeleiern sind in manchen Ländern auch die Eier von Reptilien als Delikatesse bekannt.
Menschennahrung bedeutet das Ende aller Einschränkungen in der Ernährung und die Erfüllung aller kulinarischen Genüsse. Deshalb wähle frei, sofern Du willst:

Eier:
Hühner, Gänse, Enten, Wachtel, Eidechsen, ...

Für Deine Gesundheit sind sie sicher nicht nötig! Ja, sogar schädlich, sobald Du den schmalen Grat des Natürlichen verläßt, also zuviel Eier verzehrst, sie mit anderer Nahrung vermischst oder sie gar durch Kochen in pures Gift verwandelst.
Manchmal hört man, Eier enthielten das beste Eiweiß. Dieses Gerücht stammt aus den 40er Jahren. Damals entdeckten Ernährungswissenschaftler die optimale Aminosäurezusammensetzung, die bei Ratten ein beschleunigtes Wachstum bewirkten. Genau diese Aminosäurezusammensetzung findet man in Eiern. Die Schlußfolgerung war damals, daß diese Zusammensetzung, also Ei- Eiweiß, auch für den Menschen optimal wäre. Doch Menschen sind eben keine Ratten! Deshalb ist die für Ratten ideale Aminosäurezusammensetzung für den Menschen noch lange nicht optimal! Der Mensch benötigt die

Aminosäuren in roher, unbehandelter Menschennahrung! Die Menschennahrung enthält aber, wenn überhaupt, nur sehr wenig Eier.

4.4. Fleisch – ein Stück Lebenskraft?

Fleisch, gekocht oder gegrillt, häufig und vielerorts gern gegessen, ist entwicklungsgeschichtlich ein so neuartiges Nahrungsmittel, daß sicher noch keine Anpassung stattgefunden hat. Der Mensch begann ja erst vor ca. zehntausend Jahren mit dem Kochen.
Doch wie sieht es mit rohem Fleisch aus?
Auch rohes Fleisch findest Du kaum in der gesunden Menschennahrung. Es kam in der Ernährung Deiner Vorfahren, wenn überhaupt, nur äußerst selten vor. Einem Menschen fehlen die Fähigkeiten, ein Tier ohne Verwendung von Werkzeugen zu erlegen. Er ist viel zu langsam zum Jagen.

„Hey, bleib doch mal stehen, ich will Fleisch..... - ich will Dich essen!"

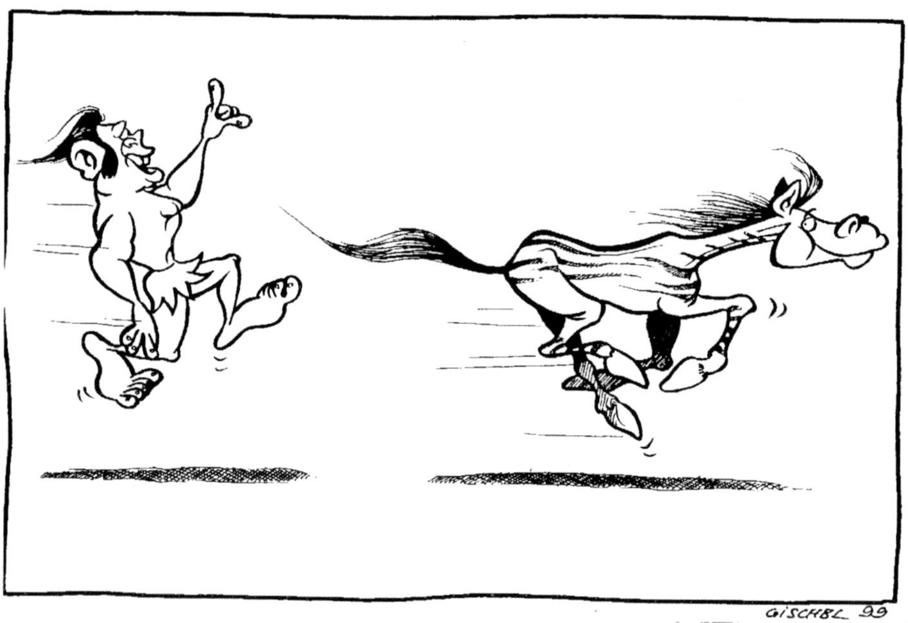

Schon getötete und frisch erlegte Tiere konnte er nicht allzu leicht bekommen, da er sich sonst mit deren Jägern, z.B. einem Löwen auseinandersetzen mußte. Mit einem Löwen um Nahrung zu kämpfen, war bestimmt nicht die Lieblingstätigkeit Deiner Vorfahren. Selbst wenn nun ein Mensch an ein totes Tier gelangen konnte, so war der Verzehr doch noch nahezu unmöglich. Dem Menschen fehlen die Reißzähne, um die Haut des Tieres zu durchtrennen und das Fleisch überhaupt zu Gesicht zu bekommen.

„- Räusper- .... Dürfte ich auch was abhaben?"

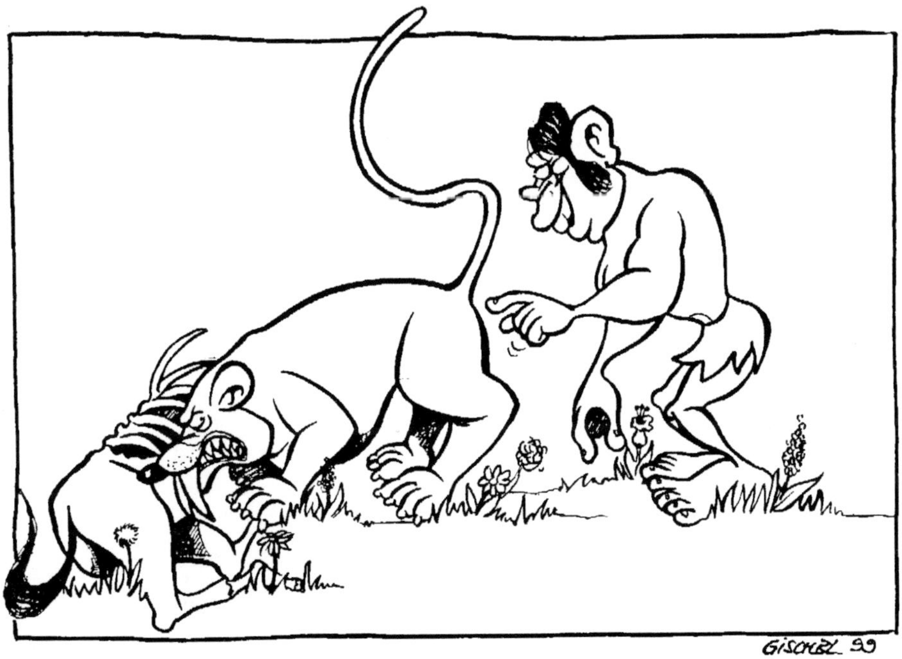

Einzig von den Fleischstücken, die vom Mahl der Raubtiere übrigblieben, könnten Deine Vorfahren gegessen haben. Doch solches Fleisch, das schon etliche Stunden in der tropischen Hitze lag, bis sich die Raubtiere, die es erbeuteten, daran gesättigt hatten, ist schon längst im Prozeß der Zersetzung begriffen. Vor faulem und altem Fleisch schützt einen Menschen die Intuition! Du kennst sicher den abstoßenden Geruch von altem sich zersetzendem Fleisch. Etwas so abscheulich riechendes kann keine Menschennahrung sein! (siehe *(V) Die Nahrungsintuition - Schlüssel zum Genuß*)

„...Na toll. Das habt ihr mir also übriggelassen.... Verzichte dankend und bleibe doch lieber Vegetarier"

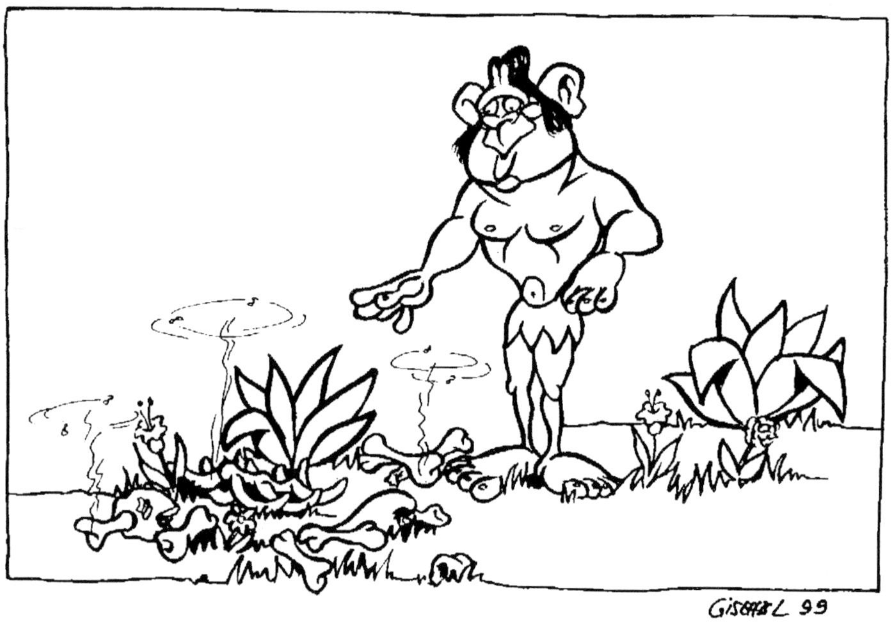

Allerdings kann ich Fleisch aus der Menschennahrung nicht ganz ausschließen. Vielleicht waren ja Deine Vorfahren doch unter anderem auch Aasfresser, wie es manche Forscher glauben. Möglicherweise jagten Deine Vorfahren auch kleinere Tiere und kamen so gelegentlich an Fleisch. Dies ist zumindest nicht ganz von der Hand zu weisen.
Sicher hast Du schon gehört, daß auch Affen mitunter Fleisch essen. Deine nächsten Verwandten, die Affen, sind schon etwas flinker als der Mensch. So ist es ihnen leichter möglich, Tiere zu erbeuten. Solch ein Jagdverhalten wurde schon mehrfach u.a. auch bei Schimpansen beobachtet. Doch dient es vielmehr dem Zeitvertreib der Tiere als es zur

Ernährung wichtig wäre. Das ist dadurch belegbar, daß Schimpansen nur sehr selten jagen. Das erbeutete Tier wird dann zwar verzehrt, jedoch nur von den Affen, die unmittelbar an der Jagd teilnahmen. Weibliche und junge Affen, die sich von diesem „Sport" meist fernhalten, bekommen keine Beute. Daher kann mit Sicherheit gesagt werden: Deine nächsten Verwandten benötigen kein Fleisch zum Leben. Auch in Deiner Ernährung ist es nicht nötig. Deine Nahrungsintuition wird Dir auch sehr bald zeigen, daß es keinen Platz in Deiner Ernährung findet. Oder zieht Dich rohes Fleisch an? Falls ja, wähle:

Fleisch:
Kleingetier (Eidechsen, Schlangen, Frösche,....), Aas,.... .....Na denn, wem´s schmeckt....

Klar, das ist eklig, drum sage ich Dir ja: „Mich wundert es, wenn Dir das schmeckt!" Aber nur das ist natürliche Fleischkost. Das Schnitzel vom hormonbehandelten, überzüchteten Mastvieh gehört ganz sicher nicht in die natürliche Menschennahrung!

Ethisch freilich kannst Du Fleischkonsum heute wohl kaum vertreten. Denn mit dem Schnitzel, das auf Deinem Teller liegt, ist weit mehr verbunden als der Tod eines Tieres.

Zuerst wurde das Tier völlig widernatürlich in Gefangenschaft gehalten. Ein lebenslanges Leiden also, das durch einen jeder Beschreibung spottenden qualvollen Transport zum Schlachthof gekrönt wird. Oft werden Tiere aus finanziellen Gründen in anderen Ländern gezüchtet als sie später geschlachtet werden. Der Verkauf des Fleisches erfolgt dann wieder in einem anderen Land. Mit dieser Politik sind immense Transportwege verbunden. Die Tiere leiden oft tagelang in heißen LKW's ohne Wasser und Nahrung, so eng aufeinandergepfercht, daß ihnen kaum genug Raum zum Atmen bleibt. Hier verletzen sich die in Panik geratenen Tiere gegenseitig. Nach vielen hundert Kilometern Fahrt kommen schließlich die nahezu zu Tode gequälten Tiere an ihrem Hinrichtungsplatz an. Dort wird es nicht angenehmer für die armen gequälten Kreaturen. Ihr Tod ist oft ebenso mit Leiden verbunden wie ihr

armseliges Dasein zuvor. Ein Leben und Leiden, nur darauf ausgerichtet dem Menschen als Gaumengenuß zu dienen!
Doch durch das Schnitzel auf Deinem Teller mußten nicht nur Tiere leiden, sondern auch Menschen! Bedenke, wir leben in einer Welt in der ein Großteil der Menschheit hungert. Während 270g Pflanzen auf einem Quadratmeter wachsen, können sich nur 6g Pflanzenfresser auf einem Quadratmeter ernähren und nur 0,4g Fleischfresser. Stellst Du Dich also auf die Stufe eines Pflanzenfressers benötigst Du 10 000 Quadratmeter zum Leben. Auf der Stufe der Fleischfresser sind es 200 000 Quadratmeter. Klar, daß hier die Nahrung auf der Erde knapp wird. Forscher haben errechnet, daß es mit vegetarischer Ernährung keinen Hunger auf der Welt geben müßte. Deshalb überlege Dir, ob Du nicht aufgrund einer ethisschen Entscheidnung Fleisch ganz aus Deiner Ernährung verbannst? (siehe *(VII) Ethik und Spiritualität der Ernährung*)
Auch die Natur leidet unter Deinem Fleischkonsum. Für Rinderweiden werden riesige Areale tropischen Regenwaldes abgeholzt. Das Land ist schon nach wenigen Jahren nur noch öde Wüste, unfruchtbar und lebensfeindlich. Auf diese Weise müssen immer neue Regenwälder sterben. Doch der Mensch fällt sich beharrlich seinen Weg frei zur Klimakatastrophe!
Du siehst, das menschliche Verhalten ist völlig naturfern. Es stört die Harmonie des Planeten und ist nicht zu vergleichen mit einem Löwen, der ein Zebra erlegt. Auch die Indianer, die sich nach Erbeutung eines Tieres vor dessen Lebensenergie verneigen, haben mehr verstanden als wir Industriebürger: „Die Erde ist ein großer Organismus. Nur wenn sie im ganzen gesund ist und ihr Gleichgewicht gewahrt bleibt, kann der Mensch auf ihr leben.“. Jedes andere Lebewesen befolgt diese Weisheit. Wir Menschen jedoch zerstören nachhaltig den Planeten auf dem wir leben für Fleisch, das wir gar nicht für unsere Ernährung benötigen. Du siehst, das Töten an sich ist noch nicht das ganze Problem. Auch der Löwe tötet ein Zebra, doch ist es hier natürlich und in Harmonie mit der Schöpfung. Wenn Du nun unbedingt Fleisch essen willst, dann doch bitte auch in Harmonie mit der Natur: Fange Dir selbst ein paar Eidechsen und Frösche, oder vielleicht ist Dir etwas Aas lieber? Ich habe heute einen überfahrenen Igel gesehen....Mir jedenfalls ist die vegetarische Kost hier schon wesentlich lieber. So abstoßende Nahrung kann keine

Menschennahrung sein! Dir wird ohnehin bei dem reichlichen Angebot an Früchten, Gemüsen und Nüssen selten der Sinn nach Fleisch stehen. Selbst wenn Du ein exzessiver Fleischesser in der Vergangenheit warst, wird beim Praktizieren der Menschennahrung Dein Verlangen danach bald erloschen sein. Deine Intuition beginnt wieder zu arbeiten und zeigt Dir, daß das rohe Fleisch, das Du eine Zeitlang noch gerne in Maßen verzehren kannst, eigentlich nichts für Dich ist!
Trotzdem ist es allemal besser, hin und wieder mal einen rohen Fisch zu essen, als immer wieder zu gekochter Nahrung zurückzukehren. Das ist nämlich das große Problem, dem jene gegenüberstehen, die ihre Nahrung an der Natur orientieren wollen. Die erste Zeit geht alles so leicht, doch dann irgendwann meldet sich ihr Appetit nach dem was sie früher fast täglich verzehrten: „Fleisch". Würden sie nun etwas davon in roher Form zu sich nehmen, wäre alles wieder wunderbar. Doch da viele glauben, rohes Fleisch dürfte auf keinen Fall in einer gesunden Ernährung auftauchen, versuchen sie eine Weile diesen Gelüsten zu widerstehen, um dann letztendlich doch umzufallen. Sie rennen ins Steakhaus und verzehren große Mengen minderwertigen gebratenen Fleisches. Danach zweifeln sie an der ganzen Theorie der gesunden Ernährung und kehren wieder zu ihrer alten Schlechtkost mit großem Anteil gebratenem Fleisch oder Fisch zurück. Dabei wäre es so einfach. Du hast die Freiheit, Dir alle Gelüste zu erfüllen. So kannst Du mühelos mit natürlichen Nahrungsmitteln Deine alte schlechte Ernährungsweise ersetzen. Du wirst merken: Nach einer Weile hast Du schon viel seltener Appetit auf Fleisch. Bei rohen Produkten funktioniert Deine Intuition. Sie zeigt Dir auf: „Fleisch ist nicht Menschennahrung". Habe etwas Geduld, schließlich hast Du bis vor kurzem gebratenes Fleisch fast täglich gegessen. Die widernatürliche Zubereitung leitet Deine Intuition in die falsche Bahn. Nun ist es angesagt, langsam zur Natur zurückzukehren!

4.4.1. Die Mär vom Eiweiß

Vielleicht wirst Du Dich nun fragen, woher man denn sein Eiweiß bekommt, wenn man kein Fleisch konsumiert.

Eiweiß - der Stoff aus dem die menschliche Muskulatur besteht, das der Körper zur Regeneration nach Anstrengungen benötigt und zum Teil auch zur Energiegewinnung heranzieht. Heute wird in der Wissenschaft ein Eiweißanteil in der Nahrung von 3 bis 10% der Gesamt-Kalorienmenge propagiert. Bei solchen Zahlen ist nicht zu verstehen, woher die Befürchtungen kommen, denn man muß sich schon sehr anstrengen, um bei einer abwechslungsreichen Ernährung mit roher, unbehandelter Menschennahrung diese Werte zu unterbieten. Enthalten doch sämtliche Wildpflanzen und gekeimte Hülsenfrüchte zwischen 30 und 70% Eiweiß, Obst liegt im Bereich von 1% (Apfel) bis 16% (Zitrone). Umseitige Tabelle zeigt Dir noch ein paar weitere Eiweißanteile in roher, unbehandelter Menschennahrung.

Die in dieser Tabelle angegebenen Werte beziehen sich auf *den Anteil der Kalorien in Form von Eiweiß* an den Gesamtkalorien.

Dies ist insofern sinnvoll, da ja der vom Menschen benötigte Eiweißanteil auch 3 bis 15% der Gesamtkalorien beträgt. Nicht etwa 3 - 15% der Gesamt-Nahrungsmenge! Das ist ein erheblicher Unterschied. Denn Nahrung enthält ja nicht nur Kalorien, sondern auch sonst Wichtiges, wie Vitamine, Enzyme, Wasser, Mineral- und Ballaststoffe. Diese können nicht zur Energiegewinnung herangezogen werden, sind aber für Dich ebenso unentbehrlich. Auf die zu verzehrende Eiweißmenge haben sie allerdings keinen Einfluß. Jene wird lediglich von der nötigen Kalorienmenge bestimmt.

Der Hunger, als eine Äußerungsform Deiner Nahrungsintuition, wird Dir, naturgemäße Nahrung vorausgesetzt, zuverlässig mitteilen, wann dieser Gesamtkalorienbedarf gedeckt ist (siehe *(V) Die Nahrungsintuition - Schlüssel zum Genuß*). Wenn nun die mit der Nahrung aufgenommenen Kalorien einen angemessenen Eiweißgehalt aufweisen, ist weder Mangel noch Überschuß dieses wichtigen Stoffes zu befürchten.

Die natürliche Nahrung des Menschen, an die er sich ja seit Jahrmillionen angepaßt hat, beinhaltet selbstverständlich genau den richtigen Anteil an Eiweiß. Es ist folglich völlig überflüssig sich Sorgen zu machen. Wenn Du Dich von roher, unbehandelter Menschennahrung ernährst, wird Dein Eiweißbedarf stets in vollkommener Weise gedeckt sein!

Eiweißanteile in roher Menschennahrung:			
Keime:		**Süße und saure Früchte:**	
Mungbohnensprossen	43%	Zitrone	16%
Weizenkeime	31%	Honigmelone	15%
Blatt-, Wurzel-, und Zwiebel-Gemüse:		Erdbeere	9%
Spinat	49%	Orange	8%
Kresse	46%	Kirsche	8%
Broccoli	45%	Aprikose	8%
Rosenkohl	44%	Weintraube	8%
Pilze	38%	Wassermelone	8%
Kopfsalat	34%	Papaya	6%
Weißkohl	22%	Pfirsich	6%
Sellerie	21%	Birne	5%
Zwiebeln	16%	Banane	5%
Nicht süße Früchte:		Grapefruit	5%
Paprika	22%	Ananas	3%
Gurken	24%	Apfel	1%
Zucchini	28%	**Nüsse, Körner und Samen:**	
Tomaten	18%	Sonnenblumenkern	17%
Kürbis	12%	Kürbiskern	21%
		Erdnuß	18%
		Walnuß	13%
		Sesam	13%
		Mandel	12%
		Caschew	12%

4.4.2. Tierisches Eiweiß - höherwertiger als pflanzliches?

Ganz Ungläubige erwidern vielleicht, das pflanzliche Eiweiß sei minderwertiger als das tierische. Diese These spukt in den Köpfen der Menschen tatsächlich immer noch herum, obwohl sie auf einer Studie beruht, die im Jahre 1914 an Ratten vorgenommen wurde. Damals stellte

man fest, daß die Ratten mit tierischem Eiweiß schneller wuchsen als die Vergleichsgruppe. Dieses Ergebnis wurde als der Beweis angesehen, daß tierisches Eiweiß höherwertiger ist als pflanzliches. Vielleicht nicht zuletzt wegen der Werbewirksamkeit für die Fleisch- und Milchindustrie wurde diese These in Windeseile in der Bevölkerung verbreitet. Doch daß die mit tierischem Eiweiß gefütterten Versuchstiere auch schneller starben, und es sehr problematisch ist, Menschen mit Ratten zu vergleichen, interessierte unsere Ernährungswissenschaftler damals wenig.
Es besteht also kein Grund sich Sorgen zu machen. Nicht pflanzliches Eiweiß in roher Nahrung ist minderwertig, sondern das durch Kochen verklumpte tierische Eiweiß!

4.4.3. Eiweißüberschuß - häufiger als Eiweißmangel!

Es gibt eigentlich nur zwei Möglichkeiten einen echten Eiweißmangel zu erleiden:
Du ernährst Dich fast ausschließlich von extrem verarbeiteten Produkten, z.B. Süßigkeiten und Industriezucker. In diesem Fall leidest Du jedoch nicht nur unter einem Eiweißmangel, sondern auch noch Mangel an allen anderen essentiellen Stoffen: Vitamine, Mineralien, Balaststoffe und Enzyme fehlen in solch einer Ernährung!
Du ernährst Dich ganz allgemein unzureichend, d.h. Du ißt zwar die richtige Nahrung, doch einfach viel zu wenig davon. Die Nahrung kann so weder Deinen Energiebedarf, noch Deinen Eiweißbedarf, noch sonstigen Bedarf decken. Die so entstehenden Eiweißmangelerscheinungen tragen den Namen: „Kwashiorkor" - Krankheit. Ein tödlicher Mangelzustand! Doch es handelt sich einfach um Tod durch Verhungern. Daher kommt diese Mangelkrankheit auch nur in Hungersnot-Gebieten vor. Für Dich ist Eiweißmangel folglich kein Problem.
Das Problem bei der heute üblichen Schlechternährung ist auch weniger ein Eiweißmangel als vielmehr ein Eiweißüberschuß. Dieser Sachverhalt ist immer noch viel zu wenig bekannt: Der Normal- bis Schlechtköstler verzehrt viel zu viel meist durch Erhitzen verklumptes und so

minderwertiges Eiweiß. In der Tat belegt eine Studie, daß gekochtes Eiweiß nur noch die Hälfte der biologischen Wertigkeit im Vergleich zur rohen Naturform besitzt!
Zu viel minderwertiges Eiweiß aber, das weiß man heute, hebt den Harnsäurewert im Blut, was zu allerlei Leiden führt. Diese Harnsäure ist ein Abbauprodukt des Eiweißes. Sie kann nicht weiter zerlegt werden, da dem Menschen hierfür das Enzym „Urikase“ fehlt. Über dieses Enzym verfügen nur fleischfressende Tiere, denn die sind ja genetisch an den Fleischkonsum und die damit verbundenen enormen Eiweißmengen angepaßt.
Wird Eiweiß gekocht entstehen „Mucopolysaccharide“. Diese bilden sich auch bei übermäßigem Konsum von Protein in Deinem Körper. Die „Mucopolysaccharide“ lagern sich auf den Basalmembranen der Kapillaren ab. Sie überziehen diese so nach und nach mit einem dünnen Film, der stetig an Dicke zunimmt. Damit wird die Sauerstoffabgabe vom Blut in die Zellen immer schwieriger. Der Körper reagiert mit höherem Blutdruck, um wenigstens noch eine gewisse Sauerstoffversorgung der Zellen zu gewährleisten. Nun muß das Herz mehr Arbeit verrichten. Seine Korronargefäße aber sind ebenfalls mit diesem Film überzogen. So kann auch das Herz selbst nur noch schlecht mit Sauerstoff versorgt werden. Die Folgen sind Herzinfarkte!
Werden aber die Kapillaren im Gehirn mit diesen Mucopolysacchariden verstopft, erfolgt ein Schlaganfall.
Auch Alzheimer ist eine Krankheit, die durch zu hohen Eiweißkonsum hervorgerufen wird, denn sie entsteht, das ist heute gesichert, durch die Einlagerung von Beta-Amyloiden im Gehirn. Beta-Amyloide sind aber ebenfalls Zwischenprodukte des Eiweißstoffwechsels. Diese entstehen bei übermäßigem Fleischkonsum. Tierisches Eiweiß wird in einer Menge verzehrt, die nicht mehr vom Körper ausgeschieden werden kann (siehe *(II) 10. Die Dosis macht das Gift!*).

4.5. Fisch und Meeresfrüchte – gesunde Köstlichkeiten?

Während Fleisch ja inzwischen schon als krankmachend verrufen ist, erfreut sich Fisch noch großer Beliebtheit unter Gesundheitsbewußten.

Doch wie so oft ist nicht alles gesund was so scheinen mag. Mit Fisch verhält es sich ähnlich wie mit Fleisch: Gekocht, gegrillt oder gegart gibt es ihn erst seit zehntausend Jahren. - Keine Chance für eine genetische Anpassung! Mit frischem rohem Fisch kam der Mensch während seiner Entwicklung ebenso selten in Kontakt wie mit Fleisch.

Vom Meer angeschwemmte tote Fische verströmen einen für Menschen so unangenehmen Geruch, daß dieser einen Verzehr unmöglich macht. Mit gutem Grund. In Fisch bilden sich ebenso wie in Fleisch schon kurz nach der Schlachtung oder dem Tod des Tieres Fäulnisbakterien, die der Gesundheit des Menschen sehr abträglich sein können. An frisch getöteten Fisch konnte der Mensch aber ebenso schwer gelangen wie an frisch geschlachtetes Fleisch.

Der Mensch im Paläolithikum kannte weder Angel noch Netz. Es ist zwar nicht unmöglich mit den Händen einen Fisch zu fangen, das bewiesen mir etliche Bergbewohner in ihren klaren Gebirgsbächen. Doch sicher gehörte Fisch nicht zur täglichen Nahrung Deiner Vorfahren. Die labten sich viel lieber an den Früchten des Waldes oder schlürften, die übrigens sehr köstliche, Entengrütze auf der Wasseroberfläche, wenn sie schon mal am Wasser waren. Ganz auszuschließen ist es allerdings nicht, daß Deine Vorfahren auch hin und wieder mal einen Fisch erwischten. Deine nächsten Verwandten, die Bonobos, jedenfalls wurden noch nie beim Verzehr von Fisch beobachtet. Woher sollten sie auch Fisch bekommen? Affen angeln ganz sicher nicht!

Ob dieser spärliche Kontakt mit Fisch ausreichte um eine genetische Anpassung zu bewirken ist fraglich. Doch wenn Du auf Fisch noch nicht gleich verzichten willst, dann verzehre ihn auf jeden Fall in kleinen Mengen roh und nur äußerst selten. Dann ist Dein Verhalten noch einigermaßen natürlich. Du bist ebenso wie an rohes Fleisch nur sehr bedingt an rohen Fisch angepaßt.

Trotzdem, Menschennahrung bedeutet Freiheit all das zu essen, was Dir die Intuition an natürlichen Nahrungsmitteln empfiehlt. Wie schon beim Fleisch ist es besser, Deinen Appetit mit rohem Fisch zu stillen als Dich ganz von Gelüsten zermürben zu lassen. Mit der Zeit wird Deine Intuition Dir von selbst zeigen, daß Fisch keine Nahrung für Dich ist. Du wirst keinen Appetit mehr darauf verspüren.

Also habe etwas Geduld mit Dir und erfülle Dein Verlangen nach Fleisch und Fisch einstweilen. Bis dieses allmählich nachläßt kannst Du im Kasten eine ganze Reihe Fische finden, die sich zum Rohverzehr eignen:

Fisch:
Lachs, Tunfisch, Seezunge, Schwertfisch, Tintenfisch, Makrele, Languste, ...

Heute ist es eigentlich gar nicht mehr ungewöhnlich rohen Fisch zu verzehren. Der aus Japan stammenden Sushi- und Sashimi-Mode sei's gedankt! Auch Meeresfrüchte werden nicht allzu selten roh verzehrt. Es bieten sich Dir folglich weitere Möglichkeiten Deinen Appetit zu befriedigen. Greife zu. Menschennahrung bedeutet Freiheit des Genusses:

Meeresfrüchte:
Austern, Garnelen, Meeresmandeln, Meeresgurken, Seeigel, Krebse, Herzmuscheln, Venusmuschel, Seeschnecken, Meereskartoffel, Meeresspinne, Stabmuschel,...

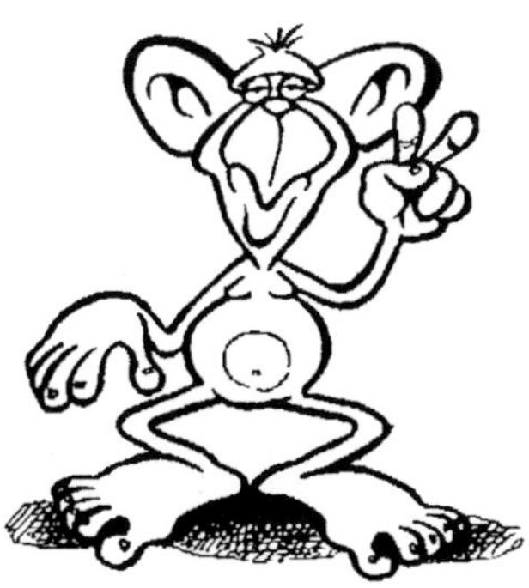

Merke:
Fleisch, Fisch und Eier sind nur bedingt Menschennahrung!
Verzehre sie, wenn überhaupt, nur roh, in geringen Mengen und sehr selten.

4.6. Honig – süße Träume ohne Reue?

Du hast es sicher schon bemerkt, die Auflistung der Menschennahrung erfolgte nach der Wichtigkeit für die Ernährung. Begonnen wurde die Liste mit den Hauptbestandteilen der Menschennahrung: Früchte, Gemüse, Nüsse. Die tierischen Produkte stehen insgesamt unter dem Zeichen: „Nicht nötig" und „nur in sehr begrenztem Umfang"! Gleiches gilt für den Honig.

Erstens ist der Honig, den Du heute in Läden kaufen kannst, meist erhitzt und enthält eine gehörige Portion von Pestiziden, die von den Bienen eingesammelt wurden. Medikamente, die man den Bienen zur Ertragssteigerung gibt, werden ebenfalls in den Waben eingelagert. Im Winter werden Bienen mit Industriezucker gefüttert. Ob da nicht auch noch etwas in den Honig gelangt? Honig ist heute alles andere als ein Naturprodukt! – Und mit Sicherheit keine Menschennahrung!

Mit naturbelassenem Honig in Waben sieht es schon etwas schwieriger aus. Hier stellt sich die Frage: Kann eine genetische Anpassung erfolgt sein?

Honig wird von Bienen verteidigt. Ein Mensch der versucht ihn zu rauben wird heftigst gestochen. So bekam der Mensch im Paläolithikum Honig so gut wie nie zu Gesicht.

„Wirklich toll, Honig möchte ich bestimmt jeden Tag essen!"

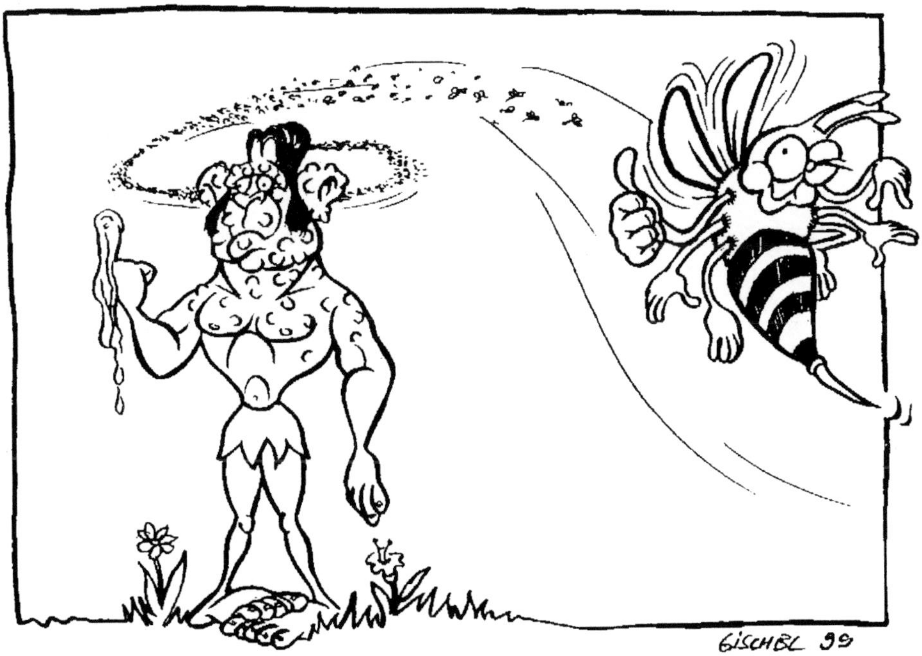

Bienenstich des Paläolithikums war nicht so angenehm wie das gleichnamige Gebäck der Neuzeit!"

Andererseits waren Deine Vorfahren stärker behaart als Du. Ihr Fell wehrte die Stiche ab. Das ist ja auch der Trick, der es Bären ermöglicht die Bienenstöcke zu plündern. Mich hat allerdings noch viel mehr überrascht, als ich von einem Indianervolk erfuhr, das Honig aus Bienenstöcken regelrecht erntet. Sie gehen dabei folgendermaßen vor: Einer klettert auf den Baum, greift in den Bienenstock und bricht ein paar Waben heraus, klettert herunter und verspeist den Honig mit den Waben.... Und die Bienen? – Die stören ihn nicht. Entweder stechen Bienen in den Tropen weniger als in Europa oder die Stiche machten ihm nichts aus. Es ist also möglich, Honig ohne Hilfsmittel zu bekommen.

Trotzdem gehört Honig nur am Rande zur Menschennahrung. Denn welcher vernünftig denkende Mensch nimmt all zu oft den Kampf mit Bienen auf? Überdies habe ich noch nicht gehört, daß einer Deiner nächsten Verwandten, ein Affe also, jemals beim Honigessen beobachtet wurde. Wozu auch, hält die Natur doch so viele Köstlichkeiten bereit, an die leichter heranzukommen ist. Deshalb sollte Honig, genauso wie Fleisch, Fisch und Eier in Deiner Ernährung zur absoluten Ausnahme gehören. Vielleicht benötigst Du ihn anfangs, ähnlich wie Fleisch, Fisch und Eier, um Dich von der Schlechtkost zu lösen. Für den erfahrenen Menschennahrungsköstler ist Honig sowieso kaum ein Thema, die Nahrungsintuition fordert ihn so gut wie nie!

5. Die Speisekammer der Natur – Bei der Vielfalt kann keine Langeweile aufkommen!

Du hast in den vorangegangenen Kapiteln bereits gesehen: Die Natur hält für Dich ungeahnte Köstlichkeiten bereit. Du hast eine Speisekammer zum Bersten gefüllt mit den erlesensten Produkten die Du Dir vorstellen kannst. Wähle aus ihr, ganz nach Deiner Intuition (siehe *(V) Die Nahrungsintuition - Schlüssel zum Genuß*)! Menschennahrung ist absolute Freiheit in der Nahrungsauswahl. Keine Diätregeln müssen mehr beachtet werden. Du ernährst Dich gesund, gleich wieviel, wie oft, und was Du ißt. Du wirst nie zu dick, noch zu dünn werden. Das alles, ohne Dich in irgendeiner Weise einzuschränken. Du brauchst auf nichts zu verzichten. All die alten Genüsse aus vergangenen Schlechtkost-Tagen werden mehr als hinreichend mit den neuen aus der Speisekammer der Menschennahrung gestillt. Menschennahrung ist nichts für Asketen, sondern eine Ernährung der Sinne, eine Ernährung der Genüsse, eine Ernährung für Gourmets!
Hier sei noch einmal zusammengefaßt was sich so alles in Deiner neuen, gesunden Speisekammer befindet:

Die exquisite Speisekammer der Natur:			
Früchte:	**80%**	**Pflanzliche Proteine:**	**5%**
Süße Früchte		Nüsse	
saure Früchte		Samengemüse	
Melonen		Körner	
fetthaltige Früchte		Keime	
nicht süße Früchte		**Tierische Produkte:**	**ca.0%**
Wildfrüchte		Mikroorganismen	
Gemüse:	**15%**	Insekten	
Blattgemüse		Eier	
Wildgemüse		Fleisch	
Gras		Fisch	
Wurzelgemüse		Meeresfrüchte	
Zwiebeln		Honig	
Pilze			
Blüten			
Rinden			
Algen und Seetang			

Die Natur läßt den Menschen nicht darben! Wähle frei aus! Gehorche ganz Deiner Intuition! Sie wird Dich zuverlässig leiten und Dich zu ca. 80% Früchten, zu 15% Gemüse und zu 5% Nüssen, Samen und Körnern führen. Tierische Produkte werden wohl kaum auf Deinem Speisezettel stehen, es sei denn, Du warst zu Deinen Schlechtkost–Zeiten ein starker Fleischesser. In diesem Falle wird Deine Nahrungsintuition eine Weile benötigen, um zum Natürlichen zurückzukehren. Laß Dich davon nicht beunruhigen. Nehme Dir die Freiheit, all das zu essen, auf was Du Appetit verspürst. Das heutige Leben verlangt schon genügend Einschränkung und Zwang. Laß Deine Ernährung nicht auch noch zu einer Pflichtübung werden!

Viel Vergnügen also in Deinem Schlemmerparadies. Das Faszinierende daran ist, daß Du nun stets soviel essen kannst wie Du willst. Von Menschennahrung wirst Du nicht dick! Die Zeiten der Diäten sind vorüber! Die Natur wird Deinen Körper zu seinem natürlichen Gewicht führen. Nicht zu dick und nicht zu dünn. Dein Weg zur Gesundheit geht nicht über die Askese und das Fasten, sondern über den Genuß! Laß es Dir schmecken!

6. Wasser ist Leben!

Ein wichtiges Thema wurde bisher noch übergangen: Die richtige Flüssigkeitsversorgung. Das Leben entstand ja bekanntlich im Wasser. Obwohl der Entwicklungsweg des Menschen schon lange an Land verlaufen ist, so ist doch Dein gesamtes Leben vom Wasser (genauso wie von der Luft, die Du atmest) abhängig. Der größte Teil Deines Körpers (ca. 75%) besteht aus Wasser. All Deine Zellen sind in jedem Augenblick Deines Lebens vollständig mit Wasser durchdrängt, sonst könnten sie ihre Funktion nicht erfüllen. Sie leben sozusagen noch im Wasser, dem Milieu in dem alles Leben entstanden ist.
In allen Stoffwechselvorgängen spielt Wasser eine, um nicht zu sagen „die“, entscheidende Rolle. Ohne Wasser kannst Du nur wenige Tage überleben. Ohne Nahrung hingegen viele Wochen. Das demonstriert schon, wie unverzichtbar Wasser für Dich ist. Wasser ist z.B. an der Verdauung, dem Blutkreislauf, dem Nährstoff- und Mineralien-Transport sowie der Kühlung des Körpers beteiligt. Jede chemische Reaktion in Deinem Körper findet in wässeriger Lösung statt... – und Dein ganzes physisches Leben beruht nur auf solchen chemischen Reaktionen.
Dein Blut, das die Nährstoffe zu den sie benötigenden Stellen transportiert, Abfallstoffe aber wieder aus dem Körper spült, besteht zu 90% aus Wasser. Bei Wasserknappheit verhungern die Zellen regelrecht, während sich in den Geweben Mengen an Schlacken bilden, da diese nicht abtransportiert werden können. Daran vergiftet sich der Körper selbst.
Du siehst, Wasser ist für Deinen Körper enorm wichtig. Wichtiger noch als Nahrung!

6.1. Schutzmechanismus des Körpers gegen Wasserverlust (Dehydration):

Im Laufe seiner 6 Millionen Jahre dauernden artspezifischen Entwicklung hat sich der menschliche Körper selbstverständlich so angepaßt, daß er bestmöglichst vor einem Wasserverlust (einer Dehydration) geschützt ist. So überwacht ein Nervenzentrum im Zwischenhirn den Wassergehalt des Körpers. Über die Zusammensetzung des Blutes kann es einen Wassermangel „ablesen". Diesen signalisiert es mit Durstgefühl. Nun ist es allerhöchste Zeit den Wasserverlust auszugleichen!

6.2. Bestes Wasser in Obst und Gemüse:

Deinen Durst stillst Du nun am besten mit frischem rohem Obst oder Gemüse. Genauso funktioniert es auch bei den Affen. Die essen wasserhaltige Früchte wenn sie Durst haben. Affen trinken nur sehr selten!

Früchte sind reichliche Flüssigkeitslieferanten. Ein Großteil des Gewichts von frischem Obst besteht aus Wasser. Bis zu 90% des Gewichtes von Obst beansprucht die in ihm enthaltene Flüssigkeit. Auch in Gemüse ist sehr viel Wasser enthalten. Diese Flüssigkeit in der natürlichen Nahrung deckt Deinen Bedarf zumeist bestens. Jede Zelle des Körpers wird mit diesem Naß aus der lebenden Pflanze durchdrängt. So kann sie optimal versorgt werden.

Nachfolgende Tabelle gibt Dir eine Übersicht über die in rohem Obst und Gemüse enthaltenen Gewichtsprozente, die Wasser beansprucht:

Obst:		**Gemüse:**	
Ananas	89,0	Artischocke	82,5
Apfel	84,4	Blattsellerie	92,9
Apfelsine	85,9	Blumenkohl	91,7
Aprikose	86,3	Brennessel	89,4
Avocado	66,0	Broccoli	89,4
Banane	73,9	Brunnenkresse	93,5
Birne	84,3	Chicorée	94,4
Brombeere	84,6	Cinakohl	95,4
Cherimoya	83,0	Endivien	93,3
Eberesche	71,7	Eisbergsalat	94,3
Erdbeere	89,9	Erbse	78,5
Feige	81,0	Feldsalat	93,4
Grapefruit	88,9	Fenchel	86,0
Hagebutte	70,0	Gartenkresse	87,2
Heidelbeere	84,2	Grünkohl	86,3
Himbeere	84,5	Gurken	96,4
Holunderbeere	82,1	Knollensellerie	88,6
Honigmelone	85,4	Kohlrabi	91,6
Johannisbeere	84,7	Kopfsalat	95,0
Kirschen	84,3	Kürbis	91,3
Kiwi	83,5	Löwenzahn	85,7
Mandarine	86,7	Mangold	92,2
Mango	83,0	Möhren	86,2
Maulbeere	85,0	Paprika	91,0
Melone	83,6	Porree	89,0
Mirabelle	82,4	Portulak	92,5
Nektarine	80,2	Radieschen	94,4
Passionsfrucht	76,0	Rettich	94,0
Pfirsich	87,5	Rote Rübe	86,2
Pflaumen	83,2	Rotkohl	91,8
Wassermelone	90,3	Spinat	92,7
Weintraube	81,3	Tomaten	94,2
Zitrone	89,3	Zuckermais	78,2

Du siehst: Hältst Du Dich an Menschennahrung, so bist Du stets gut mit Flüssigkeit versorgt und wirst nur sehr selten Durst empfinden. Das ist der natürliche Zustand!

6.3. Leben in seiner reinsten Form!

Die Flüssigkeit in roher Menschennahrung ist wie für Dich geschaffen. All die Mineralien die Du benötigst, sind hier in optimaler Zusammensetzung enthalten. Da fehlt nichts. Natrium, Kalium, Magnesium, Calcium.... und wie sie alle heißen. In diesem lebensspendenden Saft der Pflanzen sind sie alle, jeweils genau in der Form in der Du sie am besten aufnehmen kannst, vorhanden. Mit Vitaminen und Vitalstoffen durchdrängt, hält Dich die Flüssigkeit im Obst frisch und vital. Der Körper hat mit dem Obst und Gemüse keinen schwerverdaulichen Speisebrei, sondern ein für ihn optimales Gemisch: Die in dem Pflanzensaft gelösten Nährstoffe gelangen schnell ins Blut. Die festen Stoffe benötigen noch etwas länger zur Verdauung, um Dich dann noch längere Zeit gleichmäßig mit Nährstoffen zu versorgen. So bist Du bestens mit allem Nötigen versorgt. Eine echte Kraftnahrung - dieses Obst und Gemüse. Nichts kann es übertreffen. Das ist ja auch kein Wunder, schließlich bist Du genetisch an rohe Nahrung angepaßt. Da stimmt einfach alles für Deinen Körper.

6.4. Bei roher Menschennahrung bekommst Du erst gar keinen Durst!

Das beste was Du Deinem Körper bei Durst bieten kannst, ist saftiges frisches Obst oder Gemüse. Denk nur mal an die saftigen Melonen, oder die köstliche Kokosmilch. Das stillt Deinen Durst am wirkungsvollsten, schmeckt herrlich und versorgt Dich mit allen möglichen Vitalstoffen. Normalerweise wirst Du jedoch, wenn Du Dich von roher Menschennahrung ernährst, erst gar keinen Durst verspüren, denn in dieser ist so viel Flüssigkeit enthalten, daß Dein Wasserbedarf schon immer vor dem Auftreten eines Durstgefühls gedeckt ist. Das ist auch gut

so, denn Durst verspürst Du erst, wenn Du schon 0.5% Wasserverlust erleiden mußtest. Erst dann sendet nämlich das Nervenzentrum im Zwischenhirn die entsprechenden Signale. Ein geringer Wasserverlust bedeutet aber schon einen gehörigen Leistungsabfall. Eine Faustformel besagt, daß bei 1% Wasserverlust bereits 10% an Leistungsfähigkeit eingebüßt wurden. Es ist also besser, Du bekommst erst gar keinen Durst! Genau das ermöglicht Dir die rohe, unbehandelte Menschennahrung. Du siehst, wie gut die Natur für Dich sorgt.
Auch Deine nächsten Verwandten, die Bonobos, trinken so gut wie nie. Dennoch ist ihr Körper stets bestens mit Flüssigkeit versorgt. Sie sind eben optimal an das Leben angepaßt, das sie führen. Genauso gut geht es Dir bei natürlicher Menschennahrung. Du hast kaum Durst und doch bist Du mehr als ausreichend mit Flüssigkeit versorgt.
Wenn es Dir aber aus irgendeinem Grund nicht möglich ist an Obst oder Gemüse zu gelangen, solltest Du Deinen Durst natürlich stillen. Ein Wassermangel ist eine große Belastung für Deinen Körper. Der Durst zeigt Dir ja intuitiv, daß Du Flüssigkeit benötigst. In einem solchen Falle mußt Du also trinken. Und zwar nur reines Wasser. Ohne irgendwelche Zusätze. Mineralarmes und kohlesäurefreies Wasser ist wohl die beste Möglichkeit. Doch meist kannst Du ja zum Glück Deinen täglichen Wasserbedarf allein über Deine Nahrung decken, so wie es für Dich genetisch vorgesehen ist.

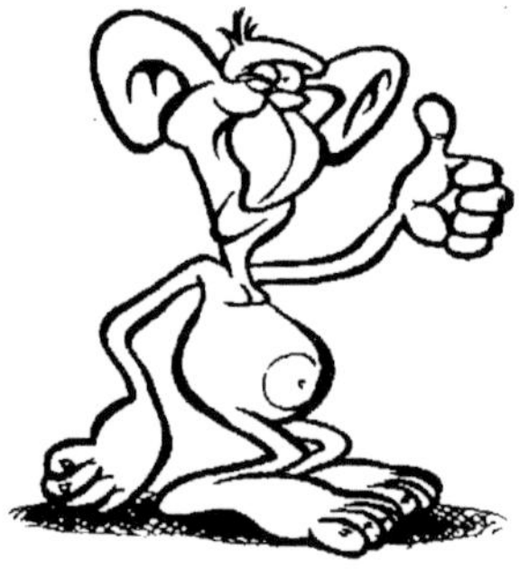

Merke:
Rohe Menschennahrung enthält alles was Du brauchst

(IV) Mit „Schlechtkost“ zur Krankheit

So wie Dich Menschennahrung zur Gesundheit führt, so führt Dich Schlechtkost zur Krankheit, zu frühem Tod und langem Siechtum. Schlechtkost ist, einfach gesagt, all jene Nahrung, an die Du genetisch nicht angepaßt bist. Also Nahrung die erst seit dem Neolithikum, seit 10 tausend Jahren vom Menschen verzehrt wird. Deshalb solltest Du jegliche Nahrung meiden, die in irgendeiner Form verändert wurde. Im Wesentlichen sind es folgende sechs "Kunstgriffe":

1. **Mechanische Denaturierung:** Mischen, Würzen, Mahlen, Zerkleinern...
2. **Thermische Denaturierung**: Kochen, Backen, Braten, Grillen, thermische Trocknungsverfahren, Tiefgefrieren...
3. **Chemische Denaturierung:** Bestrahlung, Vergärung, Pökeln, Konservierung, Räuchern, Farbstoffe, Geschmacksverstärker...
4. **Künstliche Auslese:** Züchtung, Genmanipulation...
5. **Künstliche Erzeugung:** Düngung, Herbizide, Fungizide, Insektizide, Mast, Hormonbehandlung, Medikamente...
6. **Unnatürliche Nahrungsmittel:** Milch, Milchprodukte, Honig, Fleisch, Fisch...

Die Schädlichkeit so erzeugter beziehungsweise verarbeiteter Nahrung erklärt sich schon allein daraus, daß keine genetische Anpassung daran stattfand und aufgrund der unüberschaubaren Vielzahl an Veränderungen auch gar nicht stattfinden kann.
Ich könnte Dir nun noch seitenweise begründen (- freu Dich, ich tu´s auch), warum Du kein „Fast Food“, keine Dosennahrung, kein Bier, keine Zigaretten, keinen Kaffee, keine Torte und all die anderen „Köstlichkeiten“ der modernen Kochkunst zu Dir nehmen solltest, aber die Antwort wird immer die gleiche sein: Diese Nahrung ist krankmachend, da Du genetisch nicht an sie angepaßt bist! Deshalb findest Du in all diesen vom Menschen neu erdachten Nahrungsmitteln irgendeinen Stoff, der sie schädlich macht.

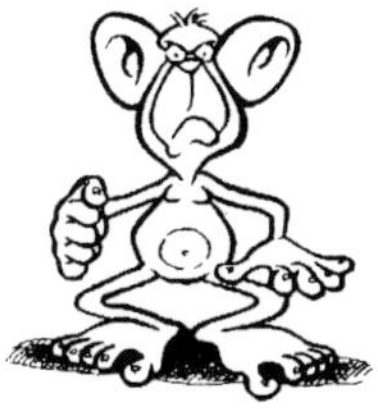

Merke:
Kochkost ist Schlechtkost!
- Sie macht Dich krank! -

Eine weitere Analyse, welche schädlichen Stoffe in der jeweiligen Nahrung enthalten sind, würde den Rahmen dieses Buches sprengen. Die eine enthält krebserregende Konservierungsstoffe, die andere ist zu fett, wieder eine andere enthält vielleicht noch unbekannte schädliche Stoffe. Die Schädlichkeit dieser Nahrungsmittel liegt schon darin begründet, daß in Deinem Gencode nicht gespeichert ist, wie Du mit ihnen umzugehen hast.
Trotzdem will ich Dir noch an ein paar Beispielen zeigen, warum Du genau an diese folgenden Nahrungsmittel nicht angepaßt bist.
Aber bitte verstehe mich nicht falsch, ich will Dir Deine gewohnte Ernährung nicht madig machen. Du kannst weiterhin essen wie gewohnt. Ich will Dir nur aufzeigen, daß Du Dich vielleicht besserer Gesundheit erfreuen würdest, wenn Du das eine oder andere Produkt aus Deiner Ernährung verbannst. Das hat nichts mit Kasteiung zu tun. Du mußt auf keinen Genuß verzichten. In der Natur gibt es alle Geschmacksrichtungen. Dein Appetit wird in jedem Fall befriedigt. Mit Menschennahrung bleibt dadurch Deine Gesundheit erhalten oder verbessert sich, mit Schlechtkost geht die Befriedigung Deines Appetits mit Krankheit einher. Du verlierst also nichts bei der Ernährungsumstellung. Du gewinnst nur. Du genießt die köstlichsten Speisen, lernst bisher ungeahnte Geschmacksnuancen kennen und tust obendrein noch das Beste für Deinen Körper. Gut, die erste Zeit der Umstellung mag nicht immer sehr leicht sein. Oft entwickelt sich durch die Schlechtkost eine Sucht nach gewissen Produkten oder Genußmitteln. Alkohol, Kaffee, Zigaretten, Salz, Zucker, Brot und Fleisch sind beispielsweise Produkte, die ein oft unterschätztes Suchtpotential aufweisen. Diese Sucht mußt Du erst überwinden. Doch selbst das wird Dir nicht schwer fallen. Bei der unbeschränkten Geschmacksvielfalt der Menschennahrung findest Du immer etwas, was Dich über Deine Sucht hinwegtröstet. Sie wird bald überwunden sein! Die Mühe lohnt sich auf

jeden Fall. Je länger Du Menschennahrung zu Dir nimmst, desto feiner werden Deine Sinne und Du entdeckst immer faszinierendere Geschmacksnuancen. Durch Schlechtkost aber stumpfen Deine Empfindungen ab. Du wirst immer unsensibler.
Man kann die Geschmackspapillen durchaus mit dem Gehör vergleichen. Du kennst sicher folgendes Phänomen: Bei großer Geräuschkulisse nimmst Du die eigentlichen Töne nicht mehr richtig wahr. Dein Gehör stumpft immer mehr ab, bis Du gar nichts mehr hörst. Kommst Du aber aus dem Lärm in die Stille, summen Dir die Ohren, Du verstehst noch weniger als zuvor. Doch allmählich gewinnen die Ohren wieder ihre alte Hörfähigkeit zurück. Jetzt nimmst Du die feinsten Töne viel intensiver wahr. Jeder der schon mal in der Disko, auf einer Baustelle oder in einer Fabrikhalle war, kennt diesen Vorgang. Deinen Geschmackspapillen geht es nicht anders! Durch die Schlechtkost sind sie quasi zeitlebens in dieser lauten Fabrikhalle. Verläßt Du aber den „Lärm" der Schlechtkost und gehst in die „Stille" der Menschennahrung, werden sie nach einer kurzen Umgewöhnungszeit bald viel feiner funktionieren und Dir die himmlischsten Geschmacksempfindungen bescheren. Wenn Dir also anfangs die rohe Menschennahrung nicht schmackhaft vorkommt, kannst Du das vergleichen mit dem Ohrenrauschen nach dem Diskobesuch. Im Falle der Disko kehrst Du auch nicht in den Lärm zurück um das Rauschen nicht mehr wahrzunehmen. Du schläfst eine Nacht und am nächsten Morgen hörst Du wieder klarer.
Also habe auch mit Deinen Geschmacksnerven etwas Geduld. Nach der langen Überreizung mit Schlechtkost benötigen sie ihre Zeit, um die natürlichen Genüsse wieder richtig wahrnehmen zu können! Eine Zeit, die sich langfristig sicher lohnt! Also fange gleich damit an, all die Schlechtkost aus Deiner Nahrung zu streichen. Der Erfindungsreichtum des Menschen war hier schier unbegrenzt, um neue Wege zu finden die Geschmacksknospen weiter zu überreizen. Dementsprechend lang ist die Liste der Nahrungsmittel, die Dich zu früher Krankheit und Siechtum führen:

Beispiele von Schlechtkost:
Fast Food, Dosenprodukte, Schweinebraten, Pommes Frittes, Klöße, Brot, Spaghetti, Pizza, Nudeln, gebackener Karpfen, Fischstäbchen, Alkohol, Cola, Limonade, Kaffee, Bier, Wein, Sekt, Schnaps, Zigaretten, Drogen, Chips, Süßigkeiten, Fertiggerichte, Schokolade, Gummibärchen, Mikrowellengerichte, Torte, Gebäck, Kuchen, Honig, Zucker, Gegrilltes, Auflauf, Gulasch, Kochsalz......................................

Einige wenige für die Schlechtkost repräsentative Produkte werde ich im folgenden Kapitel noch näher vorstellen. Ersetze sie möglichst bald durch natürliche!

1. Milch macht müde Männer munter!?

Ich weiß noch, als ich klein war, stand auf meiner Tasse eben dieser Spruch: „Milch macht müde Männer munter“ – Die Milchindustrie hat es geschafft, durch gezielte Werbekampagnen ihr Produkt in exzellentem Licht erscheinen zu lassen. Vielleicht haben Sprüche wie: „Die Milch macht's“ auch Dich zu einem überzeugten Milchtrinker werden lassen. Gute Werbesprüche sind eine Sache, die Realität oft eine andere. Wie sieht es also mit der Realität aus?
Heute wird Kuhmilch, bevor sie in irgendeiner Form in den Handel gelangt, weiterverarbeitet. Sie wird pasteurisiert, zu Käse, Joghurt oder Quark verarbeitet. Veränderungen, die es gemessen an der 6 Millionen Jahre dauernden artspezifischen Entwicklung des Menschen erst seit verschwindend kurzer Zeit gibt. Dein Gencode kann sich an diese Verarbeitungen noch nicht angepaßt haben. Allein aufgrund dieser Veränderungen scheidet Milch aus der Menschennahrung aus!
Auch mit roher Milch, unmittelbar vom Euter, sieht es nicht besser aus. Milch kann nur von domestizierten Tieren gemolken werden. Doch der Mensch begann vor zehntausend Jahren erst allmählich mit der Zähmung

der wilden Tiere. So wird wohl vor etwa 9000 Jahren die erste tierische Milch von einem Menschen getrunken worden sein. Eine Zeit, die folglich viel zu kurz für eine Anpassung gewesen wäre.

„Hallo, krieg´ ich auch was?"

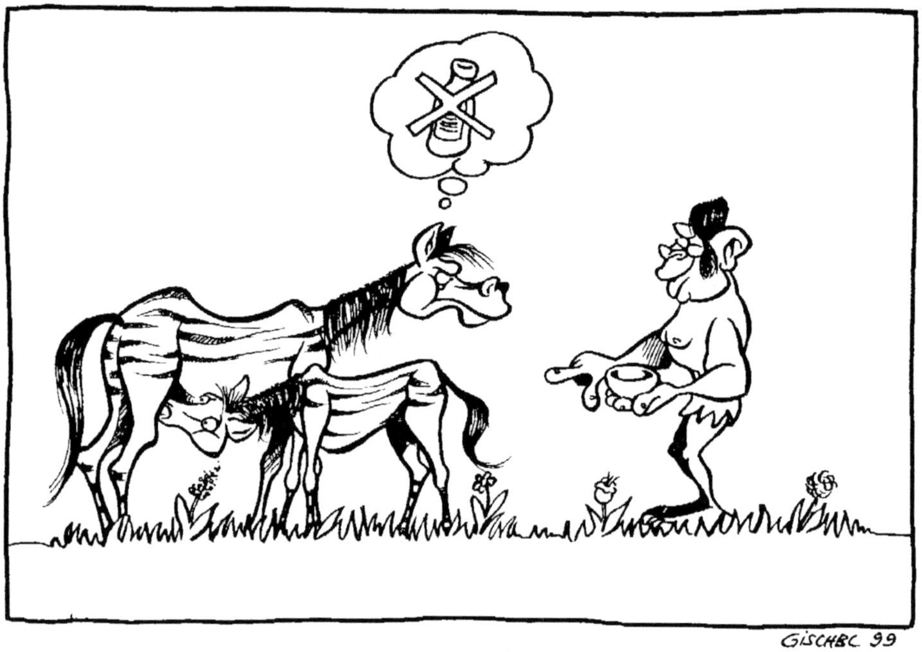

Die Natur kann Dir auch hier wieder Vorbild sein: Noch nie hat man einen Affen beim Melken beobachtet. Milch ist ein Nahrungsmittel, das von Natur aus nur für das Jungtier derselben Art angelegt ist. Deshalb setzt sich die Milch der verschiedenen Tiere auch ganz unterschiedlich zusammen. Kuhmilch ist auf das Kälbchen ausgerichtet, Ziegenmilch auf die junge Ziege usw. Nur Menschenmilch ist für das Menschenkind gedacht. Die chemische Zusammensetzung der Milch wird den Anforderungen des jeweiligen Tieres gerecht. So ist die Kuhmilch darauf ausgelegt, das Kälbchen möglichst schnell wachsen zu lassen. Nur so kann dieses in der Natur mit der Herde problemlos mitziehen. Das Kälbchen verdoppelt dabei in 46 Tagen sein Körpergewicht. Menschliche Muttermilch hat eine andere Zusammensetzung. Die Entwicklung des

Gehirns scheint hier wichtiger zu sein. Eine Gewichtsverdopplung erfolgt erst nach 180 Tagen. Dementsprechend ist in menschlicher Muttermilch weniger Eiweiß enthalten und auch ansonsten das Verhältnis der Inhaltsstoffe grundverschieden!
Nach dem Abstillen ist Milch keine Nahrung mehr für irgendein Tier: Kein ausgewachsenes Lebewesen trinkt in der Natur Milch! Dem Erwachsenen fehlen sogar die Enzyme zur Verdauung von Milch. Diese können ab einem gewissen Lebensalter nicht mehr hergestellt werden, da sie von Natur aus nicht mehr nötig sind.
Doch auch für Kleinkinder ist nur die Muttermilch gut. Jede andere Milch führt zur Krankheit. So weiß man heute, daß gerade die Kuhmilch beim Menschen oft zu Allergien führt. Die bei Kindern weit verbreitete Neurodermitis wird aller Wahrscheinlichkeit von einem kuheigenen Protein verursacht. Sicher ist jedenfalls, daß Neurodermitis in den meisten Fällen nach einer Entfernung der Milch aus der Ernährung schnell behoben ist.
Seit neuester Zeit steht ein Protein der Milch, das Sero-Albumjin Bovin, im Verdacht, die jugendliche Diabetes (Typ A–Diabetes) auszulösen. Einige klinische Studien belegen diese These. Auch für die rheumatische Poliarthritis kann die Kuhmilch verantwortlich gemacht werden. Dr. Seignalet führte hier eine Studie durch, die das hinreichend belegt.
Nicht umsonst zeigen viele Bevölkerungsgruppen eine vollkommene Unverträglichkeit auf Kuhmilch. Diese Intoleranz der Kuhmilch wird vor allem in Afrika und Asien häufig beobachtet.

1.2. Zusammenhang zwischen Osteoporose und Milchverzehr

Jedem Schulkind sagt man heute schon, die Milch sei wichtig um ein gesundes Knochenwachstum zu ermöglichen und Osteoporose zu verhindern. Wie steht nun Osteoporose mit dem Milchkonsum in Zusammenhang?
Sieh Dir doch mal die Statistiken an: In den westlichen Industrieländern leiden 25% aller Frauen über 65 Jahren unter Osteoporose. Dabei werden gerade in diesen Ländern Unmengen von Milch und Milchprodukten

konsumiert. Wenn Milch wirklich Osteoporose verhindern würde, dürfte es in diesen Ländern diese Krankheit gar nicht geben. Wie sieht es aber in China aus? Hier wird kaum Milch getrunken, doch Osteoporose ist nahezu unbekannt. Würde es stimmen, daß Milch Osteoporose verhindert, müßte dann nicht in China diese Krankheit ein Problem sein, während sie bei uns kaum auftreten dürfte?
Osteoporose ist eine Krankheit die viele Ursachen hat. Zu wenig Calcium ist nur eine. Dieser Calciumbedarf muß nun auf richtige Weise gedeckt werden. Milch zu trinken ist eine ungünstige Möglichkeit, denn Milch enthält dreimal mehr schwefelhaltige Aminosäuren als pflanzliche Nahrung. Diese Aminosäuren würden bei hohem Milchkonsum zu einer Übersäuerung des Blutes führen. Doch der Körper gleicht diese Übersäuerung aus, indem er die Säuren mit basischem Calciumphosphat abpuffert. Dabei entsteht Calcium-dihydrogen-phosphat. Dieses wird über den Urin ausgeschieden.
Mißt man bei Menschen die viel Milch trinken die aufgenommene und die über den Urin ausgeschiedene Calciummenge, so stellt man fest, daß mehr Calcium ausgeschieden wird, als aufgenommen wurde. Das bedeutet, daß das Calcium der Milch nicht nur vollständig zur Abpufferung der schwefelhaltigen Aminosäuren nötig ist, sondern daß auch noch körpereigenes Calcium aus Knochen und Zähnen auf diese Weise verwendet werden muß. So geht es dem Körper verloren. Die Folge können Osteoporose und Zahnverfall sein. Milch kann daher ein entscheidender Faktor zur Entstehung, nicht zur Verhinderung, der Osteoporose sein.
Wichtig, um Osteoporose zu verhindern, ist nicht die Verzehrmenge von Calcium, sondern die Menge die der Körper davon aufnimmt. Die Calciumaufnahme hängt von allerlei Faktoren ab. Einer dieser Faktoren ist das Verhältnis von Phosphor und Calcium in der Nahrung. Je mehr Phosphor aufgenommen wird, desto schlechter wird das Calcium verwertet. In vielen tierischen Produkten, allen voran Leber, ist das Verhältnis von Calcium zu Phosphor so ungünstig, d.h. es ist so viel Phosphor vorhanden, daß das Calcium überhaupt nicht verwertet werden kann. In Gemüse und Obst hingegen ist zwar unter Umständen etwas weniger Calcium enthalten, dafür aber auch fast kein Phosphor. Das

bewirkt eine optimale Calciumaufnahme. Rohe Menschennahrung beugt Osteoporose folglich wirksam vor!
Ein weiterer entscheidender Faktor für die Calciumverwertung ist der Eiweißkonsum. Je höher dieser über dem erforderlichen Maß liegt, desto schlechter wird Calcium verwertet. Der durchschnittliche „Normal- bis Schlechtköstler“ konsumiert aber 180 bis 210% mehr Eiweiß als er benötigt. Eine deutlich überhöhte Eiweißaufnahme also!
Ab einem Eiweißkonsum von täglich 75g (Der Durchschnittswohlstandsbürger verzehrt meist mehr als das doppelte) wird bereits mehr Calcium über den Urin ausgeschieden als über die Nahrung aufgenommen wurde.... - Und das auch, wenn die Calciumaufnahme weit über die in der Nahrung übliche Menge gesteigert wird. Es scheint gesichert, daß der übermäßige Eiweißkonsum die entscheidende Ursache für eine verminderte Calciumverwertung ist. Doch damit nicht genug. Durch übermäßigen Eiweißkonsum wird auch die Verwertung aller anderen Mineralien beeinträchtigt. Magnesium, Zink, Eisen.... sie alle werden vom Körper nur noch schlecht resorbiert, wenn die Ernährung einen zu hohen Eiweißanteil enthält. Hier reichen schon 20% Eiweiß an den Gesamtkalorien aus, um deutlich spürbare Verschlechterungen zu bewirken!
Du siehst: Der übermäßige Eiweißkonsum der Normal- bis Schlechtesser birgt allerlei Risiken in sich. Osteoporose und allgemeiner Mineralstoffmangel sind nur die Spitze des Eisberges. Allein bei roher, unbehandelter Menschennahrung bist Du davor geschützt. Auf diese bist Du genetisch eingerichtet. Da kann nichts Störungen verursachen, denn das war schon Menschennahrung während der gesamten 6 Millionen Jahre dauernden artspezifischen Entwicklung des Menschen!

Merke:
Nur Säuglinge sollten Milch trinken...
Muttermilch -

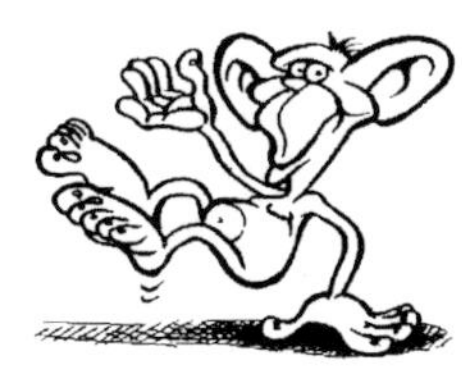

3. Getreidepodukte – die Früchte des Feldes.

Ähnlich wie bei der Milch, verhält es sich auch mit den Getreideprodukten. Eine genetische Anpassung daran kann noch nicht erfolgt sein, denn Getreide ist ein viel zu neues Nahrungsmittel. Der Getreideanbau begann vor etwa 6.000 bis 8.000 Jahren in Ägypten. Getreide, allen voran Weizen, wurde seit dieser Zeit durch gezielte Züchtungsverfahren des Menschen stark verändert. Die Stammväter des Getreides waren letztlich wilde Gräser. Doch die Ergebnisse der Züchtung waren so tiefgreifend, daß die Genetik des Weizens sich um mehr als 500% verändert hat! Wenn sich der Gencode ändert, dann ändert sich auch die Pflanze. Das war ja auch das Ziel der Züchtungen. Die Getreide tragen mehr Frucht, ihre Ähren werden immer größer und die Körner immer dicker. Doch damit nicht genug! So wie sich die äußere Erscheinung des Getreides verändert hat, so auch seine stoffliche Zusammensetzung. Im Getreide lassen sich viele Stoffe finden, an die Du genetisch nicht angepaßt bist. – Und das gilt schon bei dem rohen Korn! Du kannst Dir leicht vorstellen, um wieviel mehr es dann erst bei verarbeiteten Produkten zutrifft.
Man weiß heute, daß in Weizen allergieauslösende Substanzen enthalten sind. Wahrscheinlich hast auch Du im Bekanntenkreis Menschen, die eine Getreideunverträglichkeit zeigen und eine spezielle Diät halten müssen. Die Anzahl der Betroffenen steigt ständig an. Die Ursache für die Unverträglichkeit ist meist der Gluten. Die Allergie auf Weizengluten ist aber nur ein Beispiel das zeigt, wie wenig der menschliche Gencode an die im Weizen enthaltenen Moleküle angepaßt ist.
Weitere Forschungen sehen im Gluten, dem Proteinanteil des Weizens, die Ursache für die Entstehung von Schizophrenie (=Neurologische Störung). Bruno Comby zeigte, daß Weizen die nervösen Vibrationen von Mäusen erhöhte. Bei Messungen an Menschen kam er zu analogen Ergebnissen.
Obwohl Getreide in unserer heute üblichen Ernährung ein sehr vertrautes Nahrungsmittel ist, handelt es sich keinesfalls um ein harmloses. Die Tatsache, daß nicht noch viel mehr Menschen unter akuten Getreideunverträglichkeiten leiden, beruht auf einer Besonderheit des Immunsystems. Dieses toleriert regelmäßig vorkommende, aber trotzdem

dem Körper fremde Elemente. Du kannst folglich lange Zeit diese anormalen Moleküle konsumieren, ohne daß Dein Immunsystem Alarm schlägt. Die fehlende Reaktion Deines Körpers auf einen Stoff heißt also nicht unbedingt, daß Dein Körper diese Moleküle auch schadlos verkraftet. Dein Immunsystem hat sich einfach nur auf Dein Verhalten eingestellt und eine notwendige Toleranz entwickelt. Die Toleranz gegenüber schädlichen Stoffen bedeutet aber schon Krankheit.
Vergleichen wir die Getreidekost nur einmal mit dem Rauchen. Zieht ein Jugendlicher an seiner ersten Zigarette, muß er für gewöhnlich stark husten und sich vielleicht sogar übergeben. Doch nach einiger Zeit gewöhnen sich sein Körper und sein Immunsystem an das widernatürliche Verhalten. Nun kann er rauchen, ohne in seinem Körper Abwehrreaktionen hervorzurufen. Seiner Gesundheit schaden die Zigaretten trotzdem. Mit der Getreidekost verhält es sich ähnlich! Von Kindheit an wird Dein Körper darauf trainiert, sie ohne Abwehrreaktion zu ertragen. Die Getreideprodukte machen Dich aber trotzdem krank.
Dr. med. Steintel hat im Getreide eine Ursache gefunden für chronische Entzündungsprozesse, Gärung im Darm, Verstopfung, Übersäuerung, Rheuma, Gicht, Ischias, Hautausschläge, Diabetes, Magen- und Darmgeschwüre und für Krebs. Auch für Übergewicht und Fettsucht wird die heute übliche Getreidekost mit Recht verantwortlich gemacht.

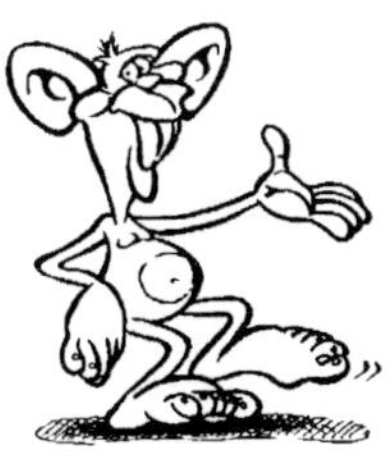

Merke:
Wer Getreideprodukte verzehren kann, ohne daß sein Körper mit einer Abwehrreaktion antwortet, der ist schon ziemlich krank!

3.1. Unser täglich Brot!

Du hast es nun schon gelesen, Getreideprodukte gehören nicht in eine gesunde Ernährung! Weder Nudeln, noch Kuchen, noch Brot sind Menschennahrung! Der einzige Grund warum hier in diesem Buch dem

Brot ein Kapitel gewidmet ist, besteht darin, Dir nochmals ein Beispiel zu geben: Kein Nahrungsmittel, das von Menschenhand zubereitet wurde, gehört in eine natürliche Ernährung.
Brot gibt es wie alle anderen Erzeugnisse der Kochkost erst seit maximal 8.000 Jahren. Doch die Veränderungen durch das Backen reichen hier noch nicht einmal aus, um seine Schädlichkeit zu begründen. Schon das Getreide an sich ist, wie Du nun ja weißt, ein völlig unnatürliches Produkt. Brot ist folglich ein neues, Deinem Körper absolut unbekanntes Nahrungsmittel! Deine Gene hatten keine Zeit für eine Anpassung!
Brot besteht aus gemahlenem und stark erhitztem Getreide. Mittlerweile enthält es noch alle möglichen chemischen Backhilfen und Zusätze. Also sicher keine Menschennahrung.
Hinzu kommt, daß Du Brot wohl kaum alleine essen willst. Du bestreichst es mit Käse, Butter, Wurst, Honig oder Marmelade. Keiner dieser Aufstriche ist gesund für Dich. Keiner ist Menschennahrung. Dir ist die Schädlichkeit von Käse, einem Milcherzeugnis bekannt. Wurst birgt als Fleischprodukt ebenso große Gefahren. Auch über die Risiken des Honig bist Du umfassend aufgeklärt. Marmelade enthält mehr Zucker als Fruchtanteil. Es kommen normalerweise auf 500g Früchte 400g Zucker. Alles wird dann totgekocht. Die Vitamine der Früchte werden auf diese Weise völlig zerstört und die Mineralien aus ihrem organischen Verbund gelöst. Jede handelsübliche Marmelade ist dann noch mit Konservierungs- und Farbstoffen versehen. Marmelade ohne Zucker enthält Süßstoff, der noch viel schädlicher als Zucker ist.
Die Kombination aber macht es erst so richtig schlimm! Sie ist so ungünstig, daß keiner der Bestandteile ordnungsgemäß verdaut werden kann. Das Brot liegt als unverdauter Klumpen im Darm und verursacht Gärung, Fäulnis und Krankheit (siehe *(V) 2. Monokost - Die natürliche Nahrungskombination!*).

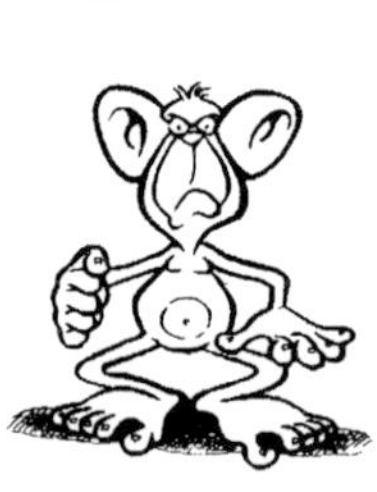

Merke:
Körnerkost ist Todeskost.

3.2. Müsli – Heuchelt Dir Gesundheit, bringt Dir Krankheit!

Du magst Dich vielleicht noch fragen, wie es mit dem ach so guten Frischkornbrei und dem Müsli am Morgen aussieht. Diese werden ja allseits sehr gelobt. Bei näherem Hinsehen offenbaren sich jedoch deren wahre Eigenschaften: Sie sind krankmachend wie alle Getreideprodukte.
Für die Verdauung von Stärke, die in Getreide ja reichlich vorhanden ist, benötigt der Mensch das im Mundspeichel enthaltene Enzym Ptyalin. Es zerschneidet Stärke in kleine Stücke. Diese kurzen Abschnitte der Stärke gehören zur Klasse der Zucker. Du kannst das nachprüfen, indem Du eine Handvoll Getreide lange im Mund kaust. Nach einiger Zeit bemerkst Du süßlichen Geschmack. Das ist der Zucker, der aus der Stärke entsteht. In der Praxis kaut aber kaum ein Mensch sein Getreide so gründlich, daß es im Mund aufgeschlossen werden kann. Was aber im Mund nicht zerlegt wird, das bleibt als unverdaulicher Brei im Magen liegen. Die Bauchspeicheldrüse produziert zwar noch ein stärkeaufspaltendes Enzym, die Amylase, doch auch diese kann die bei Getreidekost anfallenden Stärkemengen nur unzureichend zerlegen. Der Enzymvorrat des Menschen ist nicht auf solch große Mengen an Stärke eingestellt. Deine Verdauung muß vor den riesigen Stärkemengen der Getreidekost kapitulieren. Mit ein paar gelegentlich verzehrten Grassamen käme sie hingegen gut zurecht.
Getreide wird auch deshalb so schwer verdaut, da es wie alle Samen und Nüsse einen Enzymhemmstoff enthält. Die Natur will dadurch gewährleisten, daß das Korn bis zum Auskeimen im nächsten Jahr am Leben bleibt. Erst beim Keimvorgang baut sich der Enzymhemmstoff ab. Das Korn wird nun zum Gemüse. Jetzt ist es leichter verdaulich. Gekeimte Körner sind folglich eine gute Nahrung für den Menschen. Doch auch hier möchte ich vor den überzüchteten Getreiden warnen. Selbst gekeimt sind sie keine Menschennahrung. Sie sind viel zu neuartig und zu stark verändert. Zum Keimen verwende besser Hirse, Amaranth oder Quinoa. Diese sind noch nicht so stark überzüchtet. Du findest über das Keimen mehr in einem späteren Kapitel (siehe *(III) 3.3. Keimlinge - Vitalstoffbomben für Großstadtmenschen!*).

Während Keimlinge gerne Deinen Speisezettel bereichern können, sind rohe Körner hingegen nur in sehr geringen Mengen als Menschennahrung geeignet. Wie viel oder wie wenig Du von ihnen essen solltest, das sagt Dir auch Deine Intuition (siehe *(V) Die Nahrungsintuition - Schlüssel zum Genuß*).
Gekochtes, gebackenes oder gemahlenes und dann eingeweichtes Korn kann so gut wie überhaupt nicht von Deinen Verdauungsenzymen aufgeschlossen werden. Kaue nur einmal eingeweichtes geschrotetes Korn. Du merkst, daß selbst nach noch so langem Kauen kein süßlicher Geschmack entsteht, der Dir anzeigt, daß die Stärke in Zucker zerlegt wurde. So verarbeitetes Getreide ist für Deinen Körper völlig wertlos.
Eingeweichter Haferschrot ist aber die Grundlage des ach so empfohlenen Frischkornbreis. Nun wird der Brei noch kombiniert mit anderen nicht minder schädlichen Produkten. Die Mischung macht den Brei zum unverdaulichen, im Darm gärenden Brocken. Zuerst wird Obst unter den eingeweichten Schrot gemengt. Die Obstsäure neutralisiert die im Mund gebildete stärkespaltende, basische Ptyalin-Absonderung. Die Verdauung wird schon im Mund unterbunden! Der Honig bewirkt, daß der unverdaute Brei im Darm alsbald in Gärung und Fäulnis übergeht. Die Sahne sorgt noch für die Extraportion Cholesterin und erschwert mit ihrem Fettanteil die Verdauung weiter. Noch eine Handvoll Nüsse und die darin enthaltenen Eiweiße setzen dem ganzen die Krone auf. In Deinem Darm entsteht ein faulender gärender Brei. Nun hat man eine Mischung, die so ziemlich alles in den ungünstigsten Kombinationen enthält (siehe *(V) 2. Monokost - Die natürliche Nahrungskombination!*).
Wohl jeder kennt die Blähungen, die als Endresultat den Frischkornbrei-Fanatiker quälen.

Merke:
Der Frischkornbrei ist eine extrem unverdauliche und krankmachende Mischung!

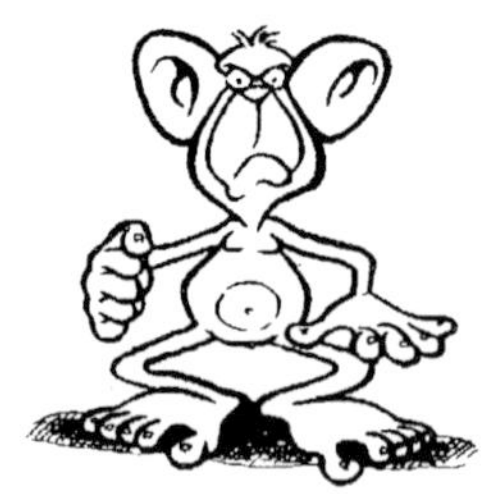

3.3. Rohe Menschennahrung liefert Dir optimale Energie!

Vielleicht hast Du einmal gehört, daß Getreideprodukte Dir optimale Energie durch ihre „wertvolle langkettige Stärke“ liefern sollen. Woher bekommst Du also bei Menschennahrung Deine Energie?
Um diese Frage befriedigend beantworten zu können muß ich etwas weiter ausholen: Die Energie einer Nahrung wird in Kilo Joule gemessen. Das ist ein Maß für die Wärmeenergie, die bei der Verbrennung der entsprechenden Nahrung entsteht. Im Körper kann diese Energie für die Aufrechterhaltung der Lebensfunktionen verwendet werden. Dabei unterscheidet sich die Energie, die beim Stoffwechsel im Körper frei wird, deutlich von der bei der Verbrennung entstehenden Wärmeenergie. Ferner unterscheiden sich die Menschen untereinander ganz erheblich, wie effektiv sie die über die Nahrung aufgenommene Energie auch nutzbar machen können.
Ein Mensch dessen Organismus mit Stoffwechselschlacken (siehe *(VIII) Der Weg zur Gesundheit*) überfüllt und dessen Körper mit unbekannten Molekülen stark überlastet ist, kann die Energie aus der Nahrung nur schlecht resorbieren und verwerten. Er zieht nur wenig Nutzen aus der Energie seiner Nahrungsstoffe. Im Gegensatz dazu setzt ein unbelasteter Körper die Nahrung optimal in Lebensenergie um.
Die Stoffe aus denen der Körper Energie gewinnen kann sind: Zucker (Mono-, Di-, Oligo- oder Polysacheride), Stärke, Fette, Eiweiße und Zellulose.
Getreideprodukte sind reich an Stärke. Doch ist dieser Energielieferant selbstredend nicht nur in Teigwaren enthalten. Du findest Stärke ebenso in roher, unbehandelter Menschennahrung. Auch Zucker, Fette, Eiweiße und Zellulose sind in Menschennahrung reichlich vorhanden. Du siehst, es stehen genügend energieliefernde Stoffe zur Verfügung!
Doch halt! Mir ist bewußt, daß hier viele sich beschweren werden: Zellulose kann doch vom Menschen nicht verwertet werden, so glauben heute noch die meisten.
Zellulose ist im Prinzip genauso aufgebaut wie Stärke, nur spiegelbildlich. Für die Zerlegung der Stärke in ihre Bausteine besitzt der Mensch die nötigen Enzyme. Das sind z.B. Ptyalin und Amylase. Anders sieht es bei Zellulose aus. Hierfür fehlen Dir die Enzyme. Doch sind im

menschlichen Dickdarm zellulosespaltende Bakterien vorhanden. Entdeckt wurden diese zuerst im Dickdarm Deiner nächsten Verwandten und später auch in dem des Menschen.
Die Zellulosebakterien schließen die mit der Nahrung aufgenommene Zellulose zu durchschnittlich 75% auf. Sie wandeln die Zellulose um und setzen dabei kurzkettige Fettsäuren frei. Diese werden zu 90% von Deinem Dickdarm absorbiert, gelangen in Deinen Blutkreislauf und stehen so dem menschlichen Organismus als Energiequelle zur Verfügung. Zu dieser Erkenntnis kam man durch eine Untersuchung an Studenten der Cornel –Universität in Ithaca / New York.
Die oft vertretene Meinung, Zellulose sei vom Menschen nicht verwertbar, ist damit widerlegt. Es sind immerhin fast 60% der in der Zellulose enthaltenen Kalorien verwertbar!
Manch ein Kritiker mag nun noch anführen, daß gerade die in Getreideprodukten vorhandenen langkettigen Kohlenhydrate optimal seien, da sie eine lange gleichmäßige Energieversorgung ermöglichen.
In der Tat stimmt es, daß durch den Verzehr von extrem kurzkettigen Kohlenhydraten und Zuckern der Blutzucker enorm schnell steigt. Das deutlichste Beispiel ist der Verzehr von reiner Glucose (=Zucker). Dieser Zucker wird sehr schnell vom Darm aufgenommen. So finden sich schon Minuten nach dem Verzehr hohe Zuckerkonzentrationen im Blut. Diese hohe Zuckerkonzentration kann nicht sofort verwertet werden. Zur Speicherung des Zuckers produzieren die Inselzellen des Pankreas (=Bauchspeicheldrüse) Insulin. So sinkt der hohe Blutzuckerspiegel rasch wieder.
Da jedoch die menschliche Bauchspeicheldrüse genetisch nicht auf einen so sprunghaften Anstieg des Zuckerspiegels eingestellt ist, produziert sie sozusagen zuviel Insulin. Der erhöhte Zuckerspiegel sinkt nun rapide unter das normale Niveau. Es stellt sich ein Zustand ein, den man Unterzucker (=Hypoglykämie) nennt.
Nun fehlt dem Körper Energie. Er hat zuviel gespeichert (in Form von Fett!!!) und zuwenig für die aktuelle Energiebereitstellung übrig.
Jeder kennt das Gefühl: Nach dem Genuß eines zuckerhaltigen Produkts (z.B. Cola, Traubenzucker, Schokolade...) steigt kurzzeitig die Leistungsfähigkeit, um dann ebenso schnell wieder zu fallen. Nun wird jede Bewegung zur Qual. Der klassische „Durchhänger“ also! In

extremen Fällen, bei gleichzeitiger körperlicher Belastung, äußert sich diese Hypoglykämie als sogenannter „Hungerast". Das ist wohl der gefürchtetste Zustand für einen Sportler. Er macht jede Bewegung unmöglich und bedeutet das Ende des Wettkampfes. In schweren Fällen kann eine Hypoglykämie sogar zur Ohnmacht führen.
Eine optimale Energiezufuhr muß also gleichmäßig erfolgen, d.h. die Assimilation der Kohlenhydrate muß langsam stattfinden. Zu hohe Blutzuckerspiegel bzw. Blutzuckerschwankungen müssen auf jeden Fall vermieden werden.
Bis vor einiger Zeit ging man davon aus, daß die Aufnahme umso langsamer erfolgt, je länger die Kohlenhydratketten sind. Der Zuckerspiegel im Blut sollte somit durch den Verzehr von langen Kohlenhydraten konstanter gehalten werden. Brot würde dieser Forderung gerecht werden. Es enthält ein Höchstmaß an langen Kohlenhydraten. Doch zeigen neuere Forschungen, daß die Länge des Kohlenhydrats nicht der entscheidende Faktor für die langsame Assimilation darstellt!
Jeder Diabetiker weiß heute, daß Weißbrot den Blutzuckerspiegel ansteigen läßt. Der für das Spritzen von Insulin relevante Glykämiewert beträgt hier 100. Weißer Tafelzucker läßt den Blutzucker noch schneller ansteigen. Hier beträgt der Glykämiewert 136. Obst jedoch, das reich an Fruktose und Glukose ist, besitzt gerade mal einen Glykämiewert von 50. Somit wird Obst deutlich langsamer assimiliert als Weißbrot. Obst läßt den Blutzuckerspiegel nur halb so schnell ansteigen wie Weißbrot.
Obst stellt somit, obwohl die in ihm gespeicherten Kohlenhydrate alles andere als lang sind, die ideale Energiezufuhr dar. Durch Obst kann der Blutzuckerspiegel über lange Zeit konstant gehalten werden. Es tritt also zu keiner Zeit ein überhöhter Blutzuckerspiegel mit anschließender Hypoglykämie auf.
Man weiß heute auch, warum die Zucker in Obst langsam assimiliert werden: Zum einen stellt das Kochen einen Faktor dar, der die Aufnahme von Zuckern beschleunigt und Kohlenhydrate schneller verwertbar macht, da es die Verdauungs-Enzymreaktion beschleunigt. Zum anderen sind in Obst etliche Stoffe enthalten, welche die Assimilierung verlangsamen. U.a. sind Pektine und Gelatine als solche

Stoffe bekannt geworden. Sie machen Obst zu den perfekten „langsamen" Kohlenhydraten!
Die in Obst enthaltene Fruktose ist also die ideale Energiequelle, nicht die in Weißbrot, Nudeln und Kartoffeln enthaltenen langkettigen Kohlenhydrate.
Noch langsamer werden die kurzkettigen Fettsäuren, die aus der Zellulose entstehen, assimiliert. Darauf folgen die Nahrungsfette aus Nüssen, Avocados.... Eiweiße werden im Normalfall nur in geringem Maße zur Energiegewinnung herangezogen.

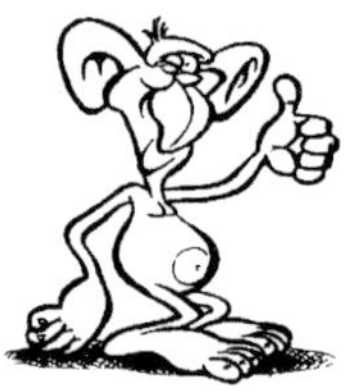

Merke:
Rohe Menschennahrung versorgt Dich optimal und gleichmäßig mit Energie.

Geschwindigkeit der Energielieferanten in der Menschennahrung

- Fruchtzucker aus dem Obst.
- Stärke aus Gemüsen.
- Kurzkettige Fettsäuren aus der Zellulose in der Menschennahrung.
- Fette aus Nüssen und Avocados.
- Eiweiße nur in Notfällen.

4. Nicht mal das Salz in der Suppe ist Dir zuträglich!

Das Salz in der menschlichen Nahrung ist vielleicht einer der größten Ernährungsfehler. Es stimmt zwar, daß der Mensch Natrium, das u.a. im Salz vorkommt, benötigt, doch muß dieses Element im Gleichgewicht mit anderen Mineralien stehen. So sollte das Kalium–Natrium-Gleichgewicht im Körper immer ausbalanciert sein. Gerade dieses

Gleichgewicht wird aber durch den übermäßigen Salzverzehr gestört. In der natürlichen Menschennahrung ist stets ein ausgewogenes Verhältnis dieser beiden Elemente gegeben. Jedes zusätzliche Natrium ist zuviel. Das viele Salz, das mit der stark gesalzenen Kochkost in den Körper gelangt, muß in Lösung gehalten werden. So entzieht es dem Körper Wasser. Es ist ein bißchen so wie Meerwasser zu trinken. Du nimmst zwar Flüssigkeit zu Dir, jedoch aufgrund des hohen Salzgehaltes raubt es dem Körper Wasser. Die Folge ist, daß der Mensch durch das Trinken von Meerwasser verdurstet! Durch gesalzene Speisen verdurstest Du zwar nicht gleich, doch leidet Dein Körper an Wassermangel. Jeder Zelle fehlt ein bißchen Wasser! Das ist auf Dauer nicht gesund (siehe *(III) 6. Wasser ist Leben:*)!
Auch beim Salzkonsum hilft Dir der Blick in die Natur um ein gesundes Verhalten zu finden: Isoliertes Salz kommt in der vom Menschen unberührten Natur nicht vor. Kein Lebewesen kann schließlich seine Nahrung salzen. Gesalzene Speisen zu verzehren ist ein völlig widernatürliches Verhalten, das nicht mit den menschlichen Genen in Einklang stehen kann. Esse Deine rohe, unveränderte Menschennahrung deshalb immer ungesalzen! In roher, unbehandelter Menschennahrung findest Du alle Mineralien die Du benötigst! Auch genügend Natrium!
Hinzu kommt eine Besonderheit der menschlichen Niere: Die gesamte menschliche Genetik hat sich an eine Ernährung gewöhnt, in der Natrium sehr knapp vorhanden war. Darauf hat sich auch Deine Niere eingerichtet. Sie ist darauf ausgelegt, möglichst wenig Natrium auszuscheiden. Deshalb besitzt sie einen Mechanismus, Natrium immer wieder aus dem Harn zurückzuresorbieren. Diese Aufgabe erfüllt Deine Niere auch noch in der heutigen Zeit auf großartige Weise! Doch wird das zu einem Problem, denn über die stark gesalzene Schlechtkost nimmt der Mensch viel zu große Natriummengen auf. Die Niere resorbiert nun nach wie vor dieses Element zurück. Das bedeutet, Du kannst das Übermaß an Salz nicht richtig ausscheiden. Die Folge ist eine immer größer werdende Natriumansammlung im Körper. Das natürliche Gleichgewicht wird gestört. Krankheit ist die Folge.
Da Natrium in der ursprünglichen Ernährung des Menschen eine Mangelware war, lernte nicht nur Dein Körper sehr wirtschaftlich mit dem wenigen umzugehen, nein auch Deine Intuition stellte sich auf diese

Situation ein: Sie gewährleistete dem Menschen trotz knappem Natriumangebot stets optimal damit versorgt zu sein. Die Intuition mußte dafür sorgen, genügend Natrium mit der Nahrung aufzunehmen. Auch heute funktioniert das noch auf diese Weise. Deshalb zieht es Dich zu stark gesalzener Kost. So macht erst das Salz die meisten Speisen für Dich so ansprechend.
Salz ist ein Stoff der Dich süchtig macht! Deine Intuition treibt Dich zu immer weiterem Konsum. Sie funktioniert wie zu Zeiten, in denen Salz eine Mangelware war und der Mensch noch darauf angewiesen, auch die geringsten Mengen in natürlicher Nahrung zu finden. Erst wenn Du zu absolut natürlicher, ungesalzener Menschennahrung zurückkehrst, wird Deine Intuition wieder ordnungsgemäß funktionieren und die natürliche Versorgung mit Natrium sicherstellen. Unterscheide also zwischen dem in der Menschennahrung natürlich vorkommenden Natrium und dem unnatürlichen Kochsalz. Ersteres ist für Deine Gesundheit enorm wichtig, letzteres macht Dich krank!

5. Industriezucker – tote Kohlenhydrate töten Dich!

Zucker (Plural, da es mehrere Arten von Zucker gibt) sind Energielieferanten für Deinen Körper. Sie kommen in der natürlichen Menschennahrung vor. Beispielsweise enthält Obst eine große Menge von Zucker: Den sogenannten Frucht- und Traubenzucker. Auch muß jedes andere Kohlenhydrat vor seiner Verwertung in Deinem Körper in Zucker umgebaut werden. Zucker ist ein für Deinen Körper enorm wichtiger Stoff. Du kannst ohne ihn nicht leben!
Doch ist es bei Zucker, ähnlich wie beim Natrium, wieder einmal wichtig, zwischen natürlichem Zucker und unnatürlichem isoliertem Industriezucker zu unterscheiden.
Natürlicher Zucker ist immer in einer ausgewogenen Verbindung mit Enzymen, Mineralstoffen, Wasser, Balaststoffen, Fetten und Eiweißen in einem natürlichen Nahrungsmittel enthalten. Isolierter Zucker hingegen ist aus dem Naturprodukt herausisoliert. Beispielsweise aus dem Zuckerrohr. Das Zuckerrohr wird zerquetscht und gepreßt. Der süße Saft wird dann mehrere Male bearbeitet und mit Chemikalien behandelt bis

schließlich der feine weiße kristalline Zucker entsteht, den Du als Tafelzucker im Laden kaufen kannst. Der so bearbeitete Zucker besitzt keinerlei Lebenskraft mehr. Er ist ein totes Produkt. - keine Menschennahrung! Das frische, rohe Zuckerrohr hingegen wäre noch eine vortreffliche Menschennahrung. Es enthält noch das natürliche Zusammenspiel der Stoffe und die Lebensenergie auf die Du genetisch eingerichtet bist.

Nicht der Zucker an sich ist also gesundheitsschädlich, sondern der isolierte, tote Zucker aus der menschlichen Herstellung.

Der isolierte Zucker raubt Deinem Körper die Mineralien und Vitalstoffe. Natürlich liefert Zucker eine gewisse Energiemenge. Doch um diese zu nützen, benötigt Dein Körper Mineralien und andere Vitalstoffe. Diese werden kurzerhand aus Deinen Knochen, den Zähnen, und anderem Körpergewebe entzogen.

Es wird Dich also nicht weiter wundern, daß der Verzehr dieses toten Fabrikzuckers zu einer Vielzahl von Krankheiten führt. Er schädigt die Zähne und den gesamten Verdauungstrakt, bringt Übergewicht, Diabetes, Krebs, Parodontose, Karies, Zahnverlust, verstärkt die Menstruationsbeschwerden bei Frauen, bewirkt Nervosität und Schwäche. Menschennahrung wird durch Beigabe von Zucker weitgehend wertlos. Zucker hat nämlich eine stark übersäuernde Wirkung, die selbst durch einen Anteil gesunder Menschennahrung nicht aufgehoben werden kann. Die gesamte Verdauung wird sauer und es bedarf einiger Zeit um diese Übersäuerung wieder zu neutralisieren.

Isolierter Zucker überlastet die Bauchspeicheldrüse. Sie reagiert mit zu starker Insulinproduktion. Die Folge ist, daß der gesamte aufgenommene Zucker sofort von der Leber in Form von Glykogen gespeichert wird. Dieses wird dann später als Fett in den Fettzellen Deines Körpers eingelagert.

Im Blut bleibt zu wenig Zucker übrig. Es entsteht eine sogenannte Hypoglykämie (=Unterzucker). Das kann so weit gehen, daß der Betroffene ins Koma fällt. Werden die Inselzellen der Bauchspeicheldrüse auf diese Weise ständig überlastet, dann stellen sie ihre insulinbildende Funktion ein. Es entsteht Diabetes (=Zuckerkrankheit).

Bei natürlichen Zuckern in der rohen, unbehandelten Menschennahrung wird dieses Problem nie auftreten, denn die Zucker sind so im organischen Verbund, daß sie nur langsam ins Blut gelangen und nur eine mäßige Insulinreaktion auslösen. Hierfür ist der menschliche Organismus programmiert. Es entsteht keine Insulinüberproduktion und kein Unterzucker. Natürlicher in der rohen Menschennahrung enthaltener Zucker ist eine vorzügliche Energiequelle für Dich!
Der isolierte Zucker regt Dich immer dazu an mehr zu essen, da durch das Fehlen jeglicher Ballaststoffe, den hohen Kaloriengehalt und die Blutzuckerschwankungen ein ständiges Hungergefühl entsteht. So ist es zu erklären, daß Dein Übergewicht verschwindet, wenn Du Zucker und Süßigkeiten von Deinem Speisezettel streichst. Rohe, natürliche Menschennahrung schmeckt im Naturzustand gut, sie sättigt und führt zur Gesundheit. Nur mit ihr funktioniert Deine Nahrungsintuition!
(siehe *(V) Die Nahrungsintuition - Schlüssel zum Genuß*)

Merke:
Industriezucker ist wie Kochsalz, ein von Menschenhand isoliertes Produkt.
Er bringt Krankheit!

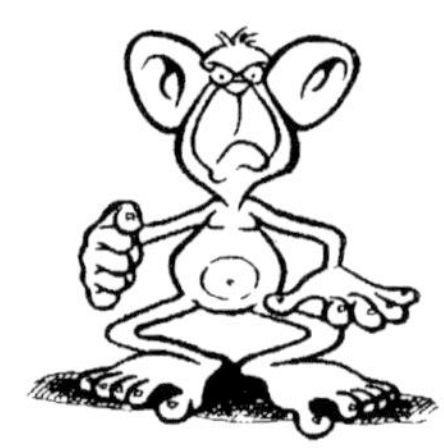

6. „Junk Food" – offensichtlich natur- und gesundheitsfern!

Mehr als 80% der heute in den Supermärkten verkauften Nahrungsmittel sind stark verarbeitet. Sie sind so weit von der natürlichen Menschennahrung entfernt wie der Teufel vom Weihwasser. Ebenso sind Limonaden, Chips, Cornflakes, Kekse, Kuchen, industriell gefertigte Snacks und andere Kleinigkeiten von nicht zu unterschätzender Schädlichkeit. Sie sind zu fettreich, zu salzig, zu zuckerhaltig und alle mit chemischen Geschmacksverstärkern, Konservierungsstoffen oder ähnlichem versehen.

Auch in den Schnellimbissen findest Du nichts Besseres:
Pommes Frittes als totgekochte Kartoffeln, die vor Fett triefen, Zusätze enthalten und Deinen Cholesterinspiegel zu Höhenflügen ermutigen.
brötchenähnliche Produkte, die optisch und geschmacklich eher an Schaumstoff erinnern.
Darauf Fleisch der übelsten Sorte: Von mit Hormonen behandelten Tieren aus der Massentierhaltung. Was nicht mehr anderweitig verarbeitet werden kann, wird zu Fleischklößen gepreßt und im Schnellimbiß angeboten.
Ein vor Pestiziden nur so strotzendes, kraftloses Salatblatt soll Dich noch täuschen und Dir Gesundheit vorgaukeln. Doch diesen Trick durchschaust Du hoffentlich.
Anderorts findest Du frittierte Fischabfälle angeboten. Alles voller Chemie und das Übelste was Du Deiner Gesundheit antun kannst.

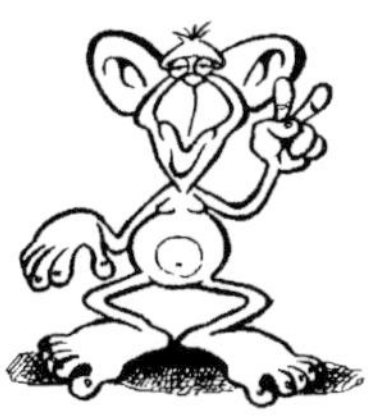

Merke:
Meide alles was Dir in Schnellimbissen angeboten wird.
Es führt Dich „schnell zur Krankheit“

6.1. Die Werbung hat Dich fest im Griff! - Wie lange noch?

Diese schon augenscheinlich gesundheitsschädlichen Produkte können überhaupt nur durch einen enormen Werbeaufwand verkauft werden. Über 80% der Nahrungsmittelwerbung preist zweifelsohne "Junk Food" an. Die restlichen 20% widmen sich größtenteils Fertiggerichten, die nur wenig besser sind als Süßigkeiten, Snacks, Riegel und Chips.
Ein Großteil der Werbung wendet sich vor allem an Kinder. So werden die Bedürfnisse nach solch krankmachender Nahrung in einem entscheidenden Alter geweckt. Der Mensch wächst als Konsum - Marionette heran. Die Eltern unterstützen die Werbestrategie oft unwissend und ohne es wirklich zu wollen. Sie "belohnen" ihre Sprößlinge mit solchen schädlichen Produkten. So wird in das Unterbewußtsein der Kinder der Grundstock für die spätere Sucht nach

Schlechtkost gelegt. In einem Alter in dem Du dann eigentlich erkennen müßtest was gesund ist und was nicht, hat Dich die Sucht schon so im Griff, daß Du sie nur noch mit größter Anstrengung überwinden kannst. Du siehst, eine ausgeklügelte Werbestrategie, die Dich hilflos immer weiter zum Konsum schädlicher Nahrung treibt.
Wie erfolgreich diese Werbestrategie ist zeigt Dir untenstehende Tabelle:

Junk – Food	
Trotz der Schädlichkeit all des Junk Foods spricht die Statistik eine klare Sprache: Diese Produkte machen einen erheblichen Anteil der Ernährung in den Industrieländern aus. Jährlich verzehrt der Durchschnittsindustriebürger in etwa:	
45 kg	isolierten, raffinierten, toten, weißen Zucker
25 kg	Fett und Öl
300 Dosen oder Flaschen	Chemiegetränke wie Cola oder Limo
76 Liter	Eiskreme
8 kg	Süßigkeiten
2 kg	Kartoffelchips
30 kg	Kekse und Kuchen

Auf den wöchentlichen Konsum heruntergerechnet erscheint die Tabelle noch erschreckender:
- 7 Flaschen Limonade
- 1 Packung Kaugummi
- 2 Liter Eiskrem
- 60 Gramm Chips
- 500 Gramm Kekse und Kuchen
- 160 Gramm Süßigkeiten

Der heutige durchschnittliche Kulturbürger ernährt sich zu über 50% von "Junk Food". Hier sind andere Schlechtkostprodukte wie Weißmehl, Alkohol, Kaffee und Marmelade noch nicht einmal mit eingerechnet. "Junk Food" ist Nahrung, die außergewöhnlich viel Salz, Fett oder Zucker enthält. Nährstoffe aber entbehren diese Produkte fast völlig. Du führst Dir mit "Junk Food" also viele Kalorien ohne Vitalstoffe zu. Es handelt sich um "tote Kalorien". Kalorien die Dir langfristig keine Energie liefern, sondern Dich nur fett und krank machen! Davon ißt

durchschnittlich jeder Mensch, vom Säugling bis zum Greis, 300kg pro Jahr!
Sage Dich los von der Fremdmanipulation! Nimm Dein Leben selbst in die Hand und entscheide selbst, was gut ist für Dich und was nicht!

6.2. Süßigkeiten – Werden unsere Kinder systematisch vergiftet?

Süßigkeiten sind nichts anderes als "Junk Food" von seiner übelsten Seite. Sie enthalten Zucker, oder besser ausgedrückt, sie bestehen fast nur aus Zucker und ein paar Geschmacksverstärkern, Konservierungs- und Farbstoffen, Geliermitteln und was sonst noch an chemischem krankmachendem Dreck nötig ist, um „Zucker" in eine verführerische Form zu bringen.
--- und diese Zusätze haben es in sich. Es würde den Rahmen dieses Buches sprengen, Dir die Schädlichkeit jeder einzelnen Substanz zu erläutern. Es gibt tausende von chemischen Nahrungszusätzen und eine ist schädlicher als die andere. Manchmal findest Du sie als E-Nummern auf den Verpackungen. Das ist schon mal verdächtig. Hier klingt wahrscheinlich der richtige Name so ungesund, daß sich der Hersteller ihn nicht zu erwähnen traut. Doch auch Bezeichnungen wie naturidentische Aromastoffe oder ähnliches deuten es an: Diese Produkte sind keine Menschennahrung.
Mit ihnen wird der junge Mensch von Anfang an krank gemacht. Enormer Werbeaufwand wird betrieben, um auch sicherzugehen wirklich jeden zu erreichen. Werfe am besten den Fernseher aus Deiner Wohnung. Hast Du es nicht auch satt, ständig Verkäufer in Deinem Wohnzimmer zu haben, die Deinem Kind Lügen erzählen?
Doch selbst wenn Du ihm die aggressive Fernsehwerbung ersparst, wird es in Kindergarten und Schule durch die Freunde damit in Berührung kommen. Es ist also Deine Aufgabe, als liebende Mutter/liebender Vater, hier frühzeitig Aufklärungsarbeit zu leisten. Schon sehr früh versteht ein Kind: "Süßigkeiten machen Deine Zähne kaputt - und die tun dann weh!". Lehre Dein Kind, alles kritisch zu hinterfragen. Sage ihm, daß in der Werbung oft nicht die Wahrheit gesagt wird. Sage ihm, daß Werbung

nur dazu dient minderwertige Produkte zu verkaufen. Hochwertige Produkte benötigen keine Werbung. Mache ihm klar, daß oft nicht richtig ist, was alle tun, daß man sich dem Gruppenzwang entgegenstellen muß. Das sind Lehren, die Deinem Kind nicht nur im Bereich der Ernährung nutzen, sondern es auch im Leben zu einer wertvollen und selbständigen Persönlichkeit werden lassen! Die Welt braucht Menschen die eigenständig denken und bereit sind, veraltete Normen zu erneuern! Lämmer gibt es schon genug. Lämmer, die alles glauben was man ihnen sagt, alles kritiklos hinnehmen und ohne zu murren ausführen, was auch immer ihnen der "Hirte" befiehlt. Die wohl dunkelsten Beispiele Massendenkens sind wohl in der deutschen Geschichte des dritten Reiches zu finden. Lehre Dein Kind selbständig zu denken und zu seiner Meinung zu stehen! Lehre es, sich nicht von der Masse oder der Werbung leiten zu lassen.
....Manchmal denke ich mir, da steckt System dahinter: Von klein auf wird dem Menschen durch Werbung und Medien erklärt, was er zu tun, zu wollen und zu denken hat. Es wird ihm beigebracht was "man" so macht und was "man" eben nicht macht. Durch Nahrung werden dann die manipulierten Geschöpfe noch mehr geschwächt und die Gedankenkraft so vermindert, daß sie gar nicht mehr merken: Wir werden hier eigentlich nur für blöd verkauft! Brot und Spiele - das altbewährte Rezept, damit die Untertanen auch stumm und kommentarlos alles mit sich machen lassen.... Doch nein, solche Gedanken möchte ich lieber gar nicht weiterspinnen....
Wahrscheinlich ist nur die Profitgier des Menschen daran schuld.

6.3. Verkauft sich der Mensch selbst an das wirtschaftliche Wachstum?

Die starke Präsenz der verarbeiteten Nahrung hat sicherlich vor allem wirtschaftliche Gründe. Sie können erheblich teurer verkauft werden als sie in der Herstellung kosteten. Sie füllen damit weit mehr die Taschen der Hersteller und Verkäufer als Obst, Gemüse und Nüsse. Daher wird die Obstabteilung in den Kaufhäusern auch immer mehr in die Ecken gedrängt. Für sie kann auch kaum geworben werden. Eine Kartoffel ist eben nur eine Kartoffel. Sie ist nur ein paar Pfennig wert. Doch geschnitten, gebraten in Öl, mit viel Salz, Konservierungsstoffen, Farbzusätzen, Geschmacksverstärkern und künstlichem Aroma versehen, und in einer Hochglanz-Tüte mit leuchtendem, werbewirksamem Aufdruck ist sie schon 10 bis 20 mal so teuer. Von all diesem "Junk Food" wie den Kartoffelchips aus obigem Beispiel entfällt nur ein Bruchteil des Endpreises auf das ursprüngliche Naturprodukt. Im Durchschnitt zahlst Du von jeder Mark die Du für "Junk Food" ausgibst:

- **10 Pfennig** für das ursprüngliche Naturprodukt.
- **6 Pfennig** für Konservierungsstoffe, Farbstoffe, Geschmacksverstärkern und künstlichen Aromen.
- **17 Pfennig** für die Werbung.
- **12 Pfennig** für die Verpackung.
- **55 Pfennig** für den Handel und die Verarbeitung.

Bei unveränderten Naturprodukten zahlst Du mit einer Mark ganze

- **65 Pfennig** für das Produkt und nur
- **45 Pfennig** nehmen Transport und Handelsspanne in Anspruch.

Für verarbeitete Nahrungsmittel zahlst Du also nicht nur mit Deiner Gesundheit, sondern Du gibst auch noch fünf bis zwanzig mal soviel Geld aus wie für das ursprüngliche Produkt. Noch einmal soviel zahlst Du wenn Du die Kosten mit einrechnest, die später durch die daraus entstehenden Krankheiten resultieren.

Allein Werbung und Verpackung machen verarbeitete Nahrungsmittel teurer und damit profitabler. Ja, ohne sie gäbe es wahrscheinlich gar kein "Junk Food", denn wer würde Dir denn sagen, daß Du den oder jenen Riegel benötigst um Dich gut zu fühlen?

Natürlich wissen auch die Betreiber eines Supermarktes womit sie am meisten Gewinn erzielen..... mit "Junk Food". So werden die Produkte dementsprechend plazieret. Du kannst sie im Laden gar nicht übersehen. Durch die Musik, die immense Auswahl und andere Werbestrategien werden Deine Sinne so geblendet, daß Dein analysierender Verstand aussetzt. Beim Anblick eines Produktes erzeugt Dein Unterbewußtsein das Verlangen danach...- Die Werbespots haben gewirkt. Vielleicht kennst Du die Situation: Du stehst gerade vor Deinem Auto, packst Die soeben gekauften Produkte ein und fragst Dich, warum habe ich eigentlich diese Chips gekauft und warum liegen hier die vielen

Schokoriegel? In der Tat ergeben Umfragen, daß die Kaufentscheidung für Chips, Schokoriegel und ähnliches in ca. 90% der Einkäufe erst im Geschäft geboren wurde. Wer geht auch schon in den Laden, um sich mal schnell ein bißchen "Junk Food" zu besorgen? Um Dich erst gar nicht diesen Werbetricks auszusetzen, überlege Dir vorher was Du einkaufen willst. Gehe dann schnurstracks dorthin wo es dieses gibt und verlasse den Laden so schnell wie möglich. Gib Deinem Unterbewußtsein erst gar keine Zeit, auf die ansprechend verpackten "Junk Food"- Artikel und die Fertiggerichte zu reagieren! Denn wenn Dein Unterbewußtsein erst mal aufbegehrt, dann hast Du wirklich schlechte Karten. Es assoziiert das "Junk Food" mit Situationen, Werbesprüchen und mit Konditionierungen aus der Kindheit. Mit dem Lob zum Beispiel, das die Mutter Dir für Deine gute Klassenarbeit aussprach und Dir dafür einen Schokoriegel gab. Das sind tiefe Prägungen. Du kannst sie nicht mehr bewußt wahrnehmen und spürst nur noch das brennende Verlangen!

6.4. Vitaminzusätze - In Wahrheit nichts als Werbegags!

Heute versuchen nun "Junk Food" - Hersteller ihrem Produkt noch den modernen gesundheitsbewußten Anstrich zu verpassen. Sie fügen chemisch hergestellte Vitamine im Wert von wenigen Pfennigen zu. Nun werben sie vollmundig: "Deckt 90% des Vitamin XY - Bedarfs!" "Enthält das Beste aus 200 Litern Milch!" "Versorgt Sie mit einem Drittel der Tagesdosis von 20 wichtigen Stoffen!". Sie können so ihr Produkt gleich um viele Mark teurer verkaufen. Trotzdem bleiben es tote Kalorien. Der Mensch wird die Natur nie kopieren können. Vielleicht ist wirklich das eine oder andere Vitamin in dem Nahrungsmittel. Nie sind aber alle Stoffe enthalten, die für Dich wichtig sind. Sonst wäre es wieder das absolut unveränderte Naturprodukt! Überdies kann das eine oder andere zugesetzte Vitamin Deinen Körper auch nicht über den viel zu hohen Zuckergehalt hinwegtrösten. Auch die Farbstoffe, Konservierungszusätze, Geschmacksverstärker und künstliche Aromata können von Deinem Körper nicht wegdiskutiert werden. Deinen Geist mögen die Werbesprüche vielleicht täuschen. Deinen Körper aber nie! Er wird Dir früher oder später die Quittung für Dein Verhalten geben! Es ist überdies auch sehr zweifelhaft, ob die chemisch erzeugten Vitamine überhaupt von Deinem Körper aufgenommen werden können. Sie sind völlig aus ihrem natürlichen Verbund herausgelöst!

7. Kaffee und Tee – die Peitsche für das kranke Pferd!

Die meisten Menschen sind sich nicht bewußt, welches Gift sie sich tagtäglich zuführen. Jeden Morgen weckt sich der Industriebürger aufs neue mit Kaffee. Dabei kann wohl kaum einer abschätzen, was er sich damit antut. 91% der Bevölkerung der Industrieländer trinken regelmäßig Tee und Kaffee. 50% konsumieren dabei täglich durchschnittlich mehr als 2 Tassen. Ein Viertel der Menschen trinken sogar 4 Tassen und mehr im Tagesdurchschnitt.
Das Coffein im Kaffee ist ein tödliches Gift! Da Du es bei Deinem täglichen Konsum nie in sehr hoher Dosierung konsumierst und Dein Körper sich langsam daran gewöhnt hat, stirbst Du nicht sofort. Doch die Schäden treten früher oder später auf.
Heute gilt es als erwiesen, daß Menschen die fünf oder mehr Tassen Kaffee am Tag trinken, das doppelte Risiko eines Herzinfarktes tragen, im Vergleich zu Menschen die keinen Kaffee zu sich nehmen. Weiterhin steht der Kaffeekonsum mit Diabetes, Nierenversagen, Fehlgeburten und Pankreaskarzinomen (=Bauchspeicheldrüsenkrebs) in Zusammenhang. Vermutet werden Zusammenhänge zu Herz-Rhythmus-Störungen, Atemschwierigkeiten, Zittern, unruhiger Schlaf, Nervosität, Konzentrationsschwäche, Unterzucker, Hypercholesterinämie (=erhöhter Cholesterinspiegel im Blut), Bluthochdruck, Blutniederdruck, Brust – und Blasenkrebs, und Manische Depressionen.
Der Kampf Deines Körpers gegen das Gift Coffein benötigt 25% Deines Energieumsatzes! Das ist die aufputschende Wirkung des Kaffees. Kaffee macht Dich munter, weil Dein Körper sich gegen das Gift wehrt und es schnell wieder hinaus befördern möchte.
Das wahrhaft teuflische am Coffein aber ist nicht nur seine krankmachende Wirkung, sondern auch die Tatsache, daß es süchtig

macht. Das bedeutet, es wird Dich einige Tage und eine gehörige Portion Willenskraft kosten um dieses Gift von Deinem Speisezettel zu streichen. Schon am ersten Tag Deiner Kaffeeabstinenz wirst Du Kopfschmerzen verspüren. Du bist reizbar, unfähig einen klaren Gedanken zu fassen, nervös und ruhelos. Depressionen, Schnupfen, Zittern, Fieber und Kältegefühl können folgen. Kaffee ist ein Suchtmittel, das sowohl physisch als auch psychisch krank macht. Doch mit dem nötigen Willen kannst Du diese Sucht bereits nach drei Tagen Abstinenz eindämmen. Die Entzugserscheinungen werden erst nach mindestens drei Wochen verschwinden. Nun hüte Dich aber vor einem Rückfall! Schon die kleinste Ausnahme wird Dich bald wieder zu Deinem regelmäßigen Kaffeekonsum führen. Sei froh, das giftige Zeug nicht mehr zu benötigen. Lebe konsequent ohne Kaffee!
Mit im Tee enthaltenem Teein verhält es sich im Prinzip ähnlich wie mit Coffein. Auch Cola enthält, wie Du sicher schon weißt, Coffein und ist daher gesundheitsschädlich. Kakao und heiße Schokolade enthalten Theobromin und Theophyllin. Sie sind dem Coffein in ihrer Wirkung sehr ähnlich. Sie sind Gift für Deinen Körper!

9. Alkohol – the highway to hell!

Alkohol ist eine Droge. Sie steht in nichts den illegalen Suchtmitteln nach. Alkohol besitzt ein großes Potential, Dich physisch und psychisch abhängig zu machen. Er wird von Fachleuten sogar für gefährlicher als etliche der verbotenen Substanzen eingestuft. Nicht umsonst gibt es in Deutschland mindestens 2 Millionen Alkoholiker und die Dunkelziffer ist weit höher. Der Großteil der Bevölkerung trinkt täglich ein bis zwei alkoholische Getränke.... – Und die meisten könnten darauf nicht verzichten! Daran zeigt sich, wie abhängig selbst geringer Alkoholkonsum macht!
Dabei ist die schädliche Wirkung des Alkohols hinreichend bekannt: Leberverfettung, Leberzirrhose (=diffuse chronische Lebererkrankung), Herzinfarkt und Gehirnschädigungen. Die Wirkung des Alkohols auf das Gehirn ist wohl die verheerendste. Alkohol wird vom Darm direkt ins Blut aufgenommen und kann die Blut - Hirnschranke problemlos

durchschreiten. Im Gehirn bewirkt er sein grausames Spiel. Er betäubt Nerven und führt zu einem Rauschzustand. Dabei schädigt er viele Gehirnzellen irreversibel. Ein Vollrausch tötet bereits einige Millionen (1.000.000!!!!) Gehirnzellen. Du siehst es den betreffenden Personen an: Wer sein Leben lang Alkohol konsumierte, der ist „nicht mehr besonders helle", wie man so sagt. Sein Gang ist dauerhaft schwankend, sein Blick verschwommen und seine Sprache verwaschen.
Um Schäden zu bewirken, mußt Du nicht einmal große Mengen Alkohol konsumieren. Selbst kleinste Mengen bringen Gefahr mit sich. Der verbreitete Irrglauben mäßiger Alkoholkonsum schütze vor Herzinfarkt, kann nun wissenschaftlich ins Reich der Märchen verbannt werden. Du kannst getrost annehmen, daß Alkohol im Gegenteil das Herz schädigt. Alkohol hat nichts in einer gesunden Ernährung verloren. Auch nicht in kleinsten Mengen!
Vielleicht wirst Du nun einfügen, Alkohol entstünde ja auch in gärenden Früchten. Doch probiere diese nur einmal! Du wirst es sofort merken: Deine Nahrungsintuition hält Dich vom Verzehr dieser ab (siehe *(V) Die Nahrungsintuition - Schlüssel zum Genuß*). So weise ist Dein Körper eingerichtet. In seiner natürlichen Umgebung wird es Dir nicht möglich sein, ein für Deine Gesundheit schädliches Produkt zu finden, das Du mit Genuß verzehren kannst. Dein Geschmackssinn schützt Dich vor allem Schädlichen, sofern es sich noch im Naturzustand befindet!
Nur keine Angst, Du wirst auch ohne Alkohol genügend Spaß am Leben haben! Du kannst genauso feiern wie bisher. Trinke einfach Wasser statt Whisky! Um locker zu sein mußt Du nicht besoffen sein, schalte einfach in Deinem Gehirn auf Freude und Spaß! Das wirkt wie eine Glücksdroge. Der einzige Unterschied ist, daß Du auch am nächsten Morgen noch auf Freude und Spaß programmiert bist und Dich nicht mit einem Kater im Bett wälzt! Wenn Du nicht weißt wo der Schalter zum Glücklichsein ist:
- probier's mal mit Lachen!

10. Zigaretten – Selbstmord auf Raten!

Dieses Buch beschäftigt sich im Grunde nur mit der menschlichen Ernährung. Doch ist gerade das Rauchen eine so gesundheitsschädliche Angewohnheit, daß ihm hier trotzdem einiger Platz gewidmet werden soll.
Dir ist es ja sicherlich auch nicht neu, daß der Zug an der Zigarette höchst gesundheitsschädlich ist. Es ist schon allgemein bekannt, daß ein regelmäßiger Raucher ein um das 20-fache erhöhte Lungenkrebsrisiko trägt als ein Nichtraucher. Auch chronische Bronchitis ist eine typische Raucherkrankheit. Die Tatsache, daß Rauchen noch überdies die Arteriosklerose fördert, das Herzinfarktrisiko verdoppelt und bei einer Schwangerschaft das werdende Leben gefährdet, wird häufig ganz außer acht gelassen.
Die gesundheitlichen Risiken des Rauchens kommen nicht von ungefähr. Zigarettenrauch enthält mehr als 3000 giftige Substanzen. Diese können mit der Entstehung der Krankheiten in Verbindung gebracht werden. Kohlenmonoxid, Nikotin, Teer und Rauchpartikel sind die gefährlichsten unter diesen:

- **Kohlenmonoxid** ist ein giftiges Gas. Seine Giftigkeit wird dadurch bewirkt, daß es eine um das 250 - fache höhere Bindungstendenz an das Hämoglobin besitzt als der Sauerstoff selbst. Somit tritt es mit Sauerstoff in Konkurrenz und verhindert, daß dieser in ausreichendem Maße an das Hämoglobin gebunden wird. Darüber hinaus verschlechtert Kohlenmonoxid die Fähigkeit des Hämoglobins, seinen gebundenen Sauerstoff in das Körpergewebe abzugeben.

  Diese beiden Faktoren bewirken, daß der gesamte Körper schlecht mit Sauerstoff versorgt wird. Sauerstoff ist aber für ein ordnungsgemäßes Funktionieren des gesamten Körpers unumgänglich. Die Zahl der Hämoglobinmoleküle die so vom Kohlenmonoxid blockiert werden, beträgt bei Rauchern 2 bis 15%. Genug, um eine deutliche Sauerstoffunterversorgung in Form einer leichten Kohlenmonoxidvergiftung zu bewirken.

Die Symptome dieser Kohlenmonoxidvergiftung sind Kopfschmerzen, Krämpfe, Pupillenerweiterung, Verwirrung, Dyspnoe (= Atemnot), Vertigo (= Schwindel) bis hin zum Koma.
Doch damit nicht genug. Im Körper bindet sich Kohlenmonoxid auch an andere Moleküle, bevorzugt an das in allen Muskeln enthaltene Myogobin und blockiert somit nochmals die Sauerstoffversorgung des entsprechenden Muskels. Es ist zu vermuten, daß dieser Vorgang im Herzmuskel, der einen hohen Sauerstoffbedarf hat, zu Herzinfarkt führt.
Ferner ist noch erwiesen, daß Kohlenmonoxid in einer Dosierung, der sich Raucher täglich aussetzen, die Arteriosklerose beschleunigt. Eine weitere Verschlechterung der Sauerstoffversorgung wird hierdurch hervorgerufen.

- **Nikotin** steht in seiner Schädlichkeit dem Kohlenmonoxid in nichts nach. Nikotin ist eine farblose, ölige Substanz. Ein Alkaloid. Es schmeckt bitter und scharf. Vor Nikotin in natürlichem Verbund wird Dich Deine Intuition warnen. Die Tabakblätter werden in aufwendigen Verfahren verarbeitet. Nur so kann ein solch starkes Gift ohne intuitive Abstoßung konsumiert werden. (siehe *(V) Die Nahrungsintuition - Schlüssel zum Genuß*)

  Das Nikotin wirkt besonders stark auf das Nervensystem. Es zeigt sich allgemein von seiner anregenden Seite. Diese anregende Wirkung ist auch eine der Gründe, warum es einem Raucher so schwer fällt das Rauchen zu lassen. Sie wird dadurch hervorgerufen, daß Nikotin eine giftige Substanz ist und der Körper eine Abwehrreaktion einleitet. Eine dauernde Stimulierung des Körpers mit einem so giftigen Stoff führt bald zu Krankheit. Es schwächt den ganzen Körper mit all seinen Organen. Es kann zu Herzanfällen, Magen– und Darmgeschwüren ebenso beitragen wie zu Tachiokardie (=Herzrasen).

  Nikotin fördert die Freisetzung von Katecholaminen. Das sind Hormone, die in der Nebenniere gebildet werden und eine Streßreaktion darstellen. Solche Hormone sind das Adrenalin und Noradrenalin. Sie wirken auf das Nervensystem und somit auf Herz, Kreislauf, Verdauung und die Temperaturregulation. Der ganze Körper wird auf Alarmbereitschaft gestellt. Die Blutgefäße werden verengt, die Herzfrequenz und der Blutdruck steigen. Damit erhöht sich das Herzinfarktrisiko. Überdies bewirken dieselben Hormone die Freisetzung von Fettsäuren aus den Adipozyten (=Fettzellen). Dies hat zur Folge, daß die Erythrozyten (=rote Blutzellen, die Sauerstoff transportieren) verklumpen. Eine verminderte Sauerstoffversorgung ist das Ergebnis. Verstärkt wird dieser Effekt dadurch, daß Nikotin auch die Bauchspeicheldrüse hemmt Bikarbonat zu produzieren. Eine Übersäuerung des Blutes und damit ein weiteres Verklumpen der Erythrozyten ist die Folge.

- **Teer** ist ein weiterer Bestandteil des Zigarettenqualmes. Er ist die Substanz, die Krebs verursacht. In der Tat sind über 90% der Lungen- und Atemwegs- Krebserkrankungen ursächlich auf das Rauchen zurückzuführen. Vor allem der Kehlkopf ist bei Rauchern sehr krebsanfällig. Doch Raucher sind meist so süchtig, daß sie selbst durch den künstlichen Luftausgang ihres Kehlkopfimplantates weiterrauchen. Sie beschwören mit ihrem unvernünftigen Verhalten schon den nächsten Krebs herauf. Die Beine haben sie meist schon vorher verloren. Es ist ein wirklich schockierender Anblick, einen Raucher im Rollstuhl durch seine künstliche Atemöffnung am Kehlkopfimplantat rauchen zu sehen. Doch es ist keine Seltenheit. Halte Dir das Bild nur einmal vor Augen. Vielleicht gibt Dir das die Kraft, das Rauchen aufzugeben. Mit eisernem Willen und genügend Motivation schaffst Du es bestimmt. Lies dazu noch im Kapitel „Von Frußtfressern und Zuckersüchtigen“. Die Tabaksucht kannst Du ähnlich überwinden wie die Zuckersucht. Auch unter „Umstellung“ findest Du wertvolle Tips.
- **Rauchpartikel** setzen dem giftigen Cocktail, den sich ein Raucher alltäglich in die Lungen zieht, die Krone auf. Bis zu einem Viertel des eingeatmeten Qualms setzt sich in der Lunge fest. Die Lunge ist ein filigranes Organ. Es besteht aus vielen Millionen winzig kleiner Bläschen. Mit der Zeit setzen sie sich mit dem Ruß der Zigaretten zu. Die Lunge kann nicht mehr richtig atmen. Die Sauerstoffaufnahme ist vermindert. Langfristig bildet sich in der Lunge Narbengewebe, das seine Funktion völlig eingestellt hat. Diese Rußpartikel sind es auch, die Dich bei der ersten Zigarette zum Husten veranlassen. Doch mit

der Zeit wird die Lunge so abgestumpft, daß sie nicht mehr im Stande ist sich gegen den eindringenden Dreck zur Wehr zu setzen.

Abschließend und zusammenfassend ist über das Rauchen festzustellen: Die Tabakpflanze ist eine von sich aus giftige Pflanze. Doch die Verarbeitung zu Zigaretten verstärkt diese Schädlichkeit für den Menschen nochmals. Selbst eine eßbare Pflanze wäre nach diesen Verarbeitungsvorgängen stark gesundheitsschädlich. Das Inhalieren des Qualms dieser Pflanze stellt ein Höchstmaß an naturwidrigem Verhalten dar. Darauf sind Deine Gene nicht eingestellt. Rauch einer giftigen Pflanze zu inhalieren, deren Giftwirkung durch die Verarbeitung noch gesteigert wurde, ist purer Selbstmord!

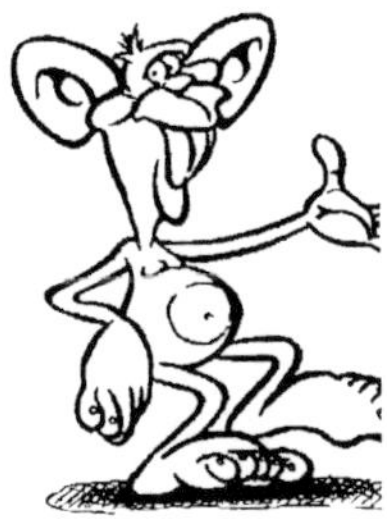

Merke:
Der Raucher teert die Straße für den Krebs
- Selbstmord auf Raten-

Doch wem sage ich das? Den meisten Rauchern ist das bewußt! Schon auf jeder Zigarettenpackung steht ja der obligatorische Warnsatz des Gesundheitsministers. Doch Raucher sind hier offensichtlich besonders unempfindlich. Sie lassen bis zum bitteren Ende nicht von ihrem Laster ab. Vor der Hals-Nasen-Ohren-Klinik auf den Bänken im Hof bietet sich mir allzu oft ein bestürzendes und erschreckendes Bild. Da sitzen und stehen eine Gruppe Raucher. Manche mit amputierten Beinen, manche frisch verbunden und rauchen durch ihre Kehlkopfprotese! Was reizt einen Menschen so am Rauchen, was es wert sein könnte sich ein so grauenvolles Ende zu schaffen? Vielleicht fehlt es den Rauchern am Spaß am Leben und die Zigarette ist Ausdruck ihrer unbewußten Sehnsucht nach dem Tod?
Du lieber Leser, werde Dir bewußt: Das Leben kann Dir noch viel bieten. Viele Genüsse warten noch auf Dich... solange Du Dich Deiner Gesundheit erfreuen kannst! Wiefiel Schönes gibt es zu sehen und zu

erleben? Bleibe gesund und nimm Dein Leben in die Hand. Schaffe Dir Dein eigenes Paradies auf Erden!

11. Illegale Drogen – die verzweifelte Suche nach dem Kick!

Das Thema "illegale Drogen" im Rahmen dieses Buches ausführlich zu behandeln scheint mir reichlich unnötig. Jedes Kind weiß ja, daß Haschisch, Marihuana, LSD, Crack, Speed, Amvitamine, Heroin und wie sie alle heißen höchst gesundheitsschädlich sind. Nicht umsonst wurden sie vom Gesetzgeber für illegal erklärt. Es sind Produkte, die allein dazu konzipiert wurden, Deine Sinne zu umnebeln und Dich krank zu machen.

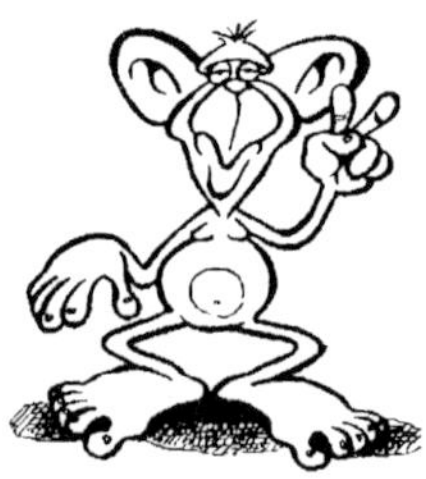

Merke:
Kaffee, Alkohol, Zigaretten, illegale Drogen
sind die Schnellstraße zur Hölle der Krankheiten.

Drogen sind der verzweifelte Versuch, einer trist erscheinenden Realität zu entfliehen. Hast Du das wirklich nötig? Erkenne wieder die Freude am Leben. Du brauchst keine Scheinwelten um glücklich zu sein! Mit klarem Geist siehst Du besser die Schönheit des Momentes der sich Leben nennt!

Falls Du glaubst, nicht die Kraft dafür aufzubringen: Was hältst Du davon, Dir helfen zu lassen. Es gibt diverse Möglichkeiten. Du mußt es nur wirklich wollen!

12. Und immer mehr Zivilisationskost – mit Elan dem Abgrund entgegen!

Wenn Du Dich gesund ernähren willst, dann streiche alles, ich betone es nochmals: ALLES von Menschenhand Zubereitete von Deinem Speisezettel: Keine Konserven, kein Backen, Braten, Kochen, Frittieren, Grillen, kein Vergorenes, keine Farbstoffe, keine Industrieprodukte, keine isolierten Nahrungsbestandteile, keine Geschmacksveränderungen, kein Salz, kein Zucker!
Selbstverständlich ist die Liste der unnatürlichen und damit ungesunden Nahrungsmittel noch lange nicht vollständig. Es würde zu weit führen, alle Nahrungsmittel aufzuzählen, die der menschlichen Gesundheit nicht zuträglich sind. Der Mensch ist unglaublich einfallsreich, wenn es um das Ersinnen von für ihn schädlichen Dingen geht! Du wirst aber nun auch selbst wissen, daß viele Produkte der modernen Schlechtkost aufgrund der fehlenden genetischen Anpassung keine gesunde Menschennahrung sein können. Eine genauere Begründung über deren Schädlichkeit im einzelnen ist gar nicht mehr nötig. Es wird Dir auch nicht schwer fallen, Pizza, Schnitzel, Spaghetti und Knödel als solche unnatürlichen Produkte zu identifizieren. Überlege Dir einfach: Ißt dieses Nahrungsmittel auch ein wildlebender Bonobo (=Zwergschimpanse, Dein nächster Verwandter)? Wenn ja, dann ist es Menschennahrung, wenn nein, dann gehört es nicht auf den Speiseplan einer gesunden Ernährung!

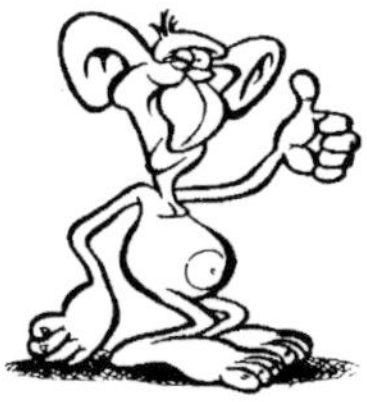

Merke:
Nur was genau in dieser Form auch in der Natur vorkommt ist Menschennahrung!

13. Wen wundert's wer 90% der Krankenhausbetten füllt?

Zwecks Recherche war ich schon in den verschiedensten Abteilungen der Kliniken. So habe ich schon viele Menschen mit den unterschiedlichsten Krankheiten getroffen. Schon bald fiel mir auf, daß die Patienten zu vielleicht 90% aus folgenden Gruppen besteht: Raucher, Alkoholiker, und Diabetiker.

Alkoholiker wegen Leberzirrhose, Magengeschwüren, Darmleiden, Fettleibigkeit und Unfällen aller Art. Raucher mit Krebs, Asthma, Bronchitis, Raucherbeinen oder Erblindung. Diabetiker weisen ähnliche Krankheiten auf wie die Raucher. Zumeist wird der Diabetes erst durch übermäßiges und falsches Essen hervorgerufen. Die Fettleibigkeit ist eines der größten Risikofaktoren an Diabetes Typ 2 zu erkranken. Häufiger Konsum süßer Schlechtkost-Speisen scheint ein weiterer zu sein. Auch deuten einige Daten darauf hin, daß selbst der Jugendtyp Diabetes (Typ 1) die Folge falscher Lebensweise sein kann. Ein exzessiver Milchkonsum könnte hier einen Risikofaktor darstellen.

Selten trifft man jemanden, bei dem kein gesundheitsgefährdendes Verhalten offensichtlich die Ursache seines Leidens ist. Gut, es gibt sie auch, die Krankheiten aus heiterem Himmel. Mal ertrinkt ein Kind beinahe, mal fällt ein Klavier vom Himmel, doch das ist eher die Seltenheit. Die meisten Krankheiten sind durch die Lebensweise verursacht! Dabei will ich keinen Alkoholiker, Raucher oder Diabetiker irgendwie herabwürdigen. Es sind die Tatsachen, die einfach jeder wissen sollte bevor er sich eine Zigarette ansteckt, ein Glas Bier trinkt oder eine Torte mampft. Jeder hat natürlich das Recht mit seinem Körper zu tun was er für richtig hält. Wenn Du meinst, Du mußt nun ein Stück Torte essen und hinterher eine rauchen, dann ist das auch O.K.! Mir sind die Raucher von ihrer Einstellung her immer noch am sympathischsten. Die Raucher stehen in der Regel zu ihrem Laster und sind sich des Risikos voll bewußt. Sie wägen ab zwischen der Zigarette und dem Krebsrisiko. Die Einstellung vieler Alkoholtrinker erscheint da wesentlich obskurer. Da wird diskutiert, ob Alkohol nicht vielleicht doch gesund ist und wenn das nicht zu beweisen ist, dann versucht man sich noch selbst vorzumachen, daß es wenigstens nichts schaden kann. Das ist

Selbstbetrug! Du solltest Dir auf alle Fälle die damit verbundenen Risiken klar machen und bewußt entscheiden. Mit den Fettleibigen sieht es noch schlimmer aus. Da sind es die Gene, die Veranlagung und das eine Stückchen Kuchen kann doch nicht schaden, oder ist es vielleicht gar nicht so schlecht, einen Körperfettwert von 64% zu haben und 150kg zu wiegen...? Das sind alles nette Beruhigungsversuche, die der Betroffene sich selbst aufschwatzt. Wirklich helfen kann das aber nicht. Er muß die Folgen seines Fehlverhaltens tragen, ob er daran glaubt oder nicht! Auch hier will ich Dir nicht Deine Sahnetorte ausreden, sondern Dich zu einer bewußten Entscheidung führen. Mit Fakten kannst Du am besten umgehen: „Die Torte ist ungesund, esse ich sie trotzdem, ja oder nein?“ Das sind Fakten, die eine Entscheidung verlangen, keine Ilusionen, die Dir eine scheinbar heile Welt vorgaukeln: „Die Torte ist gar nicht so schlecht, (... vielleicht sogar gesund...) deshalb esse ich sie, ja oder ja?“ Was soll der Selbstbetrug, wohin führt er Dich?
...Oder Du entscheidest Dich ab heute für die Gesundheit und dafür Deine alten Laster aufzugeben. Das kann viel bewirken. Läßt Du beispielsweise das Rauchen, wird die Krebsgefahr auch langsam aber sicher wieder sinken. Auch wird es der gestreßten Leber eines Alkoholikers gut tun, wenn die Alkoholzufuhr gestoppt wird. Auch die meisten Altersdiabetiker (Typ 2) können geheilt werden, wenn sie nur ihr Übergewicht beseitigen und beginnen sich vernünftig zu ernähren. Selbst beim schweren Jugend-Diabetes (Typ 1) ist noch nicht alles verloren. Oft besteht noch eine Restinsulinproduktion, die bei gesunder Ernährung ausreichen kann.
Lebe nicht in einer Scheinwelt, mache Dir nichts vor. Wähle bewußt zwischen dem natürlichen Weg der Gesundheit und dem vielleicht allzu verlockenden Weg in die Krankheit. Wie auch immer, Du allein bist für Deine Entscheidung verantwortlich. Natürlich setzt jeder Mensch andere Prioritäten. Deshalb muß das für mich Richtige für Dich noch lange nicht richtig sein. Vielleicht willst Du lieber eine Zigarette rauchen und dafür gesundheitliche Einbußen in Kauf nehmen? Mein Ziel war und ist es jedenfalls, mich eines absolut gesunden Körpers zu erfreuen! Dafür war ich zu einer Veränderung meiner liebgewonnenen Gewohnheiten bereit. Ich kann Dir nur sagen, dieser Schritt lohnt sich auf jeden Fall!

(V) Die Nahrungsintuition - Schlüssel zum Genuß

Nachdem Du all die menschlichen Kunstgriffe aus Deiner Ernährung verbannt hast und ganz zu der natürlichen Menschennahrung zurückgekehrt bist, wird ein präzises Werkzeug Dir den weiteren Weg zur optimalen Ernährung weisen: - Deine Nahrungsintuition -
Du wirst bemerken, wie er sich durch veränderte Wahrnehmung auf optischer (Sehen), taktiler (Fühlen), gustativer (Schmecken) und olfactorischer (Riechen) Ebene bemerkbar macht.
Das Gesetz der Intuition besagt, daß jede natürliche Menschennahrung die Dich anzieht, deswegen automatisch zum jeweiligen Zeitpunkt gut für Dich ist. Umgekehrt ist alles was Dich abstößt damit zwangsläufig schlecht für Dich. Die Entwicklung einer so funktionierenden Intuition ist eine biologische Notwendigkeit. Jedes in der Natur lebende Tier benötigt sie, um die für es richtige Nahrung zu finden. Beim Tier würde man sie als Instinkt bezeichnen. Ein Tier, dem der Instinkt fehlt, würde sich bald vergiften oder durch unausgewogene Ernährung erkranken und damit durch natürliche Auslese aus dem genetischen Pool entfernt. So entwickelte der evolutorische Druck den Instinkt zu immer höherer Vollkommenheit und besserer Präzision. Der Mensch der am Ende einer 3,6 Milliarden Jahre dauernden Evolution steht, verfügt somit über eine untrügliche Gabe sich unter natürlichen Bedingungen optimal zu ernähren.
Natürlich konnte sich solch eine Intuition nur auf Deine ursprünglichen Lebensbedingungen einstellen. Er funktioniert also nur bei natürlicher Menschennahrung. Schlechtkost setzt ihn außer Kraft.
Die Signale Deiner Intuition werden durch die Menschennahrung feiner werden. Je mehr Stoffwechselschlacken und Giftstoffe der Schlechtkost ausgeschieden wurden, desto deutlicher werden sie sich äußern. So wird Menschennahrung Dich zu wahren kulinarischen Höhepunkten führen, die Du bei der Schlechtkost nie erfahren hättest.
Die Schlechtkost ist sozusagen ein Betrug des Geistes Deiner Intuition. Durch die sich entwickelnde Intelligenz war es dem Menschen möglich die Nahrung so zu verändern, daß er sich nach Belieben Genuß verschaffen konnte. Diese Sinnestäuschung führt dazu, daß die natürliche Menschennahrung nicht mehr als so schmackhaft empfunden wird. So kann schließlich Genuß nur noch mit Schlechtkost erzeugt werden. Die Schlechtkost ist so zu einer Art Fallgrube geworden. Eine Fallgrube, die

sich der Mensch mit seiner sich entwickelnden Intelligenz selbst grub. Zum Glück blieb die Intelligenz nicht auf dieser Stufe stehen, sondern verbesserte sich weiter, so daß Du heute erkennst in welche Falle Du getappt bist. Du kannst Dich nun von der Schlechtkost lösen und aus der Fallgrube von Krankheit, frühem Tod und langem Siechtum entfliehen. Nachdem Du das geschafft hast, wird Deine Ernährung zu höchstem Genuß: Du kannst sicher sein, daß all das was Dich anspricht auch gut für Dich ist. Deine Nahrungsintuition kann sich über folgende Sinne äußern:

1. **Geruchssinn:** Nahrung die gut für Dich ist, wird einen unwiderstehlich verführerischen Geruch aussenden. Du kannst ihn schon von weitem wahrnehmen, obwohl ihn andere vielleicht nicht bemerken.
2. **Geschmackssinn:** Während Du Deine Nahrung verzehrst, wird sie Dir Geschmacksempfindungen bescheren, die Du nicht mehr mit Worten zu beschreiben vermagst.
3. **Tastsinn:** Oft führt Dich Deine Intuition auch zu Nahrung, indem sie Dir bei Berührung ein energetisierendes Gefühl vermittelt. Ein Gefühl, als würde Deine Hand wie magnetisch zum Nahrungsmittel hingezogen.
4. **Gesichtssinn:** Auch das Auge ißt natürlich mit und hilft bei der Intuitivenauswahl. Wenn Du fein genug hinsiehst und spürst, wirst Du vielleicht eine Art sanftes Strahlen um das für Dich optimale Nahrungsmittel erkennen können. Du nimmst sozusagen die Energie, oder Aura Deiner Nahrung wahr.

Deine Intuition äußert sich also über all Deine Sinne. Konzentriere Dich bei Deiner Nahrungsauswahl also nur auf den Genuß. Laß Dich nicht von intellektuellen Überlegungen leiten. Du mußt nicht mehr beachten, wieviel Fett, Eiweiß, Kalorien, Ballaststoffe, Vitamine, Mineralien oder Spurenelemente in Deiner Nahrung sind. Der Intellekt wird Dich nur fehlleiten. Nur bei Schlechtkost war er von Nöten. Hier gab es genug, was gut schmeckte aber nicht gut für Dich war. Dein Intellekt war also nötig um bewußt einzugreifen. Durch das Aufstellen von Ernährungsrichtlinien und Diätvorschriften mußtest Du versuchen, das

Gleichgewicht so gut wie möglich herzustellen. Trotz dieser intellektuellen Regulierungsversuche waren Fettleibigkeit, Fehlernährung und andere zivilisatorische Erkrankungen oft nicht zu umgehen.
Menschennahrung benötigt keine Richtlinien. Menschennahrung ist keine Diätform. Menschennahrung läßt Dir absolute Freiheit in der Wahl Deiner Nahrung. Der Weg des Genusses wird so zum Weg zur Gesundheit! Alles was Dir schmeckt, ist gut für Dich. Was Dir nicht zuträglich ist, läßt Dich keinen Genuß empfinden. Eine optimale auf Dich zugeschnittene Ernährung wird damit ganz einfach. Der Genuß als Manifestation Deiner Intuition führt Dich zu Deiner für Dich individuell optimalen Ernährung. Keine noch so genaue Berechnung und Analyse könnte das erreichen. Zu vielschichtig sind die Parameter der Nahrungsbestandteile, Inhaltsstoffe, unterschiedlichen menschlichen Bedürfnisse und Stoffwechselindividuen. Was für Dein einen gut ist kann für den anderen schlecht sein. Nur Deine Intuition kann Dir zeigen, was für Dich ganz individuell stimmt.
Deine Intuition wird Dir alle weiteren Fragen der Ernährung beantworten:

1. **Was** soll ich nun in diesem Moment zu mir nehmen?
2. **Welche** Nahrung soll ich kombinieren?
3. **Wann** soll ich essen?
4. **Wie** soll ich speisen?
5. **Wieviel** Nahrung benötige ich?

Natürlich gehören zu einer optimalen Ernährung weit mehr Faktoren als bloße Nahrungsbestandteile. Beispielsweise ist es ganz entscheidend, wann Du Dir welche Nahrungsmittel zuführst. Einmal benötigst Du vielleicht mehr Eiweiß, ein andermal mehr Fett, wieder ein andermal sind Kohlenhydrate von Nöten.
Nur ein Verhalten, an das Du genetisch angepaßt bist, ist Deiner Gesundheit zuträglich. Jegliche widernatürliche Lebens- und Ernährungsgewohnheit macht Dich krank! Deine gesamte Ernährungsweise muß folglich natürlich sein! Sei dankbar für dieses präzise Werkzeug, nämlich Deinen Genuß oder Nahrungsintuition. Sie führt Dich zu einer gesunden, weil natürlichen Ernährung.

1. Die optimale Nahrungsauswahl

Diese Nahrungsintuition wird Dir sicher schon in der Natur, die ja Dein Lehrmeister für gesunde Ernährung sein muß, aufgefallen sein: Woher wissen all die Tiere was sie essen sollen? Kein Tier ißt jemals Nahrung, die ihm nicht bekommt. Kein Tier in freier Wildbahn vergiftet sich selbst. Es sei denn, der Mensch greift ein und setzt ihm ein Nahrungsmittel vor, das so in seinem natürlichen Lebensraum nicht vorkommt. Nur an solch einem Nahrungsmittel kann sich auch ein wildes Tier vergiften. In der unberührten Natur wird es nie Nahrung essen, die es krank macht.

Dieses Wissen um die eßbare Nahrung hat das Jungtier keineswegs von seinen Eltern und/oder Artgenossen erlernt. Das ist durch Versuche, in denen Tiere in Gefangenschaft aufgezogen und anschließend in die Freiheit entlassen wurden, hinreichend belegt. Ein Tier trifft die richtige Auswahl seiner Nahrung rein instinktiv. Es besitzt einen Nahrungsinstinkt, der ihm angeboren ist. Alle Dich umgebenden Wildtiere, ohne Ausnahme, haben diesen von der Natur eingerichteten perfekt funktionierenden Maßstab um ihre Nahrung zu beurteilen. So finden sie die ihnen zuträgliche Nahrung, was enorme Bedeutung hat: Ein Tier, das sich gut zu ernähren weiß, ist gesünder und besitzt somit evolutorische Vorteile. Daher entwickelte die Evolution im Laufe der Zeit bei jeder Tierart einen für es optimalen Nahrungsinstinkt.

Nicht nur die Entscheidung welche Pflanzen eßbar sind, sondern auch wann, wieviel und welche Pflanze im speziellen zu welcher Zeit verzehrt werden soll ist instinktmäßig geregelt. Nur so ist gewährleistet, daß sich ein Tier zu jeder Zeit optimaler Gesundheit erfreut. Da die Natur sicherstellt, daß nur gesundes Leben langfristig weiterbestehen kann, entwickelte sich im Laufe der Jahrmillionen für jede Tierart ein immer perfekter funktionierender Nahrungsinstinkt.

Auch Deine nächsten Verwandten, die Affen, verfügen über einen perfekt und präzise funktionierenden Nahrungsinstinkt. Dokumentiert wurde dies erstmals bei Schimpansen, als beobachtet wurde, wie ein erkrankter Jungaffe plötzlich begann von den Blättern eines Baumes zu

essen, die gewöhnlich nicht auf dem Speiseplan der Schimpansengruppe stehen.
Es ist anzunehmen, daß dieser Affe durch die Einwirkung des Menschen bei der Forschung erkrankte. Forschungsgruppen gewinnen oft das Zutrauen der Affen durch Locken mit Näschereien. Hierfür werden manchmal menschlich veränderte, also unnatürliche Nahrungsmittel verwendet, da diese besondere Anziehungskraft auf die Affen ausüben. So wurde wahrscheinlich der Instinkt des Affen getäuscht. Unter völlig natürlichen Bedingungen sind Affen niemals krank.
Dem Jungaffen bekamen die ungewöhnlichen Blätter jedenfalls außerordentlich gut. Sein Gesundheitszustand besserte sich zusehends. Die Analyse der chemischen Zusammensetzung dieser Blätter ergab, daß gerade darin ein natürliches Antibiotikum enthalten war. Mit Hilfe dieses Stoffes heilte sich der junge Affe selbst. Allein seinem zuverlässigen Instinkt hatte er es zu verdanken, daß er in seiner speziellen Situation die Nahrung fand, die zu seiner Genesung nötig war. Anschließend aß der nun wieder gesunde Schimpanse wie gewöhnlich. Die Blätter dieses Baumes rührte er nicht mehr an. Er wußte instinktiv, daß sie nun für ihn nicht mehr nötig waren.
Der Mensch ist genetisch mit einem Schimpansen nahezu identisch. Auch er hat bis vor zehntausend Jahren seine Nahrung ausschließlich intuitiv ausgewählt. Deshalb kann es als erwiesen gelten, daß auch heute noch der Nahrungsinstinkt in der menschlichen Genetik verankert ist! Der Instinkt des Tieres drückt sich in Deinem menschlichen Körper weiter als Intuition aus.
Allein durch Deine heutige Lebensweise und die unnatürliche Nahrung ist Deine Nahrungsintuition verschüttet und fehlgeleitet. Sie funktioniert nämlich nur unter völlig natürlichen Bedingungen. Die Intuition kann nur bei der Auswahl an Nahrungsmitteln ihre Aufgabe ordnungsgemäß erfüllen, mit denen der Mensch während seiner 6 Millionen Jahre dauernden artspezifischen Entwicklung ständig in Berührung gekommen ist. Nur auf natürliche Menschennahrung ist Deine Intuition ausgelegt, nur mit ihr kann sie funktionieren!
Deine Intuition kann Dich folglich nicht vor krebserregenden Bestandteilen in Gegrilltem warnen. An Gegrilltes ist er nicht angepaßt. Gegrilltes ist ein viel zu neuartiges Nahrungsmittel, als daß eine

Anpassung hätte stattfinden können. Genauso verhält es sich mit allen anderen Nahrungsmitteln, die den Kunstgriffen der Kochkost entsprungen sind.
Die Kochkost überlistet sozusagen Deine Intuition. Der Mensch bereitet Nahrung zu, weil sie ihm so besonders gut schmeckt. Der natürliche Geschmack wird verstärkt, verändert, oder ein neuer kreiert. So kann die Nahrungsintuition die Speisen nicht mehr richtig beurteilen. Er leitet uns zwangsläufig fehl und verführt uns, zuviel von dem einen oder anderen Nahrungsmittel zu essen. Aus dieser Fehlernährung entstehen die meisten Krankheiten.
Schokolade ist hier ein einfaches Beispiel. Der Geschmack ist so ausgelegt, daß sie immerzu gut schmeckt. Du willst folglich mehr davon essen. Niemals wird Dein Bedürfnis nach Schokolade gestillt sein. Deine Intuition kann Dich so nicht vor Karies, Übergewicht und anderen unangenehmen Folgeerscheinungen bewahren.
In der Natur gibt es kein Nahrungsmittel, das immer gleich gut schmeckt. Eine Speise erscheint Dir nur so lange angenehm, wie sie für Dich auch nützlich ist. Denke noch mal an den Schimpansen. Der aß von den Blättern auch nur solange sie gut für ihn waren. Ernährst Du Dich von roher, unbehandelter Menschennahrung, so wirst Du eine ähnliche Erfahrung machen: Dir wird ein Nahrungsmittel nur eine gewisse Zeitlang schmecken. Ein Beispiel hierzu: Du suchst Dir intuitiv Bananen zu Deiner Mahlzeit aus. Ihr Geschmack ist köstlich. Du ißt etliche. Doch plötzlich beginnen sie fad und langweilig zu schmecken. Das ist das Zeichen Deiner Intuition, daß es nun genug ist. Jetzt hast Du genug Bananen gegessen. Dein Körper benötigt nichts mehr von den Stoffen, die darin enthalten sind. Hörst Du auf Deine Intuition, dann mußt Du nun Deine Mahlzeit beenden. Das wäre jedenfalls das für Deine Gesundheit optimale Verhalten. Leider übersehen die meisten Menschen diesen Punkt, an dem die Intuition das Essen beendet. Sie überessen sich so auch an natürlichen Nahrungsmitteln. Ein Verhalten, das Deine Gesundheit sehr nachhaltig schädigt. Dies wurde in Tierversuchen an Ratten nachgewiesen. Ratten, die unter schmaler Kost gehalten wurden, wiesen annähernd die doppelte Lebenserwartung auf als die Vergleichsgruppe, die bei gleicher Nahrung deutlich mehr zu essen bekam. Genauso verhält es sich auch bei Menschen. Bei einer Studie an

über 100-jährigen konnte als Grund für deren Langlebikeit ein übereinstimmendes „Geheimnis“ festgestellt werden: „Diese Menschen hatten ein hartes, karges Leben, sie lebten stets sehr maßvoll und bescheiden, der Völlerei konnten sie nichts abgewinnen.“ Du siehst, wenig zu essen erhöht Deine Lebenserwartung und verbessert Deine Gesundheit ganz unabhängig davon was Du zu Dir nimmst. Auch bei der für Dich optimalen rohen Menschennahrung hat ein Überessen negative Folgen. Deine Intuition kann Dich aber vor einem Überessen bewahren. Deshalb esse konzentriert, kaue gut und suche Dir Deine Nahrung ganz bewußt aus. Sieht sie ansprechend aus? Wie fühlt sie sich an? Wie riecht sie? Wie schmeckt sie? Hat sich der Geschmack während des Essens verändert? Schmeckt sie plötzlich nicht mehr so gut wie am Anfang? Dann ist nun der Punkt, an dem Du Deine Mahlzeit beenden solltest.

1.1. Der Fahrplan für die intuitive Nahrungsauswahl:

Es wäre nun aber falsch zu denken, Deine Intuition könnte Dich immer zur optimalen Nahrung leiten, wenn Du nur eine gehörige Auswahl an Nahrung zur Auswahl hast. Jedes von Menschenhand bearbeitete und veränderte Produkt täuscht Deine Intuition. Deshalb ist es wichtig, nur unveränderte Nahrungsmittel in die Auswahl zu nehmen. Doch auch das reicht nicht aus. Stell Dir vor, Du würdest lauter solche Produkte auf einen großen Tisch legen: Grünpflanzen, Obst, Samen, Nüsse, Insekten, Eier, Fleisch, Fisch, Honig, Milch. Hier würde Dir Deine Intuition noch nicht weiter helfen, denn in der Natur, an die Du genetisch angepaßt bist, gibt es keine Tische, auf denen Dir eine solch reichhaltige Auswahl aller erdenklicher unterschiedlicher Nahrungsmittel serviert würden.
Es war für Deine Vorfahren verschieden schwer, die einzelnen Nahrungsmittel zu bekommen. Für Grünpflanzen mußten sie nur mal eben die Hand ausstrecken. Um an Obst zu gelangen, mußten Deine Vorfahren immerhin schon auf einen Baum klettern. Samen mußten mühsam geerntet werden. Eine Nuß zu knacken bedeutete einen erheblichen Aufwand. Auch ist es nicht so einfach Insekten zu fangen. Eier waren nicht häufig aufzufinden. Um Fleisch zu bekommen, war erst eine aufwendige Jagd nötig. Oder es mußte das seltene Ereignis eintreten,

irgendwo bereits erbeutetes Fleisch aufzufinden. Fische konnten nur äußerst selten tot und angespült gefunden werden. Um an Honig zu gelangen, mußten sich Deine Vorfahren erst mit den stechenden Bienen auseinandersetzen. Milch, mit Ausnahme Muttermilch, war ein für sie nicht zugängliches Nahrungsmittel.
Aus diesem unterschiedlichen Aufwand der Nahrungsbeschaffung ergibt sich die Nahrungszusammensetzung: Grünpflanzen schmecken vielleicht nicht so gut, dafür waren sie aber immer und überall verfügbar. Das führte zu einem Grünpflanzenanteil von 20%. Obst schmeckt so köstlich und wirkt so anziehend, daß Deine Vorfahren sicher gerne auf jeden Baum kletterten. Es machte 75% ihrer Ernährung aus. Samen zu sammeln und Nüsse zu knacken war schon sehr umständlich, weshalb diese Nahrungsbestandteile maximal 5% in der Ernährung ausmachten. Insekten fangen ist mühsam. Daher spielen sie in der Ernährung keine wesentliche Rolle. Eier, Fleisch und Fisch standen aufgrund der schweren Beschaffbarkeit nahezu überhaupt nicht auf dem Speisezettel. Honig war noch schwerer zu erlangen. Milch sogar unmöglich.
Orientiere Dich daran! Ziehe bei Deiner Nahrungsauswahl immer zuerst die Grünpflanzen in Betracht. Wenn Dir diese nicht zusagen, dann probiere es mit Obst. Trifft auch das nicht Deinen Geschmack, dann greife zu Nüssen. Es wird nur äußerst selten der Fall eintreten, daß Du dann noch immer nichts Dir Angenehmes gefunden hast. Probiere nun ruhig weiter mit Insekten. Ein Weitersuchen bei den Eiern, dem Fleisch oder dem Fisch, sollte nur äußerst selten stattfinden. Maximal einmal pro Monat ist es in Ordnung. Honig und Milch gehören gar nicht in Deine Nahrungsauswahlpalette.
In der Praxis kannst Du dieses Vorgehen so verwirklichen: Deponiere alle Deine Nahrungsmittel von links nach rechts auf einem langen Tisch: Grünpflanzen, Obst und Nüsse. Ebenso von links nach rechts versuchst Du unter Zuhilfenahme Deiner Intuition die Nahrungsmittel zu beurteilen. Wie riechen die Produkte, wie sehen sie aus, wie fühlen sie sich an, wie schmecken sie? Du wirst bald ein Produkt finden, das Dir besonders zusagt. Dieses esse bis Du satt bist. Zu einer Mahlzeit sagen Dir schon die Grünpflanzen zu. Vielleicht ist es der Löwenzahn, den Du auf den Tisch legtest. Dann kann Deine ganze Mahlzeit nur aus diesem Wildkraut bestehen. Wildpflanzen können vorzüglich schmecken. Du

wirst herrlich gesättigt den Tisch verlassen. Ein andermal kannst Du Dich nicht recht für das Grünzeug erwärmen. Doch beim Obst sprechen Dich vielleicht die Hagebutten an. In diesem Falle esse Hagebutten, so lange bis Du satt bist. Deine Intuition zeigt Dir, daß Du die Inhaltsstoffe in der Hagebutte nun besonders nötig hast. Vielleicht ist es das Vitamin C oder ein anderer Bestandteil dieser wertvollen Wildfrucht. Sicher ist nur: Suchst Du Deine Nahrung intuitiv aus, so wird jede Mahlzeit zu einem Erlebnis, einem Genuß und sie wird Dir ein bisher ungekanntes Wohlgefühl und Sättigung schenken.

Verfährst Du bei Deiner Nahrungsauswahl ausschließlich nach diesem Verfahren und verläßt Dich ganz auf Deine Intuition, so wirst Du unter all der Nahrung, an die Du genetisch angepaßt bist, intuitiv immer die Lebensmittel auswählen, die für Dich am wichtigsten sind. Auf Diese Weise bist Du stets optimal mit allen Stoffen versorgt. Die natürlichen Prozentsätze von 75% Obst, 20% Grünpflanzen und 5 % Nüsse und Samen werden sich von selbst ergeben.

Wähle also aus Deiner rohen, unbehandelten Menschennahrung stets die Produkte aus, die Dir zur Zeit am anziehendsten erscheinen. Deine Intuition wird Dich immer zu den Nahrungsmitteln leiten, die am besten für Dich sind. Folgende Graphik soll Dir obigen Sachverhalt nochmals verdeutlichen:

Die intuitive Nahrungsauswahl

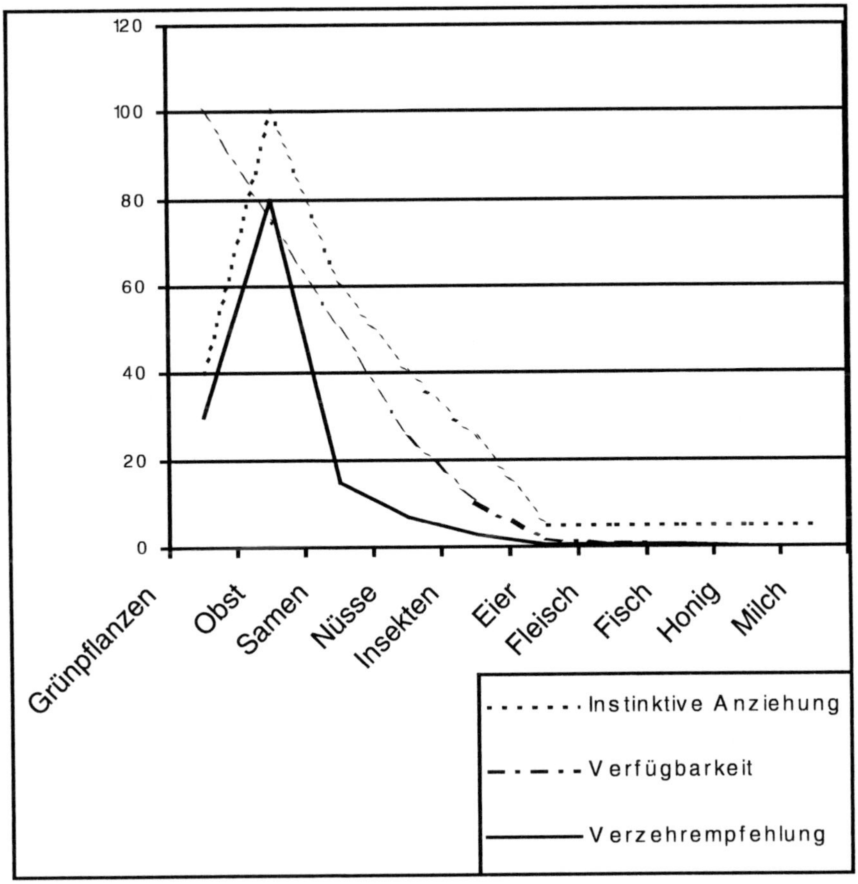

Zur Verdeutlichung der obigen Graphik, gehe mit folgendem Fahrplan bei Deiner Nahrungsauswahl vor:

1. **Gemüse:** Wähle zuerst unter den Blattgemüsen, Wildgemüsen, Wurzelgemüsen, Zwiebeln, Pilzen, Blüten, Rinden und Algen aus. Erst wenn Du hier nichts findest, gehe zu den Früchten weiter.
2. **Früchte:** Hier hast Du die Wahl zwischen den süßen Früchten, den sauren Früchten, den Melonen, fetthaltigen Früchten, nicht süßen Früchten und Wildfrüchten. Erst nachdem auch hier nichts für Deine

Intuition ansprechendes zu finden war, dehne Deine Suche weiter aus.

3. **Pflanzliches Eiweiß:** Nun stehen also auch noch Nüsse, Samengemüse, Körner und Keime zu Deinem Verzehr frei. Bis hierhin wird wohl jeder fündig werden. Nur in der Umstellungsphase mußt Du vielleicht noch die nächste und letzte Auswahlklasse hinzuziehen.
4. **Tierische Produkte:** Zu guter Letzt kannst Du prüfen, ob Du nicht ein Insekt, Eier, Fleisch, Fisch, Meeresfrüchte oder Honig probieren möchtest.
5. **Fasten:** Wenn Dir nichts von alledem zusagt, dann ist es angesagt zu fasten. Wie könnte Dir Deine Intuition ein deutlicheres Zeichen geben?

Eine Gefahr besteht jedoch: Ist unter den Produkten die zu Deiner Wahl stehen nur eines von Menschenhand verändert, dann wird dieses Deine Intuition täuschen. Legst Du beispielsweise Schokolade unter das Obst, dann wird Dich Deine Intuition allzu oft fehlleiten. So ist es mit allen unnatürlichen Produkten. Auf Deinem Tisch zur intuitiven Auswahl dürfen folglich nur absolut natürliche Nahrungsmittel zu finden sein. Achte darauf, keine gerösteten Nüsse, hitzegetrockneten Früchte, gewürzte Speisen oder ähnliches daraufzulegen. Nur absolute Naturprodukte sind erlaubt. Selbst überzüchtete Pflanzen können Deine Intuition irreleiten. Deshalb gebe Wildpflanzen immer den Vorrang. Optimal wäre es natürlich, auf Deinem Tisch ausschließlich Wildpflanzen und Wildfrüchte anzubieten. Doch Kulturobst oder -gemüse wird das intuitive Auswahlsystem nicht wesentlich stören, solange Du darauf achtest, hier dem biologischen Anbau den Vorrang zu geben und möglichst wenig verzüchtete Sorten zu wählen. Im Zweifelsfall, wenn zwei Produkte gleich ansprechend erscheinen, greife zur Wildpflanze.

Du kannst zu jeder Mahlzeit nach Herzenslust schlemmen und all die köstlichen Produkte aus dem Bereich der natürlichen, unveränderten Menschennahrung verspeisen. Schmeckt Dir etwas nicht, so verzehre es auch nicht. Sagt Dir nichts zu, dann esse nichts! Vielleicht ist ein Fastentag angesagt. Verändert sich der Geschmack der Nahrung, die Du gerade verzehrst zum schlechten hin, dann beende Deine Mahlzeit. - Ein Leben wie im Paradies: Du ißt nach Deinem Appetit und kannst Dir sicher sein, für Deine Gesundheit immer das Beste zu tun! Genieße es frei, unbeschwert und sorglos. Das ist höchste Lebensfreude!

1.2. Die Wiederbelebung Deiner Intuition.

Anfangs jedoch wird Dir nichts Rohes recht gut schmecken. Deine Auswahl mag noch recht unausgeglichen sein, denn Deine Nahrungsintuition ist durch all die Verfeinerungen der Kochkost an falsche Geschmäcke gewöhnt. Zubereitete und gewürzte Speisen schmecken immer intensiver als natürliche. Deine Intuition muß sich erst wieder an den Naturzustand gewöhnen. So wird sie Dir erst nach einer Weile zuverlässig sagen können wann, was und wieviel Du essen solltest. Nehme den Geruch, die Farbe, die Form, die Oberfläche und den Geschmack Deiner Nahrung bewußt wahr. Deine Nahrungsintuition kann nicht in einem einzelnen Sinnesorgan lokalisiert werden. Es ist der Gesamteindruck der Nahrung, die sie Dir anziehend oder abstoßend erscheinen läßt.

Bis Deine Intuition vollständig entwickelt ist, orientiere Dich noch an folgender, schon vormals erwähnter, Nahrungszusammensetzung:

Optimale Nahrungszusammensetzung:

75% Früchte
20% Gemüse
5% pflanzliche Proteine

Alles sollte möglichst aus Wildwuchs stammen!

Lasse Dich auch nicht irreleiten, vom Verstand her die eine oder andere Nahrung zu bevorzugen, weil sie besonders viel Vitamine oder anderes enthält. Denke an die Natur. Kein Tier überlegt sich, wie es diesen oder

jenen Bedarf decken kann. Das erledigt der Instinkt. Bei Dir übernimmt die Intuition diese Funktion. Sie wird dafür sorgen, daß Du alle für Dich wichtigen Stoffe in ausreichender Menge zu Dir nimmst.
Menschennahrung befreit Dich davon, nach Tabellen Deine Nahrung auszuwählen. Halte Dich an die Regeln Deiner Intuition und Du wirst mit Leichtigkeit all das erhalten was Du zum Gesund- und Glücklichsein brauchst!

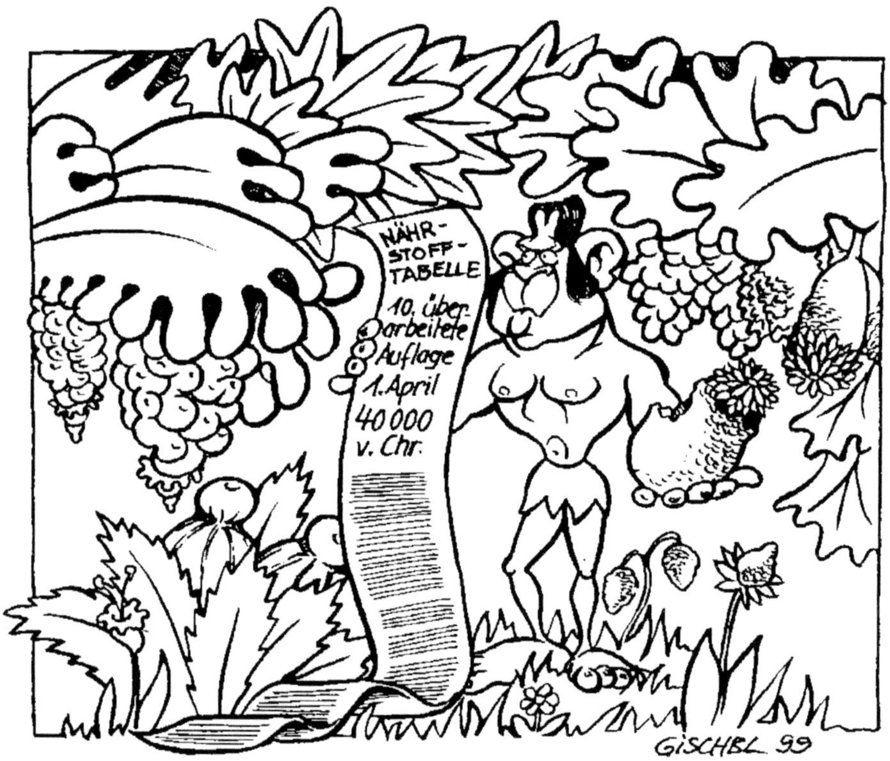
NÄHR-
STOFF-
TABELLE
10. über-
arbeitete
Auflage
1. April
40 000
v. Chr.
GISCHBL 99

Gut, als Anfänger in der Menschennahrung ist es etwas schwer, die Intuition wahrzunehmen. Wann soll das Essen beendet werden? Als ehemaliger Schlechtkostesser überschreitet man allzu leicht die feine „intuitive Ablehnung“. Oft verändert sich der Geschmack der Nahrung nur minimal. Um diesen Punkt genau zu erkennen, esse stets sehr bewußt. Nimm Deine Nahrung als Geschenk Gottes wahr. Sei dankbar

und konzentriere Dich. Es erscheint mir immer wieder als Sünde, wenn ich Menschen hochwertige Nahrung achtlos herunterschlingen sehe. Dieses Verhalten kann ich ethisch nicht rechtfertigen. Konzentration auf die Nahrung ist Gottesdienst, Achtung vor der Schöpfung! Zusätzlich bewahrt es Dich vor dem Überessen. Denke nur mal daran: All das was Du da in Dich hineinwürgst, muß Dein Magen verdauen. Dein Körper benötigt hierfür Zeit und Energie. Überfrißt Du Dich, benötigt Dein Körper die meiste Energie zur Ausscheidung der Nahrungsmassen. Du kannst so nur ein Minimum aus der Nahrung verwerten. Der Großteil verläßt Deinen Körper so gut wie unverdaut.
Ich will Dir noch ein Beispiel geben, wie sich die intuitive Ablehnung zeigen kann: Du ißt eine Ananas, sie schmeckt herrlich, angenehm, erfrischend, vitalisierend,.... einfach wunderbar! Doch plötzlich beginnst Du ein leichtes Brennen auf der Zunge zu spüren. Das ist Deine intuitive Ablehnung, die Dir sagt: Nun ist es genug! Wenn Du dieses kleine Zeichen überhörst, wird das Brennen immer stärker bis letztendlich Deine Zunge und Deine Lippen zu bluten beginnen. C. G. Burger formulierte hier treffend: „Nun verdaust nicht mehr Du die Ananas, sondern die Ananas verdaut Dich!“ Dein Körper stellt nun nicht mehr die richtigen Verdauungsenzyme her, die zur Umwandlung der Enzyme in der Ananas nötig sind. Daher reagieren die Enzyme und die Fruchtsäure in der Ananas gegen Dein Körpergewebe. Sie schädigt Dich nun, ist nicht mehr für Deine Gesundheit wertvoll. Oft ist die intuitive Ablehnung nicht so eindrucksvoll wie bei der Ananas, doch im Prinzip sind es die gleichen Vorgänge. Achte darauf!

2. Monokost - Die natürliche Nahrungskombination!

Genauso wie Deine Intuition und die Natur Dir in Fragen Nahrungsauswahl guter Ratgeber sind, so sind sie auch für die Bestimmung der Richtigen Nahrungskombination verläßlicher Partner.
In der Natur kann Nahrung nicht vermischt werden! Alles muß in der Form genossen werden, in der es natürlich vorkommt. Hatten Deine Vorfahren Appetit auf eine bestimmte Frucht, so mußten sie auf einen Baum klettern. Sie werden nun solange von den Früchten dieses einen

Baumes gegessen haben, bis sie satt waren. Es war Deinen Vorfahren also unmöglich, verschiedenartiges Obst nahezu gleichzeitig zu verspeisen. Allenfalls konnten sie ein paar Blätter des Baumes mit der entsprechenden Frucht zusammen essen.
Daran orientiere Dich!
Natürliche Nahrung ist Monokost. Monokost erleichtert Deine Verdauung enorm. Denn jede Speise benötigt ihre eigenen Verdauungsenzyme und spezielle Magensäure. Eiweiß z.B. muß sauer verdaut werden, Kohlenhydrate basisch... Deshalb läßt sich ein Produkt einzeln wesentlich besser und schneller verdauen und verwerten als eine Mischung. Für eine Mischung wären gleichzeitig die unterschiedlichsten Enzyme nötig. Auch die Verweildauer der verschiedenen Nahrungsmittel im Magen und später im Darm sind unter Umständen recht weit voneinander abweichend. Auf diese Weise kann es durch ungünstige Nahrungsmittelkombination im Magen-Darmtrakt zu ungewollten Gärungs- und Fäulnisvorgängen kommen. Deshalb esse immer ein Nahrungsmittel für sich, und dann erst nach einer Pause ein anderes.

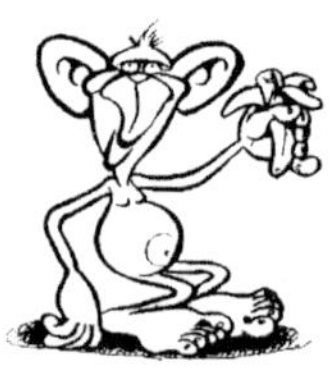

Merke:
Nur Monokost ist natürliche Kost!

Monokost wird Dein Geschmacksempfinden weiter intensivieren. Das Produkt das Du Dir intuitiv ausgewählt hast, kann nun für sich alleine genossen werden. Nimm jede Nuance des Geschmackes wahr. Nur so kannst Du Deine Intuition gut beobachten und auch rechtzeitig bemerken, wenn Du genug davon gegessen hast. So wird jede Mahlzeit intensiver wahrgenommen und Dir ein Maximum an Wohlbefinden schenken. Monokost soll also keine Einschränkung bedeuten, sondern Dir vielmehr weitere kulinarische Höhenflüge schenken.
Wenn Du trotzdem zu Anfang noch kombinieren willst, weil Dir Monokost noch nicht schmeckt, halte Dich an folgende Regeln: Kombiniere immer ähnliches mit ähnlichem. Also bleibe in den einzelnen Nahrungsmittelgruppen, die in der Speisekammer der Natur

stehen (siehe *(III) 5. Die Speisekammer der Natur - Bei der Vielfalt kann keine Langeweile aufkommen!*). So ergeben sich noch relativ leicht verdaubare Gemische. Hier sind zumindest ähnliche Enzyme und eine ähnliche Magensäure nötig. Orientiere Dich an folgender Kombinationstabelle:

1. **Beste Kombination:** Kombiniere nur innerhalb der einzelnen Nahrungsmittelgruppen. Süße Früchte nur mit süßen Früchten, saure nur mit sauren, fettige nur mit fettigen.....
2. **Gute Kombination:** Kombiniere innerhalb der Früchte, innerhalb der Gemüse, innerhalb der pflanzlichen Proteine und der tierischen Produkte.
3. **Erweiterte Kombination:** Apfel, Avocado, Zitrone und Karotte kannst Du sowohl mit den Früchten, als auch mit den Gemüsen verzehren.
4. **Schlechte Kombination:** Melonen und Nüsse solltest Du immer solo essen. Jede Kombination macht sie schwer verdaulich!

Dabei muß Monokost nicht fade schmecken. Suchst Du Dir intuitiv ein Nahrungsmittel aus, so wird dieses für sich allein Deine Geschmacksnerven befriedigen. Eine Banane muß dann nicht immer wie eine Banane schmecken. Sie erinnert Dich vielleicht an Deinen Lieblings-Vanille-Pudding aus Schlechtkostzeiten. Nur noch viel besser und irgendwie runder, vollkommener im Geschmack! Nach der Mahlzeit fühlst Du dich immer wohlig gesättigt und mit Dir und der Welt zufrieden. Du bist froh, auf einer Erde leben zu können auf der so leckere Früchte wachsen!

3. Hunger und Sättigung - zeigen Dir die richtige Nahrungsmenge:

Ist Deine Intuition richtig entwickelt, erübrigt sich eigentlich die Frage nach der richtigen Nahrungsmenge. Deine Intuition, hier kann man sie als Dein instinktives Hungergefühl bezeichnen, wird Dir sagen wieviel Du essen sollst.
Auch Deine nächsten Verwandten essen schließlich immer dann, und nur dann, wenn sie Hunger verspüren. Halte es genauso. Dein Hungergefühl wird Dir zuverlässig sagen, wieviel Du essen sollst. Das Hungergefühl paßt sich Deinem Nahrungsbedarf an. Benötigst Du viel Nahrung, so verspürst Du großen Hunger. Sinkt Dein Nahrungsbedarf, so wird auch weniger Hunger empfunden.
Folgende Tabelle gibt Dir die Nahrungsmenge der verschiedenen Affen an. Deren verzehrte Menge ist anschließend auf einen 75 kg schweren Menschen umgerechnet. Die hier erhaltenen Werte sollen Dir einen groben Anhaltspunkt geben, wieviel Nahrung ein Mensch benötigt:

	Essensmenge in kg	Errechnete Essensmenge für Menschen (75 kg) in kg.
Gorilla in freier Wildbahn (220kg)	Ca. 25 kg	Ca. 9 kg
Gorilla im Frankfurter Zoo (220kg)	Ca. 11 kg	Ca. 4 kg
Schimpanse im Nürnberger Zoo (50 kg)	Ca. 1 kg	Ca. 1,5 kg
Durchschnitt:		Ca. 5 kg

Du siehst, täglich eine Nahrungsmenge von 5 kg ist Durchschnitt. Doch bedenke, daß ein Gorilla in der Wildnis täglich 40 km zurücklegt und die kalten Tropennächte überstehen muß. Alle Affen, auch im Zoo, bewegen sich viel. Deren Bewegungsprogramm mußt Du erst einmal erreichen! Überdies sind die Nahrungsmengen der wildlebenden Gorillas nur

geschätzt, denn ein Abwiegen ist dort nicht möglich. So vermute ich, daß die 25 kg schwere Nahrungsmenge der frei lebenden Gorillas etwas hoch gegriffen ist. Das bedeutet, daß Du als Mensch wahrscheinlich mit weit weniger als 5kg Nahrung auskommst.
Bei normaler Bewegung sind 1 bis 1,5kg Nahrung schon genug.
Für Sportler reichen meist 2,5kg Nahrung aus. Durch meine eigenen Erfahrung im Hochleistungssport weiß ich: Selbst für Extremsportler sind 3kg absolut ausreichend.
Eine Nahrungsmenge, die Du zu 75% aus Früchten deckst, zu 20 % aus Gemüse, möglichst Wildgemüse. 5% bleiben für die pflanzlichen Proteine. Das sind täglich: 1,2 kg Früchte, 300g Gemüse, 75g pflanzliche Proteine. Alles möglichst aus Wildwuchs, ungezüchtet, unbestrahlt, ungedüngt und unbehandelt. Kurz, frei von jeder Unnatürlichkeit.
Willst Du Deine Nahrung richtig genießen, so beende Dein Mahl bevor Du Dich vollgegessen hast. Achte genau auf die Zeichen Deiner Intuition. Wann kommt der Punkt an dem die Nahrung die anfängliche Anziehungskraft verliert? Genau hier ist es genug!
Wenn Du mäßig ißt, lernt Dein Körper effektiver mit seiner Nahrung umzugehen. Die Nahrungsverwertung ist ja von Mensch zu Mensch unterschiedlich. Studien haben gezeigt, daß ein Inder aufgrund seiner sparsamen Kost aus einer Handvoll Reis mehr Energie ziehen kann, als ein alles herunterschlingender, stets überfressener Wohlstandsbürger aus einem ganzen Kilo. Du kannst nicht nur die Energie in der Nahrung viel besser nutzen wenn Du sparsam ißt, nein, Du kannst auch mehr Vitalstoffe aus ihr entnehmen, sie leichter verdauen und sie wird Dir wesentlich besser schmecken. Nach der Mahlzeit wirst Du Dich nicht träge und voll fühlen, sondern ein angenehmes, energetisierendes Wohlgefühl wird Dich begleiten.
Esse auch nur wenn Du wirklich hungrig bist. Lerne hierbei Hunger von Appetit zu unterscheiden. Du kannst nur so den herrlichen Geschmack der Menschennahrung richtig genießen!
Mäßigung in Deiner Nahrungsaufnahme wird Dir viele Vorzüge bringen:

1. **Bessere Verwertung der Nahrung:** Dadurch, daß Du Deine Verdauungsorgane nicht überlastest, können sie ihre Arbeit viel

besser verrichten. Du kannst nun die wertvollen Inhaltsstoffe Deiner Nahrung effektiver aufnehmen.

2. **Mehr Genuß beim Essen:** Das Essen ist nur solange wirklich angenehm, solange es Dir schmeckt. Läßt der Geschmack nach, höre auf zu essen. Du kannst wenn Du Dich nicht überißt, das was Du ißt wesentlich besser genießen.
3. **Angenehmes Gefühl nach dem Essen:** Die meisten Menschen essen so lange, bis sie müde und träge sind. Sie benötigen nach dem Essen erst einmal eine Ruhepause. Das ist nicht nötig. Mäßigst Du Dich beim Essen, wirst Du nachher mit wohlig gesättigtem Gefühl den Tisch verlassen.
4. **Gesundheit und ein langes Leben:** Es scheint, daß es kein besseres Lebenselexier gibt als mäßiges Essen. Ratten, die nur mit halber Kalorienmenge gefüttert wurden, lebten doppelt so lange wie die Vergleichsgruppe. Auch eine Studie an hundertjährigen Menschen legt den Schluß nahe, daß Mäßigung ihr Geheimnis für langes Leben ist. Von der Theorie her ist das leicht verständlich. Ißt Du wenig, so wird auch bei Schlechtkost die Dosis an schädlichen Schlechtkost-Molekülen länger benötigen bis sie die kritische Schwelle übersteigt.

Als Beispiel für eine Menschengruppe, die mit Mäßigung in ihrer Ernährung ein außergewöhnlich hohes Alter und beste Gesundheit erreichen, stelle ich Dir die Hunsas vor:
Die Hunsas sind ein Volk, das in Höhen zwischen 1500 und 2000m im Himalaja-Gebirge im Norden Indiens lebt. 1904 fiel dem schottischen Arzt Mc Carrison deren außergewöhnlich guter Gesundheitszustand auf. Deshalb stellte er weitere Nachforschungen an:
Die Hunsas lebten fast vollständig von der Außenwelt isoliert. Ihre Nahrung war karg. Sie bestand zum größten Teil aus roher Nahrung. Fleisch, Milch und sonstige tierische Produkte standen nur äußerst selten auf ihrem Speisezettel. Frische und getrocknete Aprikosen waren ihre Hauptnahrungsquelle. Im Frühjahr, wenn die Vorräte ausgingen, trat für sie eine unfreiwillige Fastenperiode ein.
Diese Ernährungsweise, zusammen mit harter körperlicher Arbeit und viel frischer Luft führte sie zu bester Gesundheit. Sie erreichten nicht selten ein Alter von weit über 100 Jahren. Das spricht eigentlich für sich.

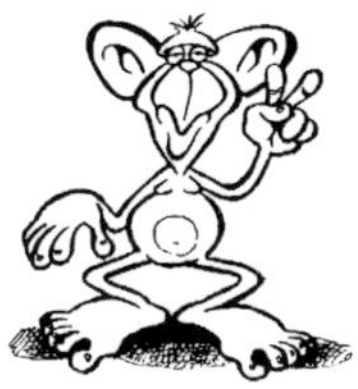

Merke:
Iß wenig und Du bist König

4. Alles ist eine Frage des Timing!

Auch für die Essenszeiten ist Dir Deine Intuition ein guter Ratgeber. Sie wird Dir zuverlässig sagen, wann Du Nahrung benötigst. Schließlich richten sich auch Deine nächsten Verwandten nicht nach irgendwelchen Zeitplänen. Sie essen einzig und allein dann, wenn sie hungrig sind. Ihr Instinkt leitet sie! Der selbe Instinkt, der sich bei Dir zur Nahrungsintuition entwickelt hat.
Da Du jedoch wahrscheinlich während Deines ganzen bisherigen Lebens die Gesetze der natürlichen Menschennahrung mißachtet hast, ist Deine Intuition verkümmert. Sie kann Dich deshalb nicht mehr zu optimalem Verhalten führen. Du mußt sie erst wiedergewinnen. Deine Intuition kannst Du nur durch natürliches Verhalten wiederfinden. Lebe natürlich!

4.1. Von Frustfressern und Zuckersüchtigen

Anfangs wird es Dir schwerfallen, intuitiv die richtigen Essenszeiten zu bestimmen. Der Grund hierfür liegt darin, daß eine große Zahl von Menschen heute „essgestört" sind. Die meisten Menschen in den Industriegesellschaften sind sogenannte „Frustfresser". Das bedeutet, sie verspüren einen Drang Nahrung aufzunehmen immer dann, wenn sie unglücklich sind. Sie essen nicht aus einem physischen Bedürfnis heraus, sondern ihr Appetit meldet sich einzig und allein aufgrund von seelischer Unausgeglichenheit. Die Ursache für diese „Freßsucht" liegt meist in frühester Kindheit: Weinende Kinder werden in unserer Gesellschaft allzu oft mit Nahrung, meist mit stark gezuckerter, getröstet.

Im Unterbewußtsein des Kindes hinterläßt das den Eindruck, daß Essen (besonders süßes) Trost spendet. So verzehren diese Menschen im Erwachsenenalter Mengen an Nahrung um sich zu trösten. Vorwiegend greifen sie dabei zu stark gezuckerten Produkten, denn die tröstende Nahrung in ihrer Kindheit war auch meist süß. So ist der Grundstock für das „Frußtfressen" und die „Zuckersucht" schon in den ersten Lebensmonaten gelegt.
Eine Sucht ist sehr schwer zu überwinden. Nicht umsonst haben Entziehungskuren so geringe Erfolge. Willst Du Dich von dieser Sucht befreien, dann mußt Du einen Ausgleich schaffen. Suche Dir eine Tätigkeit, die Dir Spaß bereitet. Immer wenn Du Dich dann unglücklich fühlst, beschäftige Dich damit. So eine Beschäftigung könnte z.B. Singen sein. Sobald Du nun frustriert bist und eigentlich zur Schokolade greifen willst, singe ein Liedchen. Du wirst sehen, das wirkt. Macht Dir Singen keinen Spaß, dann spiele ein Instrument, jongliere, treibe Sport, meditiere oder tanze. Die Liste an schönen Betätigungen ist noch beliebig fortzusetzen. Der eine singt, der andere macht schnell ein paar Liegestütze wenn er frustriert ist. So wird nach und nach das Unterbewußtsein erlernen, bei Frust nicht mehr nach Nahrung zu verlangen, sondern Du verspürst den Drang zu Singen, Liegestützen zu machen, oder zu Joggen. Damit wäre schon viel gewonnen!
Sich ausschließlich mit eisernem Willen die Naschereien zu versagen bringt zwar auch oft Erfolg, doch birgt dies eine Gefahr: Die Psyche könnte im Laufe der Enthaltsamkeit immer mehr nach dem alten Suchtstoff verlangen. Irgendwann wirst Du dann schwach und ißt gleich riesige Mengen. Das bereust Du dann und fühlst Dich wieder frustriert. Wieder mußt Du zur Schokolade greifen und wieder bereust Du es. Es ist ein Teufelskreis! Schaffe einen positiven Ausgleich. Finde, wie oben erwähnt, eine Tätigkeit die Dir Spaß macht, dann verspürst Du nicht mehr den Wunsch aus Frust zu essen. Du hast ja nun etwas Besseres. Du hast eine Beschäftigung, die Dich ermutigt, die Streß abbaut und Freude schafft!
Es wird Dir auch helfen, Dich regelmäßig mit Gleichgesinnten zu treffen. In fast jeder größeren Stadt gibt es Gesprächskreise und Treffen von „Rohköstlern", „Instinktos", „Sonnenköstlern", „Urzeitlern" und Fans für Menschennahrung. All diese Ernährungsrichtungen sind sich sehr

ähnlich. Freue Dich auf interessanten Erfahrungsaustausch und gute Unterhaltung. Es wird Dich in Deinem Bestreben, auf rohe Menschennahrung umzusteigen bestärken! Adressen einiger Gruppen findest Du im Anhang.
Auf diese Weise wirst Du Dein Suchtprogramm aus dem Unterbewußtsein werfen können. Das ist dringend erforderlich, denn ständiges Essen führt zu gravierenden Verdauungsproblemen und anderen gesundheitlichen Störungen.

4.2. Die optimalen Nahrungszeiten.

Wenn Du Deine Sucht, wie oben beschrieben, überwunden hast, wird Dir Dein Hungergefühl sagen, wann Dein Körper Nahrung benötigt, doch bis dahin halte Dich an folgende einfache Regeln:

1. **Esse morgens nichts:** Der Magen bleibt bis 10 Uhr, besser wäre 12 Uhr, leer. Dein Darm ist in dieser Zeit noch mit der Ausscheidung beschäftigt. Läßt Du ihn ungestört arbeiten, dann wirst Du Deine Stoffwechselschlacken (siehe *(II) 10. Die Dosis macht das Gift!*) umso schneller los.
2. **Esse spät abends nichts:** Auch nach 20 Uhr am Abend solltest Du nichts mehr essen: Mit vollem Magen wirst Du nicht gut schlafen können. Gönne Deinem Darm von 20 Uhr abends bis 12 Uhr mittags Zeit für die Verdauung und die Ausscheidung! An dieser Gewohnheit halten übrigens auch Deine nächsten Verwandten, die Bonobos, fest. In der Frühe essen sie allenfalls ein paar einzelne Blätter. Am Abend sind sie meist mit dem Bau ihrer Schlaflager beschäftigt, so daß wieder nur noch ein paar letzte Blätter verzehrt werden.
3. **Pause zwischen den Mahlzeiten:** Zwischen den einzelnen Mahlzeiten halte stets eine Verdauungszeit von mindestens 2 Stunden ein. Auch ein Affe ißt nicht ohne Pause! Auf diese Weise bekommt Dein Verdauungstrakt genügend Zeit für eine ordnungsgemäße Verdauung. Ständiges Essen würde zwangsläufig auch zu schlechten Nahrungsmittelkombinationen führen, was wiederum zu Gärung und zu Krankheit im Darm führt.

Das ist das natürliche und gesunde Verhalten. Später, wenn Du Deine „Freßsucht" überwunden hast, wird Deine Intuition Dir ein zuverlässiger Leitfaden sein. Lerne auf sie zu hören. Sie führt Dich zu einer natürlichen Ernährungsweise zurück! Bewährt hat sich folgender Zeitplan:

- **Brunch:** Morgens um 11 Uhr nimmst Du die erste Mahlzeit des Tages zu Dir. Hier ist Obst das Nahrungsmittel der Wahl.
- **Abendessen:** Um 17Uhr gibt es dann die zweite und letzte Mahlzeit des Tages. Nun können die Gemüse und pflanzlichen Proteine bei der Auswahl bevorzugt werden.
- **Verdauungs- und Ausscheidungsphase:** Zwischen den Essenszeiten gönnst Du Deinem Verdauungssystem Ruhe für seine Arbeit. Die Zeit nach dem Abendessen um 17Uhr bis zum Frühstück um 11Uhr morgens eignet sich besonders gut für die Ausscheidung. Du solltest diese nicht unterbrechen durch „Zwischensnacks".

Dieser Zeitplan hat sich in Millionen von Fällen bewährt. Prüfe, ob er auch für Dich geeignet ist!

5. Kauen ist die erste Vorverdauung.

Schon mehrmals in diesem Kapitel habe ich Dich darauf aufmerksam gemacht, Dich auf Deine Nahrung zu konzentrieren. Gründliches Kauen ist die notwendige Folge und es ist einer der wichtigsten Gesichtspunkte der gesunden Ernährung. Nur Nahrung, die Du vor dem Schlucken ordentlich und über längere Zeit gekaut hast, kann von Deinem Magen richtig verwertet werden. Im Mund findet die erste wichtige Vorverdauung statt. Das Lebensmittel wird zerkleinert und mit Speichel versetzt. Dieser enthält schon erste Verdauungsenzyme, u.a. Ptyalin, für die Stärkeaufspaltung. So wird die Nahrung für die weitere Verwertung im Magen vorbereitet. Das gründliche Kauen ist eine wichtige Vorverdauung und eine biologische Notwendigkeit. Wird die Speise nicht gründlich gekaut, ist sie zu wenig zerkleinert und kann von der Magensäure und den Enzymen kaum weiterverarbeitet werden. Die

Stärke wird nur unzureichend verdaut, da zu wenig Ptyalin im Mund abgesondert werden konnte. Im Magen kann das, was durch gründliches Kauen bewirkt wird, nicht nachgeholt werden. Eine alte Volksweisheit bringt dies treffend auf den Punkt: „Der Magen hat keine Zähne".
Selbstverständlich ist gründliches Kauen auch das naturgemäße Verhalten. Schaue Dir nur mal die Affen an, wie bedächtig die ihr Essen kauen. Sie kauen wirklich gründlich und konzentrieren sich beim Essen auf ihre Nahrung. Es ist also eine irrige Meinung, die Affen würden ihre Nahrung herunterschlingen. Gehe nur mal in den Zoo, da siehst Du es: Die Affen nehmen sich Zeit! Sie ziehen sich beim Essen sogar zurück und speisen für sich allein, so daß sie sich ganz und gar auf die Nahrung konzentrieren können.
Das soll auch Dein Vorbild sein. So verwertest Du Deine Nahrung viel besser. Kaue so lange bis die Speise im Mund vollkommen flüssig geworden ist! Dr. Fletscher hat das gründliche Kauen zur Therapieform erhoben. Er besserte den Gesundheitszustand vieler Menschen allein dadurch, daß er ihnen das gründliche Kauen ihrer gewohnten Nahrung empfahl. Der nach ihm benannte Begriff des „fletschern" hat sich als Bezeichnung für gründliches Kauen in die Umgangssprache eingeschlichen. Seine Empfehlung besagte, jeden Bissen mindestens 60 mal zu kauen. Dies möchte ich auch dem Menschennahrungsfan wärmstens empfehlen. Kaue so lange bis Deine Nahrung im Mund völlig flüssig geworden ist. „Trinke Deine Nahrung", so besagt eine Volksweisheit. Auch wenn Du, um eine Wildpflanze in diesen flüssigen Zustand zu bekommen, mehrere hundert mal kauen mußt, solltest Du diese Mühe auf Dich nehmen. Dr. Fletscher erzielte große Erfolge nur durch gründliches Kauen bei „normaler" Ernährung, also selbst bei „Schlechtkost". Gründliches Kauen befreit Dich von allen Beschwerden und schützt Dich vor Krankheiten.

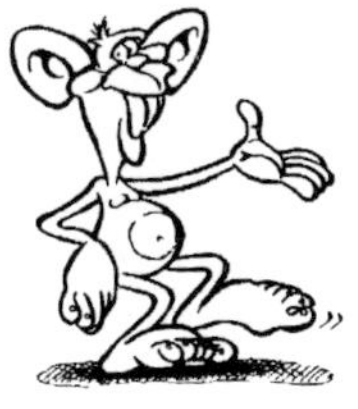

Merke:
Gut gekaut ist halb verdaut!

Gründliches Kauen ist eigentlich nur eine Folge der Nahrungsintuition. Willst Du Deine Nahrung richtig intuitiv beurteilen, mußt Du gründlich kauen, denn nur so hat die Intuition Zeit sie richtig zu beurteilen. Schlingst Du alles herunter, hast Du bis zur intuitiven Abstoßung schon Kiloweise zuviel gegessen! Ißt Du langsam und bedacht, so spürst Du das Umschlagen des Geschmackes noch im Mund. Das ist das intuitive Zeichen nun die Nahrungsaufnahme zu beenden. Intensives Kauen wird Dir auch viel Genuß verschaffen. Genuß, den Du durch die geschärfte Wahrnehmung auf Deine Mahlzeit gewinnst.
Gut, um gründlich zu kauen, muß man sich etwas Zeit nehmen. Doch Du wirst feststellen, daß Du schon viel früher satt bist. So bleibt die Gesamtzeit, die Du mit dem Essen verbringst, konstant.
Konzentriertes Essen hilft Dir auch, bei der Menschennahrung zu bleiben. Einen Hamburger oder Chips kann man vor dem Fernseher schnell hinunterwürgen. Es wird Dir unmöglich sein, solches Junk – Food mit Konzentration zu verspeisen. Mach es Dir also zur Gewohnheit, nur unter absoluter Konzentration zu essen. Erhebe das Essen zur Meditation, zum Gebet. Dies wird Dir neue Dimensionen eröffnen. Konzentriere Dich auf Dein Essen und Du nützt die Zeit mehrfach:

1. **Essen als Meditation:** Du verbindest das Essen mit Meditation. Meditation heißt Seelenfrieden finden und Energie tanken für die Arbeiten des Tages.
2. **Gute Verdaubarkeit:** Intensivkauen fördert Deine Verdauungstätigkeit. All Deine Konzentration auf die Nahrung fördert den Fluß der Speichelsekrete und das Wahrnehmen der intuitiven Zeichen.
3. **Bewußteres Essen:** Dir wird es sehr leicht fallen, nur noch Menschennahrung zu Dir zu nehmen, denn Du bist Dir nun bewußt darüber was Du ißt. Du stopfst nicht mal eben vor der Glotze irgendwas unachtsam in Dich hinein, nein, Du gibst acht auf die großartigen, vollkommenen Gaben der Natur.
4. **Wahrnehmen der intuitiven Zeichen:** Nur beim langsamen und konzentrierten Essen kannst Du Deine Intuition richtig arbeiten lassen. Intensives Kauen ist die einfachste Möglichkeit genau festzustellen, wann der Geschmack Deiner Nahrung sich verändert.

5. **Mehr Genuß beim Essen:** Nahrung, die Du intensiv kaust, kannst Du viel besser wahrnehmen. Du kannst jede Nuance ihres Geschmackes erspüren und voll genießen.

Lasse Dir diese Ruhe und Konzentration beim Essen nicht durch falsche Hektik zerstören. Wenn Du schlingst, sparst Du keine Zeit. Du mußt dann mehr essen um satt zu werden und bist früher wieder hungrig. Auch solltest Du Dir nicht vom Fernseher Deine Konzentration rauben lassen. Essen ist Gottesdienst! Es erfordert Achtung. Nimm die Geschenke der Natur dankbar an und führe sie dem Tempel Gottes, Deinem Körper, mit Ehrerbietung zu. Bist Du in unausgeglichener Gemütsverfassung, so verzichte auf das Essen. Mit der Nahrung verstärkst Du nur Deinen unausgeglichenen Zustand. Zorn, Wut, Haß, Ärger, Angst, Neid, Zanklust, Agressivität oder Depression werden sich verstärken. Du führst diesen Gemütszuständen mit der Nahrung neue Energie zu. Ißt Du hingegen in achtsamer, gesammelter, freudiger, konzentrierter Verfassung, verstärkst Du diese positiven Eigenschaften. Die Nahrung führt Dir geistige Energie zu.
Nahrung enthält viel mehr als mit wissenschaftlichen Methoden meßbar ist. Die Materie ist nur die Spitze des Eisberges. Wie beim Eisberg, der im Meer schwimmt, nur ein verschwindend kleiner Teil über dem Wasser zu sehen ist, so ist auch im Kosmos nur ein verschwindend kleiner Teil der Energie als Materie sichtbar oder anderweitig meßbar. Auch Deine Nahrung enthält viel mehr als bloße Materie. Sie besteht hauptsächlich aus geistiger Energie. Der Inder nennt diese allem Leben innewohnende göttliche Kraft das „Prana". Nur durch achtsames Essen kannst Du es aufnehmen. Sei Dir bewußt, daß Nahrungsaufnahme nicht nur Deinen physischen Hunger stillt, Dir Vitamine und Mineralien zuführt und so Deinen irdischen Körper nährt. Es geschieht viel mehr: Du nimmst Schöpferkraft, reinste Lebensenergie auf.

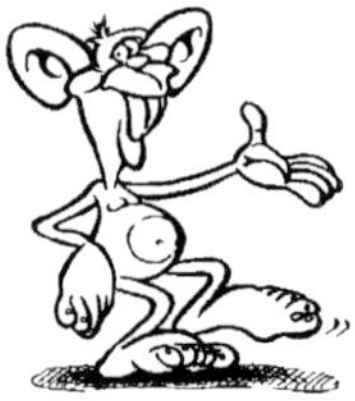

Merke:
Nahrung ist ein Geschenk der Natur.
– Sie ist ein Geschenk Gottes -
Nimm dieses Geschenk mit Achtung an!

6. Die Überlistung der Intuition.

Vielleicht fragst Du Dich nun, warum der Mensch denn überhaupt von seiner ursprünglichen für ihn doch optimalen Nahrung abwich? Wo doch die Menschennahrung ein so großer Genuß ist? Die Antwort auf diese Frage ist ganz einfach: Weil Gekochtes süchtig macht! Man kann sich den Übergang zur Kochkost so vorstellen (ein Märchen):

Es war einmal ein Stamm, der sich weit in den Norden der Erde wagte. Die Menschen dieses Stammes waren „Forscher", voller Wissensdurst. Sie wollten den Rand der Welt entdecken, ihren Göttern aus den Erzählungen der Alten begegnen.
So strebten sie Tag für Tag immer weiter. Das Land wurde immer unfreundlicher, rauhe Winde wehten über karge Steine. Immer kälter wurde es. Eiskalte Schneeböen peitschten ihnen entgegen. Doch sie waren nicht nur zähe, widerstandsfähige Menschen, sondern sie beherrschten auch die seltene Kunst dem Feuer zu gebieten.
So konnten sie mindestens an den wenigen Tagen, an denen sie genug Nahrung für die wärmespendenden Flammen fanden, vor dem Erfrieren sicher sein. Sie waren stolz auf ihre Flamme. Sie hegten die Glut während des Tages in Dosen aus Birkenrinde und transportierten sie so von Rastplatz zu Rastplatz.
Dort in dieser unwirtlichen Gegend geschah es auch, daß ihnen die Nahrung ausging. Hier wuchs nichts mehr was sie essen konnten. In ihrer Not versuchten sie schon allerlei As, das ihnen die Raubtiere übrig ließen, zu verzehren. Aber das Fleisch war widerlich. Meist krochen schon die ersten Maden darauf herum. Es war fürchterlich

zäh. So probierten sie alles aus, um diese Nahrung so angenehm wie möglich zu gestalten.
Bald kamen sie auf den Gedanken, das Fleisch durch ihr Feuer genießbar zu machen.
Sie waren alle überrascht. Das Feuer veränderte den Geschmack völlig. So hielten sie nun immer öfter auch andere Nahrung in die Glut. Sie stellten fest, daß diese Art von Nahrung gut schmeckte. Es war etwas Besonderes, etwas ganz anderes. Ihre Intuition konnte sie nicht davor warnen, denn die war nicht an Gekochtes angepaßt.
Da sie auch in den nächsten Tagen nichts Negatives an dieser Nahrung entdecken konnten, aßen sie nun immer öfter derartiges. Ihr Erfindungsgeist ging immer weiter. Immer neue Gerichte überlegten sie sich.
(Die negativen Folgen der Kochkost spürten sie nicht, denn die lassen, wie Du ja jetzt weißt, recht lange auf sich warten. - Manche Menschen können 40 Jahre lang fettreich essen, bevor sich möglicherweise der erste Herzinfarkt ankündigt- Überdies aßen diese ersten kochenden Menschen die gekochte Speise nur sehr selten. Es war ein Festmahl. Etwas für besondere Anlässe.)
Als dann unsere forschungshungrigen Menschen nach vielen Jahren in ihre Heimat zurückkehrten, konnten sie immerhin eines mitbringen: Die wohlschmeckende (-doch, wie Du nun weißt, gefährliche-) gekochte Nahrung.
Zuhause wurde sie zum Festmahl erhoben. Wenn Besuch kam, wurde ihm diese Nahrung angeboten. Auch der Besuch war bald von der „neuen“ Nahrung begeistert. So breitete sich die Kochkost unaufhaltsam weiter aus. Wie ein Krebsgeschwür fraß sie sich durch die ganze Welt. Und es zeigte sich, daß die Menschen, die einmal davon gekostet hatten, immer öfter und immer mehr davon verlangten. Sie waren süchtig danach.

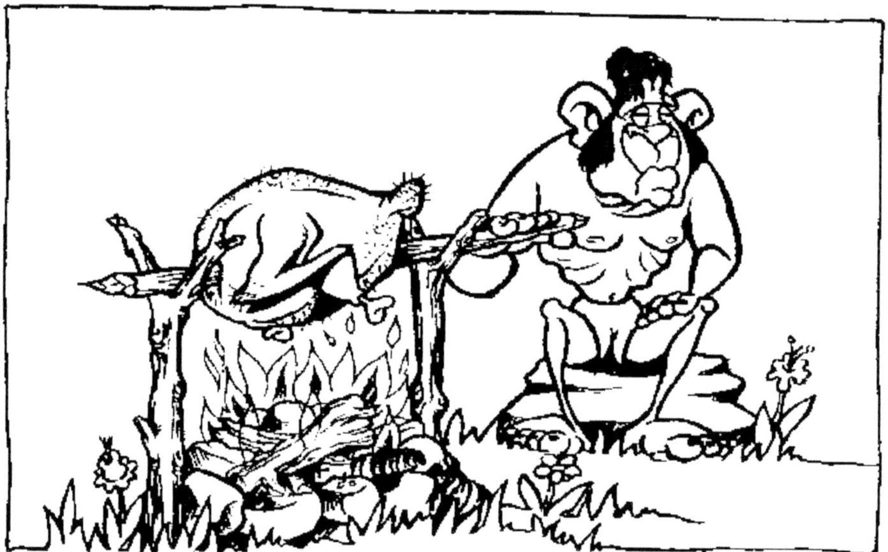

GISCHBL 99

➔ *Der erste Junkee*

Wen wundert es, daß bald immer mehr Menschen diese neuen Speisen vorzüglich fanden und sich deren Zubereitung aneigneten? Auf diese Weise breitete sich die Kochkost in Windeseile aus. Nicht einmal an den entlegensten Ecken der Welt machte sie Halt. Die folgende Graphik zeigt Dir, auf welchen Wegen und wann sich das Neolithikum und mit ihm die Koch- oder Schlechtkost ausbreiteten:

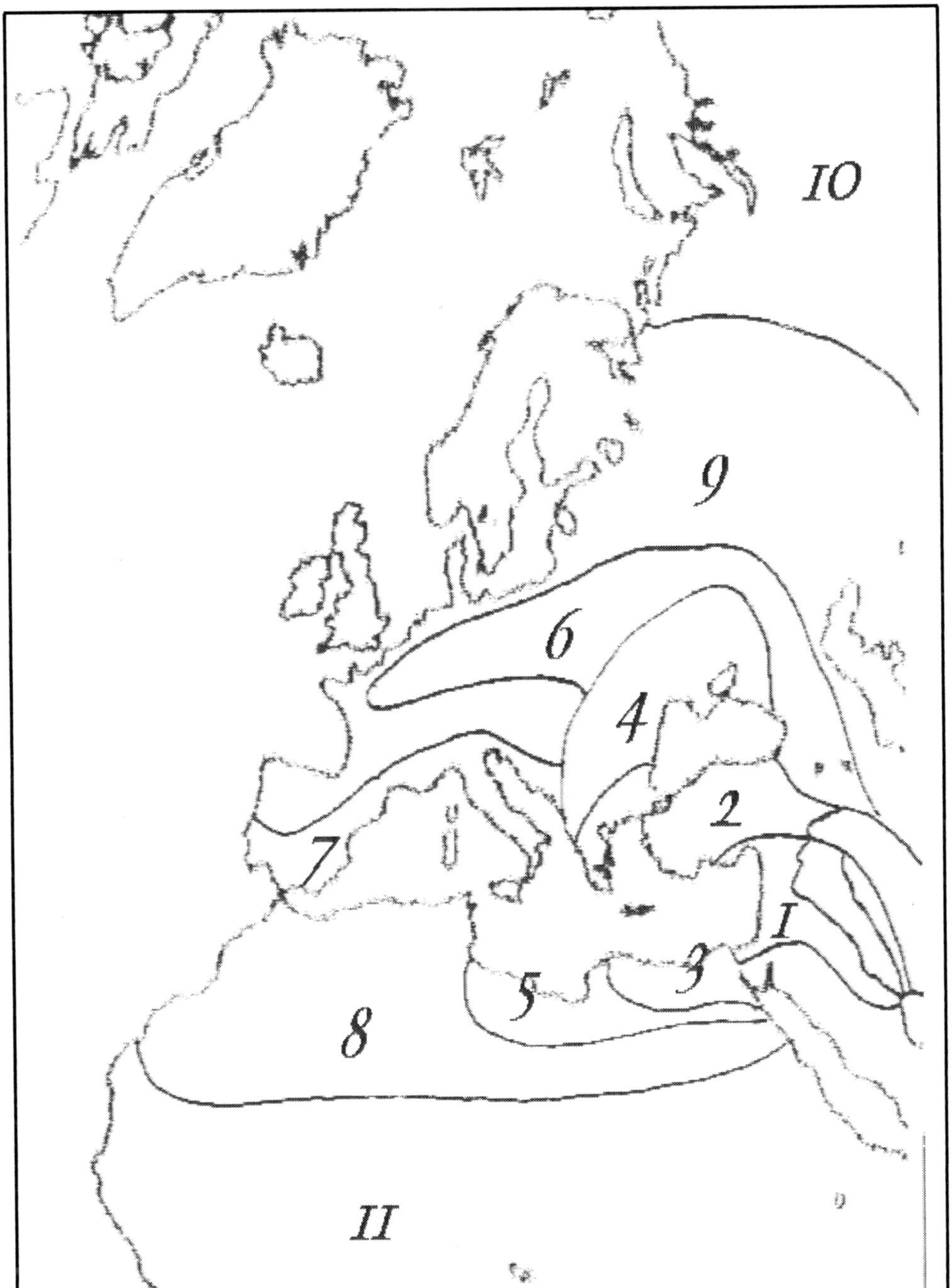
IO
9
6
4
2
7
I
3
5
8
II

Die Ausbreitung des Neolithikums: Durchschnittlicher Beginn in Europa: vor 10.000Jahren-

1. Beginn: im ´´Zweistromland´´ vor ca. 12.000 Jahren.

2. + 3. Weitere Ausbreitung vor ca. 11.000 Jahren

4. + 5. Weitere Ausbreitung vor ca. 10.000 Jahren

6. + 7. Weitere Ausbreitung vor ca. 9.000 Jahren.

8. + 9. Weitere Ausbreitung vor ca. 7000 Jahren

10. + 11. Die neolithische Ausbreitung ist nicht zu stoppen: Sie erreicht ganz Afrika und gelangt mit den ersten Menschen nach Amerika.
Hier existieren vereinzelt noch Stämme, die heute erst beginnen ins Neolithikum zu gelangen.
z.B.: - Einige Indianerstämme Süd- und Mittelamerikas
Einige Stämme in Afrika
Einige nomadisch lebende Eskimos
Die letzten ursprünglichen Aborigines in Australien

12. Nur in sehr abgelegenen Regionen ist das Neolithikum bis in neueste Zeit nicht vorgedrungen.
z.B.: - Einwohner der Ladroneninsel (bis 1620) .
Tasaday auf einer südlichen philippinischen Insel (bis 1971).
Hunsas im Himalaja-Gebirge.

7. Beispiele von Naturvölkern, die noch von roher, unbehandelter Menschennahrung leben:

Da die Kochkost eine so rasche und gründliche Verbreitung erlebte, ist es heute außerordentlich schwierig, Völker zu finden, die noch von roher, unveränderter Menschennahrung leben. Nur sehr wenige Beispiele von roh essenden Urvölkern kann ich Dir deshalb vorstellen. Doch diese zeigen dafür um so eindrucksvoller, wie gut ihnen ihre Nahrung tut:

Die Einwohner auf den Ladroneninseln lebten bis zu ihrer Entdeckung durch die Spanier ausschließlich von Rohem.
Über den ersten Kontakt der Insulaner mit den Spaniern im Jahre 1620 berichtet Theodor Hahn, zitiert nach Prof. Dr. Alfred Brauchle:
„Die Bewohner der Insel hielten sich für das einzige Volk auf der Erde. Sie waren von fast jeder Sache entblößt, welche die zivilisierten Völker zum Leben für unumgänglich halten. Außer Vögeln gab es keine Tiere auf der Insel, und auch diese aßen sie nicht. Sie hatten niemals Feuer gesehen, auch konnten sie sich anfänglich keine Vorstellung von dessen Gebrauch machen. Ihre Nahrung war gänzlich vegetabilisch und bestand aus Früchten und Wurzeln im natürlichen Zustande. Sie waren wohlgebildet, kräftig und tätig und konnten mit Leichtigkeit auf ihren Schultern ein Gewicht von 500 Pfund tragen. Krankheit war unter ihnen kaum bekannt und sie erreichten gewöhnlich ein hohes Alter. Es war nicht ungewöhnlich Leute unter ihnen zu finden, welche ohne Krankheit 100 Jahre erreicht hatten."
Du siehst: Diese Menschen lebten genauso, wie ich es Dir empfehle! Sie könnten Deine Vorbilder sein!

Die Tasaday. Dieser kleine Volksstamm lebte isoliert auf einer kleinen südlich gelegenen philippinischen Insel. Bis zu ihrer Entdeckung im Jahre 1971 lebten sie noch im Stil der Menschen aus dem Paläolithikum. Ihre Nahrung war rein pflanzlich. Tiere jagten sie nie. Wie könnte es anders sein, auch diese Menschen wurden als außerordentlich gesund beschrieben. Sie verfügten über eine auffallende Ausdauer und Leistungsfähigkeit. Überdies wurden sie sehr alt und führten ein sehr harmonisches, friedliches Leben.

Zusammenfassend kann man feststellen, daß diese Menschengruppen sich deshalb eines so guten Gesundheitszustandes erfreuten, weil sie unter absolut natürlichen Bedingungen lebten. Sie aßen all ihre Nahrung roh und unverändert. Sie konnten direkt aus der Natur ihre Speisen beziehen, d.h. ihre Nahrung war frisch und wildwachsend. Sie wendeten keine Züchtungs- oder Düngeverfahren an. Die Mikroorganismen auf der Oberfläche ihrer Nahrung wurden mitverzehrt und nicht durch unnötiges Waschen entfernt. Klar, daß sie sich bei ihrer Nahrungsauswahl ganz auf ihre Intuition verlassen konnten. Sie lebten eben noch in völliger Harmonie mit der Natur. Sie waren weiterhin fern von Hektik und konnten sich so die Zeit nehmen, ihre Nahrung gründlich zu kauen.
Am Beispiel dieser Menschen lassen sich nebenbei noch andere Faktoren erkennen, die zur Gesundheit wichtig sind. Solche wären z.B: Viel körperliche Bewegung, viel frische Luft und ein ausgeglichener Gemütszustand.
Das sind Vorbilder für gesunde Lebens- und Ernährungsweise. Sie hatten auch die dazugehörigen Erfolge: Beste Gesundheit, hohes Alter, Leistungsfähigkeit...
Leider leben auch diese Menschen heute nicht mehr auf die oben beschriebene Weise. Sie paßten sich unserer Kultur an, - auch unserer Eßkultur, sofern wir hierbei von einer Kultur reden möchten. Die Folge ist, daß sich nun auch deren Gesundheitszustand deutlich verschlechtert hat.

(VI) Menschennahrung auf dem Prüfstand

"Klar, theoretisch klingt das ja wirklich gut, die Menschennahrung." sagst Du, "Nur mich würden da doch noch mehr Fakten interessieren... Wie geht es den Menschennahrungsfans, haben die auch wirklich keinen Mangel?"
Das sind sicher berechtigte Fragen, die vielen an dieser Stelle einfallen. Also will ich versuchen sie Dir zu beantworten: Allen mir bekannten Menschennahrungsfans geht es ausgezeichnet. Bei allen stellte sich nach einer kurzen Umstellung folgender Zustand ein:

- **Überdurchschnittliches Wohlbefinden:** Gute Stimmung, entspanntes Gemüt und Freiheit von körperlichen Beschwerden.
- **Körperliche Leistungsfähigkeit:** Erfolge im Sport, signifikant verbesserte Ausdauerfähigkeit, gute Motorik und Körperbeherrschung.
- **Minimaler Körpergeruch:** Der Schweiß riecht nicht mehr unangenehm sondern allerhöchstens angenehm nach der letzten verzehrten Frucht.
- **Gute Verdauung:** Freiheit von Blähungen, Verstopfung, Durchfall, Sodbrennen, Übelkeit, usw. sowie 2 mal täglich geformter, nicht schmierender Stuhl.
- **Guter Schlaf:** Schnelles Einschlafen und leichtes Erwachen.
- **Ausgeglichenes Gemüt:** Gute Streßverträglichkeit, keine Nervosität, Angstgefühle, Schüchternheit, Lampenfieber...
- **Gute Regenerationsfähigkeit:** Nach körperlichen Belastungen schnellere Erholung, gutes Heilen von Verletzungen, kaum blaue Flecken.
- **Bester Gesundheitszustand:** Geringe Neigung zu Krampfadern, Hämorrhoiden, Migräne, Angina, Zahnschmerzen, Sinusitis usw.
- **Gute Blutwerte:** Alle Werte des Blutes im optimalen Bereich, keinerlei Mangel an irgendeinem Stoff.
- **Resistenz gegen Parasiten:** Bandwürmer, Amöben, Malariafälle, usw. sind äußerst selten.
- **Widerstandskraft:** Kaum Infektionskrankheiten, Erkältung, Schnupfen, Entzündungen, usw.
- **Allergiefreiheit:** Allergie - Erscheinungen wie Heuschnupfen, Asthma, Exzeme, usw lösen sich auf.

- **Reine Haut:** Kaum Schwielenbildung, Fußpilz, Neurodermitis, Hühneraugen, usw.
- **Heilung von Krankheiten:** Wegfall von kleineren Beschwerden. Auch AIDS, Krebs und andere chronische Krankheiten können verschwinden.
- **Steigerung der Intelligenz:** Schnelle Auffassungsgabe, gute Konzentrationsfähigkeit, Gedächtnis, Reflexe, Sensibilität usw.
- **Erweiterung des Bewußtseins:** Öffnung zu einer verbesserten Wahrnehmung des Kosmos, erspüren der Lebensenergien, gut entwickelte Intuition.
- **Kein übermäßiges Kälteempfinden:** Kalte Hände und Füße verschwinden.
- **Mehr Lebensfreude:** Nicht nur das Essen wird zum Genuß, das daraus resultierende Wohlbefinden führt zu einem intensiveren und damit glücklicheren Erleben in allen Bereichen.

Du siehst, die Umstellung lohnt sich. Welche Verbesserung wird sich bei Dir als erstes einstellen?
Auch Kinder, die nach der Muttermilch weiter mit 100% Menschennahrung aufgewachsen sind, erfreuen sich bester Gesundheit. Hier könntest Du richtig neidisch werden. Ihnen wurden all die Leiden erspart, die Du durchmachtest: Kinderkrankheiten, Erkältungen, Mandel-, Blinddarm-, Mittelohr- Entzündung... Eine Kindheit völlig frei von allen Krankheiten mit einem beneidenswerten Körper und Knochenbau, gut entwickelter Muskulatur, beeindruckender Beweglichkeit und sprühender Intelligenz.
Wenn Dir das alles zu abstrakt ist, findest Du im weiteren noch ein paar Laborwerte, die genau das gleiche aussagen.

1. Menschennahrung im Vitalstoffvergleich

Du wirst nun sicher wissen wollen: Wie sieht die rohe, unveränderte Menschennahrung im Vergleich zu anderen Ernährungsformen aus?
Willst Du einen Vergleich des Vitalstoffgehalts verschiedener Nahrungsmittel durchführen, mußt Du bedenken, daß die in

Nahrungsmitteltabellen angegebenen Werte pro 100g verzehrbarer Anteil aufgeführt sind. Rohe, unveränderte Menschennahrung enthält aber sehr viel Wasser (70% bis 90%) und Ballaststoffe. Das bedeutet, daß Du, um dieselbe Energiemenge aufzunehmen, mehr von der optimalen Menschennahrung essen mußt, als von „Normal- bis Schlechtkost". Das hat den Vorteil, daß Du gleich durch die Nahrung mit hochwertiger Flüssigkeit versorgt wirst und Dein Darm mit genügend Ballaststoffen gesund erhalten wird.
Deshalb muß, um einen fairen Vergleich zwischen einzelnen Lebensmitteln zu ermöglichen, der Vitamingehalt pro Energieeinheit (z.B. 1000 Kilojoule) berechnet werden. In einer Auflistung all dieser Werte bildet rohe, unbehandelte Menschennahrung eindeutig die vitamin- und mineralreiche Spitze!
Hier wird dieser Vergleich beispielhaft gemacht:

Nahrungsmittel	Gehalt in mg pro 100g verzehrbare Menge			
Rohe Menschennahrung:	Eisen	Magnesium	Vitamin B2	Vitamin C
Orange	0,5	13	0,05	8
Chicorée	0,7	13	0,03	10
Mandeln	4,1	170	0,60	0
Sonstige Nahrung:				
Roggenbrot	2,5	35	0,12	0
Eisbein (Schweinefleisch)	1,5	18	0,19	0

In obiger Tabelle wirkt die rohe unbehandelte Menschennahrung noch nicht deutlich vitaminreicher. Doch das Bild ändert sich nach Umrechnung auf die in 1000 Kilojoule enthaltene Vitalstoffmenge deutlich! Erst jetzt erkennst Du, wie vitamin- und mineralstoffreich rohe Menschennahrung wirklich ist:

Nahrungsmittel	Gehalt in mg pro 1000 Kilojoule			
Rohe Menschennahrung:	Eisen	Magnesium	Vitamin B2	Vitamin C
Orange	2,3	58,3	0,23	35,7
Chicorée	10,3	191,2	0,44	147,1
Mandeln	1,7	70,5	0,24	0
Sonstige Nahrung:				
Roggenbrot	2,7	38	0,13	0
Eisbein (Schweinefleisch)	1,9	23	0,24	0

Du siehst: Rohe Nahrung ist in puncto Vitamin- und Mineralstoffgehalt unschlagbar. Doch das ist noch nicht alles!
Noch wichtiger als der Mineralstoffgehalt einer Nahrung ist die Verwertbarkeit dieser Mineralien aus der Nahrung. Dir leuchtet sicher ein, daß es bei einem Eisenmangel wenig sinnvoll ist, auf einer Eisenstange herumzukauen. Ebenso wenig wird Dir der Kalk aus Leitungsrohren Calcium zum Knochenaufbau liefern. Wichtig ist die biologische Verfügbarkeit der Mineralstoffe! Mineralstoffe müssen in der Nahrung so enthalten sein, daß sie von Deinem Körper leicht aufgenommen und verwertet werden können. Es hat sich gezeigt, daß nur organisch gebundene Mineralstoffe optimal resorbiert und verwertet werden. In roher, unbehandelter Menschennahrung sind die Mineralien im biologischen Verbund, das heißt in andere organische Moleküle eingebaut. Bereits der Kochvorgang kann diese Komplexe zerstören und die Wertigkeit der Mineralien veringern.
Auch durch im selben Nahrungsmittel enthaltene Vitamine wird die Aufnahme der Mineralstoffe erleichtert. Es ist wichtig ein optimales Verhältnis der Mineralien und Vitamine untereinander einzuhalten. Nur so funktioniert Dein Körper optimal. In der natürlichen Menschennahrung ist das selbstverständlich stets gegeben. Deshalb steht von der Verwertbarkeit der Mineralien die rohe, unbehandelte Menschennahrung an der Spitze. Das muß auch so sein,... - ich weiß, Du ahnst was jetzt kommt: Du bist genetisch daran angepaßt!
Ein Beispiel für die gute Verwertbarkeit von Mineralstoffen in der optimalen Menschennahrung ist das Eisen: Eisen muß, um gut assimiliert

zu werden, in der richtigen Oxidationsstufe (II) sein und in Verbindung mit viel Vitamin C eingenommen werden. Welches Nahrungsmittel würde diese Vorraussetzung wohl besser erfüllen als rohes Obst und Gemüse? Denke nur mal an die Brennessel, da ist enorm viel Eisen und Vitamin C enthalten. Ein Fest für Deinen Körper!

2. Rohe unbehandelte Menschennahrung ist unschlagbar!

Nun, wie sieht die optimale Menschennahrung in der Praxis aus? Wieviel Vitamine und Mineralien nimmst Du damit auf? Das hängt natürlich davon ab, was und wieviel Du ißt. Es ist eigentlich auch weniger die Menge der enthaltenen Vitamine und Mineralien entscheidend, als das Verhältnis zu den Kalorien. Wenn Du nur sehr wenig ißt, nimmst Du naturgemäß auch weniger Vitamine und Mineralien auf. Du benötigst dann aber auch nicht mehr. Du hast Dich ja von absolut natürlichen Nahrung ernährt und damit die für die entsprechend aufgenommene Energiemenge die optimale Vitalstoffdosis bekommen! Du bist bestens mit allem versorgt, wenn Du nur ganz Deiner Intuition (siehe *(V) Die Nahrungsintuition - Schlüssel zum Genuß*) entsprechend in der riesigen Speisekammer der Menschennahrung schlemmst. Um Dir das zu verdeutlichen beobachtete ich meine Ernährung über einen Zeitraum von 3 Monaten genauer. Der Vital- und Nährstoffgehalt der verzehrten Nahrung wurde dabei genau analysiert. Um die Kosten in überschaubarem Rahmen zu halten, beschränkte ich mich dabei auf eine kleine repräsentative Auswahl an Inhaltsstoffen. Als Resultat wurden die durchschnittlich pro Tag verzehrten Mengen festgehalten und mit den Empfehlungen der „Welt-Gesundheits-Organisation“ (WHO) und der „Deutschen Gesellschaft für Ernährung“ verglichen. Für eine bessere Orientierung und Wertung der Ergebnisse wurde die durchschnittliche deutsche Ernährung gegenübergestellt.
Das Ergebnis war gleichermaßen eine Bestätigung wie auch eine Ermunterung, die Menschennahrung einem größeren Kreis zugänglich zu machen.

2.1. Eiweiß, Fette, Kohlenhydrate:

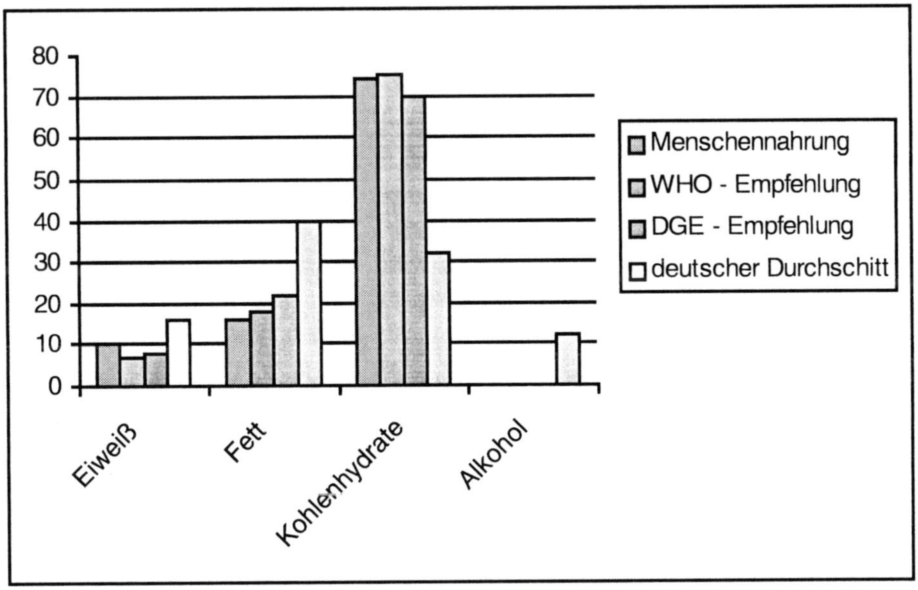

Schon beim ersten Blick auf die Studie fällt auf, daß sich die Energielieferanten der Menschennahrung komplett anders zusammensetzen als bei der heute üblichen Schlechtkost. Der durchschnittliche Esser deckt 12 % seiner Energie allein über Alkohol. Bier steht hier an erster Stelle. Alle Experten sind sich heute einig, daß Alkohol keinesfalls gesundheitsfördernd ist. Die „World Health Organisation“ (WHO) und die „deutsche Gesellschaft für Ernährung“ (DGE) befürworten hier eher 0% Alkohol in der Ernährung. Selbstredend erfüllt Menschennahrung diese Ansprüche.
Ferner ist die gut bürgerliche Küche viel zu fettreich. Bis zu 40% der Kalorien in der Nahrung bezieht der Industriebürger aus dem Fett. Schuld daran ist u.a. der ausgeprägte Fleisch- und Wurst-Konsum. Die Folgen sind am Zustand der Blutfettwerte leicht abzulesen. Ein Beispiel hierfür ist das Cholesterin. Dank des stetig steigenden Fettkonsums steigen auch dessen Werte im Blut. Die Normwerte für Cholesterin sind in den letzten Jahren immer wieder heraufgesetzt worden. Heute gilt ein Cholesterinwert von 220 noch als normkonform, während vor einigen

Jahren 160 schon Alarm ausgelöst hätte. Ich denke, der Cholesterinwert sollte noch weit niedriger liegen! Das ist auch bei dem sehr moderaten Fettgehalt in der Menschennahrung keinerlei Frage! Es ist klar, die Empfehlungen der WHO und DGE stimmen auch hier weitgehend mit den durch die Menschennahrung realisierten überein.
Auch in Punkto Kohlenhydrate und Eiweiß geht die Menschennahrung im Gegensatz zur durchschnittlichen Schlechtkost mit den Empfehlungen weitgehend konform!

2.2. Vitamine:

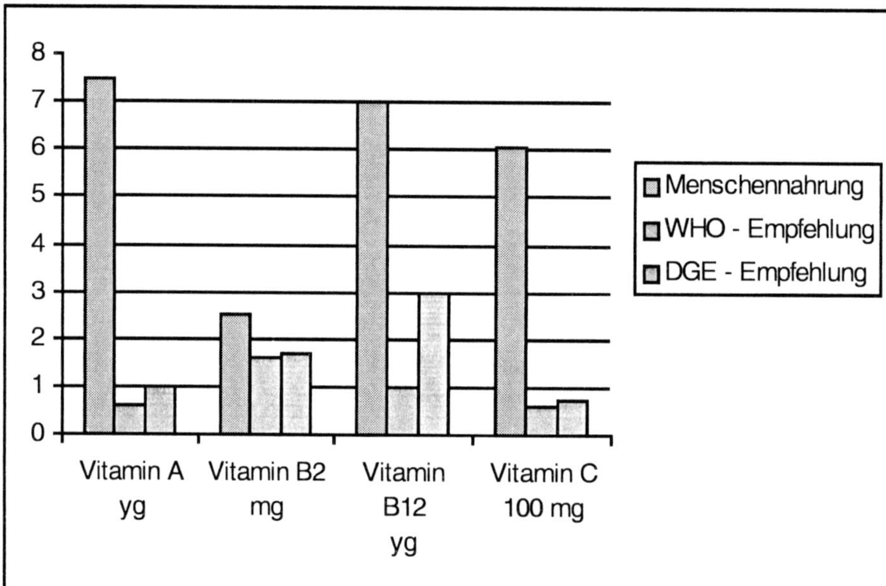

Das nächste was bei der Studie auffiel, war der hohe Gehalt an Vitaminen in der rohen Menschennahrung. Während die gut bürgerliche Kost gerade einmal knapp die Empfehlungen erfüllen kann, entsprechen die in der Menschennahrung enthältenen Inhatsstoffe den für therapeutische Zwecke eingesetzten Mengen. Beispielsweise bei Arteriosklerose, Herzinfarkt, Schlaganfall, Cholesterinämie (gefährlich

hohe Cholesterinwerte), Bluthochdruck und vielen anderen zeigten Vitamine ausgezeichnete Wirkungen.
Im Vergleich dazu beängstigte der Vitalstoffgehalt in der durchschnittlichen Schlechtkost. Es verwundert daher nicht, warum obige Krankheiten reine Zivilisationserscheinungen sind. Bei roher Menschennahrung ist deren Auftreten nahezu ausgeschlossen. Denn mit dieser Ernährungsform absolvierst Du täglich das perfekte Fitneßprogramm für Deine Gesundheit. Frisches unbehandeltes Obst und Gemüse versorgt Dich mit den hochwertigsten Vitaminen die Du Dir vorstellen kannst:

- Es handelt sich ausschließlich um natürliche Vitamine. Klar, schließlich stammen sie ohne Umwege direkt aus der Natur. Natürliche Vitamine sind bekanntlich wesentlich wirkungsvoller als chemisch hergestellte.
- Die Vitalstoffe wurden durch kein denkbares Verfahren denaturiert.
- Die Vitamine sind in der optimalen Kombination, d.h. das Verhältnis der Vitamine untereinander ist ausgewogen und bestens auf Dich abgestimmt.
- Sekundäre pflanzliche Stoffe fördern und verstärken die Wirkung der Vitamine.
- Das Verhältnis der Vitamine zu den anderen Nahrungsbestandteilen ist stets ausgewogen und perfekt gestaltet. Hier war die Natur (Gott) der Designer des „Vitaminpräparats“!

<u>Wirkungen der Vitamintherapie bei:</u>
Arteriosklerose, Herzinfarkt, Schlaganfall, Cholesterinämie, Bluthochdruck, Herzinsuffizienz, Atemnot, Ödeme, Leistungsschwäche, Herz-Arrhythmie, Diabetes, Kreislauferkrankungen, Angina Pektoris, Nachsorge bei Koronarbypass-, Angioplastie- und Ballonkatheter-Operationen, ...

2.3. Mineralien:

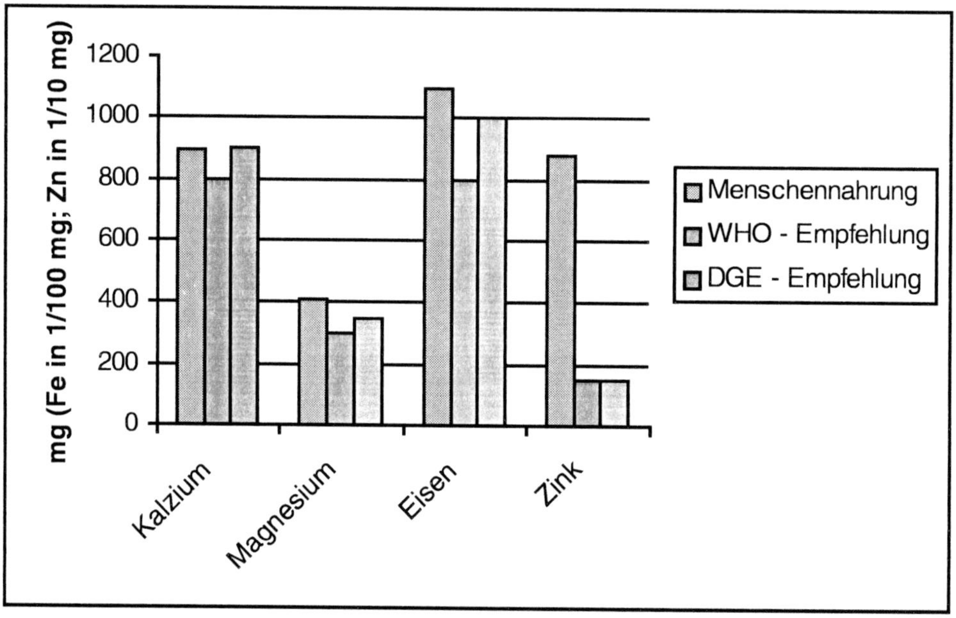

Im Bereich der Mineralstoffe zeigte sich ein ähnlich positives Bild: Die Menschennahrung deckt mit Leichtigkeit den Bedarf. Entgegen der Prognose etlicher Befürworter der üblichen Schlechtkost war auch der Kalziumgehalt mehr als ausreichend. Und das ohne die ach so empfohlene Milch (siehe *(IV) 1. Milsch macht müde Männer munter!?*)! Auch beim Eisen, das doch angeblich nur im Fleisch vorhanden sein soll, ist mit Leichtigkeit eine Bedarfsdeckung gegeben. Es versteht sich von selbst: Die Mineralstoffe in der Menschennahrung lassen sich sehr gut aufnehmen. Sie sind im organischen Verbund mit allen wichtigen Hilfsstoffen, besitzen also eine unübertroffene biologische Wertigkeit.

3. Ein Bluttest bringt Klarheit

Da auch hier ein paar Ungläubige nicht des Anzweifelns müde wurden, habe ich mich mehrmals Blutuntersuchungen unterzogen. Dort wurde mein Blut nach allen nur denkbaren Werten getestet und ein kompletter Mineralstatus erstellt. Ich kann Dir versichern: Meine Werte waren immer optimal. Besonders positiv fielen die niederen Cholesterin- und AGP-Werte auf. Bei den Mineralien ergab sich eine überdurchschnittlich gute Deckung mit Magnesium, Selen, Zink und Calcium hervor. Doch auch die anderen Werte wie Hämoglobin, Eiweiß, Eisen, Ferritin, Natrium, Kalium, Aminosäuren und wie sie alle heißen, gaben keinen Grund zur Klage.
Du kannst dieselben positiven Ergebnisse mit der Menschennahrung erzielen und Dich so eines langen Lebens in bester Gesundheit und Fitneß erfreuen.
Klares Ergebnis dieser Studie war also: Rohe unbehandelte Menschennahrung ist die optimale Nahrung für den Menschen! Sie ist reich an all den Stoffen, die Du zum gesund sein benötigst. Diese hohe Dosierung an Vitaminen und Mineralien erhältst Du sonst in keiner anderen Ernährungsform! Hierin ist die rohe unbehandelte Menschennahrung absolut Spitze... - Und das muß auch so sein, schließlich handelt es sich ja um die Nahrung, an die Du genetisch angepaßt bist. Um die Nahrung, mit der sich der Mensch in seiner 6 Millionen Jahre langen artspezifischen Entwicklung ernährt hat!
Mit Menschennahrung wird ein Leben in völliger Gesundheit möglich. Gesundheit ist ein wichtiger Schritt in Richtung Glück und Freude... und was wäre ein schöneres Ziel als absolute Lebensfreude?

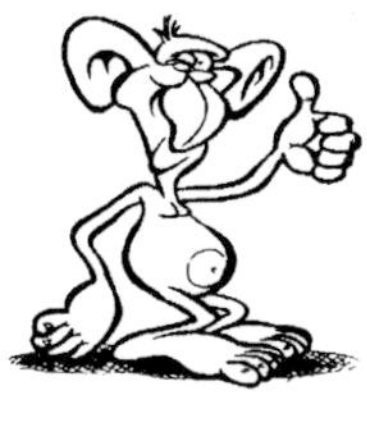

Merke:
Ess' roh und Du wirst froh!

(VII) Ethik und Spiritualität der Ernährung

Natürlich soll eine optimale Ernährung nicht nur Deinen Körper gesund erhalten. Nein, sie soll auch für Dein spirituelles Wachstum sorgen und sich global positiv auswirken. Gerade ethische Fragen, die mit der Ernährung zusammenhängen sollen nicht vernachlässigt werden. Ohne Ethik wird alles zur Oberflächlichkeit. Was würde auch Deine Gesundheit nützen, wenn sie auf Kosten Deiner Mitmenschen und des Kosmos gingen? Menschennahrung ist sicher einzigartig auch in dieser Hinsicht. Sie ist eine Ernährungsweise ganz in Harmonie mit der Natur!

1. Kleines Vegetarium

Du hast bisher schon viel über die gesundheitlichen Aspekte der Ernährung erfahren. Du hast gesehen, daß Fleisch, Fisch, Eier und Milch in der menschlichen Ernährung nicht nötig sind. Ja, sie können sogar Deine Gesundheit nachhaltig schädigen. Schon aus reinem Gesundheitsbewußtsein solltest Du folglich auf diese Produkte verzichten. Doch auch ethische Betrachtungen könnten Dich dazu bewegen, sie von Deinem Speisezettel zu streichen. Denn gesundheitliche Aspekte sind längst nicht alles! Ein Mensch der sich bemüht ein ethisches Leben zu führen, sollte dieses nicht am Eßtisch jäh beenden. Eine vegetarische Ernährung wird so praktisch unumgänglich! Es gibt viele schwerwiegende Argumente gegen den Fleischkonsum:

1.1. Welternährungskrise:

Amerikanischen Nachforschungen zufolge leiden mehr als die Hälfte der Menschen auf der Erde Hunger. Davon ist wiederum die Hälfte dem Hungertod nahe.
Angesichts solcher Zahlen erscheint es grotesk, wie uneffizient wir die Anbauflächen auf unserem Planeten bewirtschaften. Mehr als die Hälfte der Äcker in den USA und Europa werden mit Tierfutter bepflanzt. 91% der Getreide-, 88% der Hafer-. 77% der Sojabohnen- und 64% der Gersteernte wird an Tiere verfüttert. Dabei ergeben etwa 100 kg Tierfutter gerade mal 10kg Fleisch, Fisch, Milch oder Eier. Eine

gewaltige Verschwendung von Nahrung! Für ein einziges Kilogramm Steak auf Deinem Teller mußten folglich ca. 10 Kilogramm hochwertige pflanzliche Nahrung verschwendet werden.
Würde diese Verschwendung beendet, dann gäbe es auf der Welt keinen Mangel an Nahrung mehr. Im Gegenteil, dann wäre ein gewaltiger Überschuß vorhanden.
Noch grotesker wird das Ganze, wenn Du bedenkst, daß die reichen Industrienationen pflanzliche Nahrung zur Verfütterung an Tiere aus Ländern beziehen in denen Menschen verhungern!
Mit dem Fleisch auf Deinem Teller verzehrst Du also nicht nur das Tier, nein, Du "verzehrst" damit auch die Menschen, die dafür verhungern mußten! Es ist folglich ein Gerücht, daß es heute keinen Kannibalismus mehr gäbe. Es gibt ihn! Ich beobachte ihn jeden Tag in den Industrienationen. Dort wird auf Porzellantellern "Menschenleben" als Schweineschnitzel gereicht!

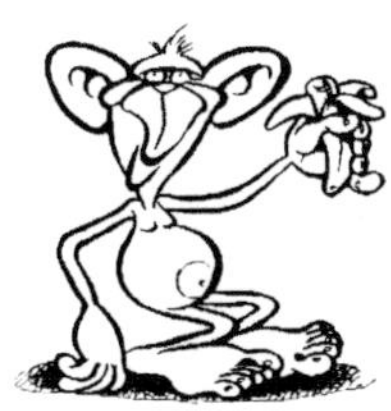

Merke:
Fleischverzehr ist Kannibalismus!

1.2. Bodenerosion:

Um Fleisch zu „produzieren" benötigt man große Flächen. Da jedoch die Anbauflächen knapp sind, muß immer mehr Land für Viehfutter und als Weide genützt werden. In tropischen Gebieten geschieht dies oft durch Brandrodung. So verwandeln sich tropische Regenwälder in Flächen, deren Böden so karg sind, daß sie nur als Weiden nutzbar sind. Doch selbst für Gras reicht die Fruchtbarkeit des Bodens nur etwa zwei bis drei Jahre.
Nach dieser kurzen Zeit ist der ehemalige tropische Regenwald zu einer Wüste geworden. Es muß neuer Wald gefällt werden. Auch dort wird bei den starken Regengüssen der Tropen bald die Fruchtbarkeit des Bodens

hinweggewaschen werden. So verschlingt die Fleischproduktion jedes Jahr riesige Flächen Regenwald.
Der übriggebliebene Boden wird mindestens 100 Jahre benötigen, um sich wieder zu erholen.
Andererseits könnte man durchaus im Regenwald Früchte anbauen. Obst läßt sich in Permakulturen züchten. Dabei wäre der Boden dauerhaft vor Erosion geschützt. Diese sinnvolle Anbauart von Obst wird schon heute von etlichen umweltbewußten Unternehmen angewandt. Es ermöglicht die Produktion bester biologischer Früchte.

1.3. Klimakatastrophe:

Die Abholzung des Regenwaldes bedeutet aber nicht nur eine Gefahr für den Boden, sondern eine noch viel größere Gefahr für unser Klima. Die Regenwälder werden auch oft treffend als die grüne Lunge der Erde bezeichnet. Denn nur durch die Produktion des Sauerstoffes in den tropischen Wäldern kann das Erdklima stabil bleiben. Der Wald wandelt das Kohlendioxid in Sauerstoff um. Kohlendioxid bewirkt aber die Erwärmung der Erde, da es sich wie ein Treibhaus in der Erdatmosphäre anreichert. Jede Atmung erzeugt dieses Gas. Doch die größte Menge entsteht durch die Industrie und Stromerzeugung.
Der Wald muß hierzu das Gleichgewicht halten. Er darf auf keinen Fall unserem Fleischkonsum geopfert werden. Andernfalls steht eine Klimakatastrophe unmittelbar bevor!
Eine Klimakatastrophe würde bedeuten, daß sich die gesamte Erdatmosphäre um einige Grad erwärmt. Das würde ausreichen, um große Bereiche in Wüsten zu verwandeln und die Gletscher an den Polen abschmelzen zu lassen. Es wird vermutet, daß durch die hiermit verbundene Meerwasserverdünnung der Golfstrom zum Erliegen käme. Das wäre für die Nordeuropäer und Amerikaner mit einer deutlichen Abkühlung verbunden. Hier entstünden tundraähnliche Landschaften!
Der Schutz des Regenwaldes ist also für Dich in Europa eminent wichtig!

1.4. Grundwasserverseuchung:

Ebenso in den Bereich des Umweltschutzes gehört die Vermeidung der enormen Menge an Gülle. Diese stammt von den Masttieren, wird dann auf Felder gebracht, versickert dort und gelangt so ins Grundwasser. Letztlich trinken wir sie dann über das mit Nitrat belastete Wasser.
So kommen alle Frevel, die wir der Natur antun am Ende wieder bei uns Menschen an. Denn der Mensch ist ein Teil der Natur. Wollen wir Menschen weiter leben, dann tun wir gut daran unsere Umwelt zu schützen.
Oder willst Du an dem Ast sägen, auf dem Du selbst sitzt?
Nach diesen Überlegungen kommt mir ein Umweltschützer der Fleisch verzehrt unglaubwürdig vor. Was nützt die Anlage eines kleinen Froschbiotopes, wenn gleichzeitig gigantische Flächen ursprünglicher Natur zerstört werden?

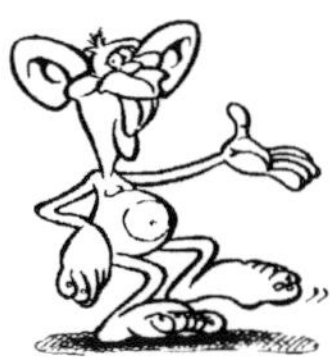

Merke:
Ein Umweltschützer der Fleisch verzehrt ist ein Heuchler!

1.5. Lebensraumzerstörung:

Mit jedem Quadratmeter den sich die Fleischlust der Industriebürger weiter in die unberührten Urwälder vorfrißt, vernichtet sie unwiederbringlich den Lebensraum von Tierarten die zum größten Teil noch gar nicht bekannt sind. So sterben minütlich weitere Tierarten aus, verschwinden unwiederbringlich von der Erde.
Mache mit mir eine kleine Fantasiereise in eine Welt in der alle Menschen zu pflanzlicher Kost übergegangen sind: Enorme Flächen, die vorher zum Anbau von Viehfutter benötigt waren, sind nun ungenutzt. So können mehr Flächen zu Naturschutzgebieten erklärt und die

Landwirtschaft ökologisch vertretbar werden. Nun ist keine künstliche Ertragssteigerung über Düngemittel, Monokultur und Gentechnik mehr nötig. Kannst Du Dir das Leben in einer solchen Welt vorstellen? Eine naturnahe Landwirtschaft mit vielen Hecken in denen zauberhaft zwitschernde Vögel nisten. Schmetterlinge, die über blühende Wiesen flattern. Sie müssen nicht an Insektiziden sterben und können so unbeschwert den Nektar der Blumen trinken. Blumen in allen Farben und Formen. Sie können hier wachsen, da nicht mehr gedüngt wird. Kinder spielen im Schatten von Obstbäumen. Vielleicht beobachtet ein Reh die spielenden Kinder. Ohne Jagd hat sich die Furcht der Tiere vor dem Menschen schnell verflüchtigt. Die Anbauflächen sind nun nicht mehr mit riesigen Monokulturen bedeckt, sondern mit kleinen Hecken untergliederte Bereiche mit Gemüsegärten und vielen Obstbäumen. Du siehst, ohne Fleisch ist eine naturnahe Landwirtschaft erst wirklich möglich. Es könnten Landschaften entstehen, die neben dem Zweck als Nahrungsmittelanbaufläche zugleich Erholungsgebiet für Menschen sowie auch natürlicher Lebensraum für Tiere sind.

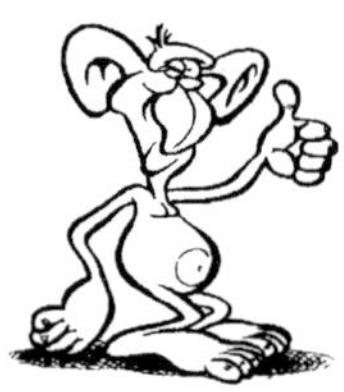

Merke:
Fleischverzicht ist vielleicht der wichtigste Schritt zum aktiven Umweltschutz!

1.6. Leben in Harmonie mit dem Kosmos:

Vor allem möchte ich Dir ein Verhalten nahebringen, das in Harmonie mit der Natur steht. Betrachte das Dahingemetzel in der modernen Kultur einmal im Vergleich zu den Indianerstämmen Nordamerikas. Wenn diese ein Tier töten mußten um selbst zu überleben, bedankten sie sich beim Geist des Tieres. Ich würde sagen, sie verneigten sich vor der Lebensenergie die in allem wohnt und verzehrten dieses Tier mit Achtung und Respekt. Doch das waren ja alles Wilde...? Wir mit unserer ach so „zivilisierten" Kultur vernichteten diese Stämme. Wir „produzieren" unser Fleisch auf ganz andere Weise: Eingepfercht werden

die Tiere bis zu ihrer Schlachtung fettgemästet. Ist das ein menschliches Verhalten?
Es ist also ein Unterschied, ob Du in Deinem Salat einen hineingeratenen Grashüpfer ißt, oder ob Du Dir einen Hamburger bestellst. Der kleine aber entscheidende Unterschied ist:

⇨ Die Kuh, die nun auf Deinem Hamburger liegt, hatte kein schönes Leben. Sie war in einem engen Stall eingepfercht, sah nie das Sonnenlicht, litt an Bewegungsmangel und wurde qualvoll geschlachtet. Ihre Aufzucht ist Mitschuld für die Klimakatastrophe, für den Hunger auf der Welt und allerlei andere ökologische Probleme.
⇨ Der Grashüpfer, der vielleicht statt dessen auf Deine Speisezettel steht, stammt aus dem Kreislauf der Natur und stört somit kein ökologisches Gleichgewicht. Er hatte ein schönes Leben, ganz seiner Natur entsprechend. - Nun dient er Dir als Nahrung.. Das ist der natürliche Gang der Dinge.

Es ist nicht verwerflich, wenn ein Löwe ein Zebra erlegt. Es ist seine natürliche Verhaltensweise. So ist der Kreislauf der Evolution. Das eine Leben vergeht, das andere Leben entsteht. Es ist ein ständiger Wandel in diesem Vergehen und Entstehen, der sich so in einem wohlgeordneten seit Jahrmilliarden eingespielten Gleichgewicht hält. Das Vergehen gehört zum Leben genauso wie das Entstehen. Würden Löwen keine Zebras jagen, würden diese überhandnehmen und alles Gras abweiden. - ....Und dann schließlich verhungern. -....Dem Löwen seinerseits bekäme vegetarische Kost nicht gut. So würde auch er sterben. Viele Vegetarier lehnen das Töten an sich ab. Sie übersehen dabei aber, daß in der gesamten Natur ein ständiges Werden und Vergehen vorherrscht. Nur so funktioniert der Kreislauf des Lebens auf der Erde. Das Zebra ißt Gras. Die Lebensenergie des Grases erreicht so ein neues Bewußtsein im Zebra. Das Zebra wiederum gibt sein Leben dem Löwen hin. Die Energie kann weiter fließen. Auch der Löwe stirbt, Bakterien verdauen seinen Körper und geben seine Lebensenergie wieder an die Pflanzen zurück, von denen die Energie ursprünglich stammte. Nur durch diesen Kreislauf ist Leben überhaupt möglich. –

Leben bedeutet Fluß der Energien. Werden die Energien in einem Bewußtsein festgehalten, kann kein Leben entstehen. Stillstand bedeutet Leblosigkeit. Du erkennst das am Beispiel des Steines, durch den die Energien nur sehr langsam fließen.
Es geht darum, in diesem natürlichen und damit göttlichen Kreislauf mitzuschwingen. Ein Leben und eine Ernährung in Harmonie mit der Natur, mit der göttlichen Ordnung ist die wahrhaft ethische Pflicht des Menschen!
Genau gegen diese Naturharmonie verstößt der Mensch mit seiner modernen Lebens- und Ernährungsweise. Es ist nicht natürlich, andere Lebewesen für den eigenen Gaumengenuß einzusperren und zu quälen. Es ist auch nicht natürlich, riesige Flächen intakten Tropenwaldes abzuholzen um darauf ein Jahr lang Rinder weiden zu lassen bevor der Boden zu unfruchtbarem Ödland verkommt. -....Und es ist noch weniger natürlich, immense Mengen solch widernatürlich „produzierten" Fleisches zu verzehren. Du solltest dabei die Tatsache nicht vergessen, daß der Mensch genetisch nicht für solch einen Fleischkonsum ausgelegt ist!

1.7. Achtung vor dem Leben:

Du siehst, es ist nicht der Akt des Tötens an sich. Auch in der Natur tötet oft das eine Tier das andere: Der Löwe das Zebra, der Fuchs den Hasen....
Oder Du zertrittst unbemerkt ein Insekt. Das ist der Lauf der Welt. Der heutige Fleischkonsum jedoch und die zugehörige Produktion ist völlig widernatürlich und spottet jeder Menschlichkeit! Die Tiere, die wir zu Nahrungszwecken züchten, werden zeitlebens in Gefangenschaft gehalten, unter grausamsten Methoden gemästet, verfrachtet, transportiert und zuletzt geschlachtet.
Wer sich das Leid der Tiere nicht vorstellen kann, der soll ruhig einmal in einen Schlachthof gehen, die Todesschreie der Rinder und Schweine hören. Hier ist die grausame Endstation eines freudlosen Lebens in Gefangenschaft und Qual!

Besuche auch mal die Hühner in ihren DIN A 4 Seiten großen Käfigen einer „Legefabrik“, oder auch nur einmal die Hühner in der ach so „tierlieben“ Bodenhaltung. Zuhauf stehen sie auf engstem Raum. Damit sie sich nicht gegenseitig zerhacken, werden ihnen die Schnäbel abgeschnitten. Medikamente verhindern das Krankwerden der gemarterten Tiere.
Auch die Milchkuh hat es nicht viel besser. Ein Leben in Gefangenschaft, nie erblickt sie das Sonnenlicht, nicht einmal bewegen kann sie sich in ihrem engen Pferch. Um ordentlich Milch abgeben zu können, muß sie regelmäßig kalben: Kälbchen, die schnurstracks auf Deinem Teller als Kalbfleisch landen. Hat die Milchkuh als solche "ausgedient", kommt sie in die Salami. Anders wäre die Milchproduktion auch gar nicht wirtschaftlich! Indem Du Milch trinkst, förderst Du also auch die Schlachtung der Tiere. Du trinkst sozusagen das Blut der Tiere gleich mit! Das sollten sich etliche Vegetarier zu Herzen nehmen. Wer nicht am Tierleid schuld sein will, für den ist Fleischverzicht nicht ausreichend. Er muß auch Milch und Eier von seinem Speisezettel streichen. Überdies möchte ich bezweifeln, ob das Leben einer Legehenne oder einer Milchkuh in irgendeiner Weise angenehmer ist als das Leben eines Masttieres. Ich denke das macht keinen Unterschied. Fleisch, Milch und Eier sind daher vom ethischen Standpunkt gleichermaßen abzulehnen!

1.8. Liebe zur Schöpfung:

Hat ein Mensch das Recht, ein anderes Lebewesen nur so zum Spaß und für seinen Gaumengenuß zu töten? Ein Tier ist ein Lebewesen mit Gefühlen und Empfindungen wie ein Mensch! Diese Tatsache ist offensichtlich. Nur der Arroganz des Menschen ist es zuzuschreiben, daß er sich als vom Tierreich losgelöst betrachtet. Rational gesehen ist auch der Mensch ein Tier. Vielleicht das Intelligenteste, doch nicht einmal das ist absolut sicher. Die Delphine beispielsweise stehen im Ruf, den Menschen an Intelligenz zu übertreffen. Schimpansen erbringen Intelligenzleistungen wie ein etwa 5-jähriges Kind. Doch Intelligenz ist sicher nicht das entscheidende. Unumstritten ist es, daß Tiere leidensfähig sind.

Kaum ein Tierbesitzer zweifelt jedenfalls daran, daß sein Hund „Waldi“ oder seine Katze „Uschi“ Gefühle hat. Ganz besonders liebt sein kleiner Augapfel natürlich ihn. Da ist er mächtig stolz darauf. Besonders schockiert zeigt sich dann solch ein „tierlieber“ Mensch, wenn Du ihn fragst warum er denn seinen Dackel oder seine Perserkatze noch nicht geschlachtet hätte, sie wäre gerade so schön fett und hätte bestimmt zartes Fleisch. In Europa macht man so etwas nicht. Doch wo ist der Unterschied zwischen einem Hund und einem Schwein? Warum findet derselbe Mensch es völlig normal ein Schweineschnitzel zu verspeisen? Das ist Schizophrenie!
Jedes Tier, mit Liebe behandelt, wird zum Freund. Kein Unterschied also zum Dackel "Waldi" oder der Perserkatze "Uschi". Von daher ist eine "liebevolle Schlachttierhaltung" gar nicht vorstellbar. Kein Mensch, der seine Tiere mit Liebe umsorgt könnte sie schlachten. - „Waldi“ oder „Uschi“ kann man doch nicht töten! Oder?

2. Industriekost zerstört unseren Planeten!

Nur Leben in Harmonie mit der Natur kann dauerhaft von Bestand sein. Sobald ein Lebewesen das Gleichgewicht der Natur zerstört, entzieht es sich früher oder später die eigene Lebensgrundlage und muß somit sterben. Dieses Schicksal droht auch dem Menschen, wenn er so weiter macht wie bisher. Willst Du für eine Zukunft des Menschen eintreten, dann gehe Deinen Weg in Richtung Harmonie mit der Natur! Überlege Dir nur mal, was für ein Irrsinn in der Nahrungsmittelherstellung betrieben wird:

⇨ Anstatt das Naturprodukt direkt zu verzehren, wird es nach der Ernte erst einmal gekocht, gewürzt und zubereitet. Eine Verschwendung von Energie!

⇨ Nun wird es mit allerlei Chemie haltbar und schmackhafter gemacht. Wieder ein völlig unnützes Verfahren, nur nötig, um Deine Nahrungsintuition zu täuschen und Dich zum übermäßigen Essen zu verleiten.

- ⇨ Als nächstes wird die Schlechtkost in Dosen oder Plastikbehältern verpackt. Wieder werden hier wertvolle Ressourcen vernichtet. Aus dem Blech der Dosen oder dem Plastik der Becher könnte man sinnvolleres machen!
- ⇨ Damit nun überhaupt irgend jemand diese Industrieprodukte kauft muß die Werbemaschinerie in Gang kommen. Sie verleitet Dich das zu kaufen was Deiner Gesundheit abträglich ist.
- ⇨ Nachdem Du endlich zum Kauf verleitet wurdest, geht die Energieverschwendung weiter: Noch einmal in den Kühlschrank oder die Gefriertruhe. Natürliche Nahrung benötigt das nicht. Die wird immer frisch verzehrt und kann somit bei Raumtemperatur verwahrt werden.
- ⇨ Zu guter Letzt schiebst Du Dir Dein Stückchen Schlechtkost noch in den Herd oder die Mikrowelle. Ich denke, es wäre interessant auszurechnen wieviel Energie hierfür nötig ist. Zusammen mit der Energie für die Herstellung der Verpackung und die Lagerung könnte das schon ein recht beträchtliches Sümmchen werden! Vielleicht könnte man durch Einsparen dieser Energie die risikoreiche Kernkraft und die luftverseuchenden Verbrennungskraftwerke abstellen und ganz auf ökologische Energieerzeugung setzen? Menschennahrung ist insofern ein Beitrag für den Umweltschutz!
- ⇨ Die Verpackung wandert nach ihrer kurzen Lebenszeit auf den Müll. Dort verursacht sie durch ihre Verbrennung Luftverschmutzung! Dabei wäre alles so einfach, die Natur verpackt alles bereits vorzüglich. Nimm nur mal eine Banane oder einen Apfel: wie praktisch ist ihre Schale. Sie kann entweder mitgegessen werden oder ist kompostierbar. Obstabfälle verrotten nach kurzer Zeit. Alles was übrig bleibt ist ein bißchen Humus. Die Plastikverpackung Deines Schlechtkost-Pausensnacks, die Du achtlos in die Landschaft geworfen hast, liegt in 100 Jahren noch genauso da!

Menschennahrung ist eine Ernährung in Harmonie mit dem Kosmos. Sie ist die einzige Ernährung die zu keinerlei Umweltbelastung führt. Im Idealfall nimmst Du Deine Nahrung direkt aus der Natur. Du pflückst das Wildgrün von der Wiese, Du erntest die Frucht vom Baum und gibst die

Überbleibsel als Kompost für neue Pflanzen in die Natur zurück. Oder Du holst Dir Deine Nahrung vom Biobauern, der sie in Harmonie mit der Natur erzeugt.
Auch wenn Du in einem kalten Land wohnst und im Winter Deine natürlich angebaute Nahrung per Flugzeug aus dem Süden kommt, ist das noch das kleinere Übel. Um einen gewissen Transportweg kommst Du eben manchmal nicht herum, es sei denn Du wanderst zur Selbstversorgung in die Tropen aus. Übrigens: Auch Deine Konservendose kommt in der Regel per Flugzeug aus einem Billig-Importland!

3. Menschennahrung für die Zukunft - Vision einer besseren Welt!

Laß Dich noch einmal in eine Welt entführen, in der alle Menschen das Wissen dieses Buches verwirklichen: Hunger ist auf dieser Welt undenkbar, denn keine Nahrung wird für Masttierhaltung verschwendet. Die Menschen ernähren sich von dem was ihnen das Land bietet: Früchte, Wildgrün, Nüsse und vielleicht auch dem einen oder anderen Insekt. Unter Obstplantagen findest Du vereinzelt schöne Gemüsegärten. Die Menschen leben in dieser Welt 140 Jahre lang und erfreuen sich bester Gesundheit. Sie lieben ihr Leben und genießen ihre Freizeit. Sie lassen sich nicht mehr in der Arbeit ausbeuten. Alles was sie zum Leben benötigen finden sie auch in der Natur. Das gibt ihnen die Freiheit all das zu tun, was ihnen wirklich Spaß macht! Sie arbeiten also ganz nach ihren Neigungen - in der Forschung, im Freizeitsektor, stellen mit Freude Nützliches für andere Menschen her, bauen Menschennahrung an oder pflegen die Kunst.
Das kulturelle Leben ist in dieser Welt verständlicherweise viel weiter entwickelt als jetzt. Die Menschen treffen sich zum Singen, zu Kunstausstellungen, zum Tanzen, im Theater, der Oper oder im Kino. Wohin Du auch gehst, Du siehst nur fröhliche Menschen. Krankheit und Leid sind hier unbekannt. Die Menschen ernähren sich gesund und lieben das Leben. Das Gesundheitswesen benötigt nun nur noch wenig Geld. Es steht mehr zur Verfügung, um die Kultur und die Kunst zu fördern.

So stelle ich mir das Paradies vor. Gut, ich glaube nicht, daß es so heute oder morgen auf der Erde aussehen wir. Die Erde verlöre dann auch manches von ihrem Reiz. Nur da wo auch Schatten ist, kannst Du die Sonne richtig genießen. Erst die Polarität auf der Erde gibt Dir die Chance zum Lernen. Daher ist die Welt so wie sie ist gut für Dich. Du kannst Dir in dieser Welt Dein eigenes Paradies schaffen! Du kannst Dich von Krankheit und Leid befreien. Natürlich gehört dazu mehr als nur gesunde Ernährung. Die richtige Lebenseinstellung ist natürlich auch nötig. Doch kein Zweifel, auch die ist erlernbar!

4. Ernährung und Spiritualität

Deine Nahrung erhält nicht nur den physischen Leib, sondern sie nährt auch Deinen Energiekörper, den Emotionalkörper und den Mentalkörper. Das höchste Ziel im Leben ist das Erreichen von uneingeschränktem Glück und Freude, also dem Ende sämtlichen Leidens. Die Ursache des Leidens liegt aber in der Verhaftung. Diese Verhaftung zu lösen und Dich selbst zu verwirklichen, sind das einzige lohnende Ziel, weit lohnender als Deine Gesundheit allein. Dein ganzes Leben solltest Du also nach diesem Ziel ausrichten! Somit auch Deine Ernährung!
Sie sollte den physischen, den energetischen, den emotionalen und den intellektuellen Körper in einen Zustand versetzen, der zum Erlangen der Selbstverwirklichung geeignet ist. Deine Ernährung muß also gut sein für Deine vier dichteren Körper.

⇨ **Gut für den physischen Körper heißt:**
Leicht verdaulich, frei von schädlichen Stoffen und reich an allen wichtigen Vitalstoffen. Wie vortrefflich Menschennahrung dieses Kriterium erfüllt, müßtest Du nach der Lektüre dieses Buches bis hierher schon recht gut kennen. Menschennahrung ist das absolut beste für Deinen physischen Körper, da sie dessen genetischer Struktur entspricht!

⇨ **Gut für den energetischen Körper heißt:**
Deine Nahrung muß Dich mit neuer Energie versorgen und Dir innere Ruhe schenken. Dies ist eine Erfahrung, die Du selbst sicher

schon oft bemerkt hast: Nach einer Schlechtkost-Mahlzeit, wie fühlst Du Dich da? - Meist matt und ausgelaugt, oder aber nach Kaffee, Cola und ähnlichem überdreht und unruhig! Wie angenehm entspannt und tatkräftig aber fühlst Du Dich nach einem wohltuenden Menschennahrungs-Mahl!

⇨ **Gut für den emotionalen Körper heißt:**
Deine Nahrung muß Deine Sinne befriedigen, sie muß Dir gut schmecken und Du mußt sie genießen können. Welche Nahrung würde sich aber hier besser eignen als die Menschennahrung. Nur bei ihr kannst Du nach Herzenslust all das essen auf was Du Appetit hast! Du kannst im Himmel kulinarischer Genüsse schweben, ohne auch nur den Hauch eines schlechten Gewissens. Du bist Dir sicher: Alles was ich hier genieße, ist nur gut für mich! (siehe *(V) Die Nahrungsintuition - Schlüssel zum Genuß*)

⇨ **Gut für den intellektuellen Körper heißt:**
Deine Nahrung soll auch Deine Gedanken subtiler machen, Deine Konzentrationsfähigkeit, Deine Intuition und Deine Fähigkeit zur Meditation steigern. Wie vortrefflich hier Menschennahrung ist, wirst Du bald bemerken. Nach der Umstellungsphase fühlt sich Dein Geist geklärt und rein an, wie ein Sonnenstrahl nach wolkenverhangenem Himmel. Deine Meditationen werden Dich in immer tiefere Gelassenheit und zum Gefühl der Einheit führen. Wenn Du einmal zur Schlechtkost zurückkehrst, wirst Du das Ergebnis sofort in der Meditation erkennen. Plötzlich sind Deine Gedanken wieder unruhig und Du kommst nicht in den sonst gewohnten überbewußten Zustand. Ich will Dich aber nun sicher nicht näher über die Techniken der Meditation aufklären. Das kannst Du in einem anderen Buch finden. Auch ohne Meditation wirst Du merken: Du bekommst eine bessere Verbindung zum gesamten Kosmos. Bei vielen stellen sich nach einer Zeit mit Menschennahrung ganz natürlich Fähigkeiten ein, wie das Sehen oder Spüren von Energiefeldern um Menschen und in der Natur.

Jedem spirituell Strebenden sei daher die Menschennahrung wärmstens ans Herz gelegt. Übrigens ist die Menschennahrung gar nicht so neu. Schon in über 5000 Jahre alten yogischen Schriften wird eine identische

Ernährungsform beschrieben. Hier diente sie allein dem Ziel, der Selbstverwirklichung und damit der absoluten Freude näher zu kommen. Du stehst also in bester Tradition! Menschennahrung - Eine Ernährung für Yogis und Yoginis!

5. Gesundheit – Eine Frage der Ethik!

Als Mensch der sich mit Ernährung und Bewegung gesund zu halten versucht, bekam ich neulich zu hören: „Ich verstehe ja Deinen Gesundheitsfanatismus nicht: Was zählt ist doch die Seele, nicht der Körper". Ist ein Mensch der auf seine Gesundheit schaut vielleicht gar ein Egoist? Ist es gar verwerflich, gesund zu sein? Das ist sicher nicht der Fall. Folgende drei Gründe machen es zu Deiner ethischen Pflicht Dich gesund zu halten:

⇨ **Krankheit ist Sünde an der Schöpfung!**
Dein Körper ist Dir von der Schöpfung gegeben. Nennen wir ihn daher ein Geschenk Gottes. Ein Geschenk Gottes muß mit Achtung behandelt werden. Deshalb erscheint es mir als Sünde, mit seinem Körper Raubbau zu betreiben. Damit mißachtest Du eine Gabe Deines Schöpfers!
Hast Du einen gesunden Körper erhalten, dann ist es Deine Pflicht, ihn möglichst lange gesund zu erhalten. Doch auch mit einem schwächlichen Körper mußt Du sorgsam und pfleglich umgehen, denn auch dieser ist Dir von Gott gegeben.
Mache stets das Beste aus Deinen Möglichkeiten. Alle Deine Talente, Fähigkeiten, Dein Geist und natürlich auch Dein Körper sind Geschenke Gottes, die es zu fördern und zu bewahren gilt. Ehre die Geschenke Gottes! Entwickle Deine Talente! Bleibe gesund!
Auch die Bibel fordert dies, beim „Gleichnis vom anvertrauten Talent", in Matthäus 25,14–30 und bei Lukas 19,12-27 zu lesen.
Bedenke: Mit Deinem Körper hast Du ein überaus leistungsfähiges und stabiles Handlungswerkzeug erhalten, das dafür konzipiert ist, Dir bis zu 140 Jahre (wird durch vergleichende Studien belegt) treue

Dienste zu leisten. Richte Deinen Körper nicht so zu, daß er schon zur Halbzeit, mit 70 Jahren, völlig am Ende ist.

⇨ **Krankheit ist Sünde am Nächsten!**

„Ich bin so selbstlos, daß ich meinen eigenen Körper vernachlässige um anderen zu helfen" Welcher gesundheitsbewußte Mensch hat diesen Satz sinngemäß nicht schon mal zu hören bekommen. Doch was hindert eigentlich den selbstlos Schaffenden daran, auch sich selbst gesund zu erhalten?

Mit einer halben Stunde sportlicher Bewegung täglich hättest Du bereits viel für Deine Gesundheit getan und eine gesunde Ernährung hindert Dich keinesfalls am Dienst für den Nächsten.

Ist es nicht sogar Deine Pflicht Dich gesund zu erhalten, um Deinen Mitmenschen dadurch umso mehr Dienste und Hilfe erweisen zu können? Nicht wer sich ausnützen läßt tut seinem Mitmenschen einen Gefallen, sondern der, der seinen Nächsten genauso liebt wie sich selbst. Beides ist wichtig: Der Blick auf das eigene Wohl und der auf das Wohl des Nächsten. Als kranker und schwacher Mensch kannst Du keinem mehr helfen!

Als Kranker bist Du Deinen Mitmenschen nicht hilfreich und erschwerst so auch noch deren Leben. Denn Du kannst ja Dein Leid kaum alleine tragen. Du brauchst Hilfe und Unterstützung in irgendeiner Form.

Übernehme selbst die Verantwortung für Deine Gesundheit und helfe so auch anderen Menschen. Es gibt viele Menschen, die Deiner Unterstützung dringend bedürfen.

Aber nicht nur Deine direkte Umgebung hat unter Deiner Krankheit zu leiden, auch die Allgemeinheit trägt nun Deine Last mit! Du rennst von Arzt zu Arzt, gehst auf Kuren.... Die Krankenkassen bezahlen die Fehler in Deiner Lebensweise. Deine Krankheiten, die Du Dir durch Raubbau an Deinem Körper erworben hast, muß die Allgemeinheit mittragen. Der wirklich Bedürftige bleibt dann vielleicht auf der Strecke, weil Du, der Du Dich durch eigenes Verschulden ruiniert hast, dessen Platz einnimmst.

Es gibt Menschen die wirklich Hilfe brauchen, wie z.B. Unfallopfer, Behinderte und Leute, die noch nicht wissen, wie sie gesund leben sollten.

Dein Wissen um die Gesetze des Gesundseins verpflichtet Dich sie auch anzuwenden.
Halte Dich selbst gesund, damit Du niemandem zur Last fällst. Bleibe stark und fähig, immer für Dich selbst zu sorgen! Gesundheit ist eine Frage der Nächstenliebe. Du willst doch nicht andere Menschen mit Deinem Menschsein belasten? Du willst anderen hilfreich sein!

⇨ **Krankheit ist Sünde an Dir selbst!**

„Ich entwickle lieber meine Seele, als meinen Körper, - Ich bin doch kein Materialist" – noch ein weiteres ethisches Argument gegen die Gesunderhaltung und Pflege Deines Körpers?
Deine Seele kannst Du nur entwickeln, solange Du hier auf Erden tätig sein kannst. Stirbst Du früher, dann fehlen Dir Erfahrungen, die Du vielleicht noch gebraucht hättest.
„Wenn ich früh sterbe, das macht doch nichts," sagst Du, „ich glaube an Wiedergeburt!" Doch denke, daß Du auch im neuen Leben keine besseren Karten bekommst. Hast Du in diesem Leben Deinen Körper, das Geschenk Gottes, schlecht behandelt, dann könnte Dein Gefährt fürs nächste Leben wesentlich schwächer ausfallen. Dann müßtest Du noch mehr auf Deine Gesundheit achten und kannst weniger an Deiner Seele arbeiten, da Dein Körper mehr Aufmerksamkeit verlangt.
Nütze also Deine jetzigen Möglichkeiten voll aus. Gehe achtsam mit Deinem Körper um, dem Gefährt Deiner Seele für dieses Leben. Ein Gut, das Dir länger zur Verfügung steht, als jeglicher andere materielle Besitz.
So kannst Du anderen in Deinem Leben viel Hilfe bringen.
Bleibe gesund, um Gutes auf der Erde tun zu können!

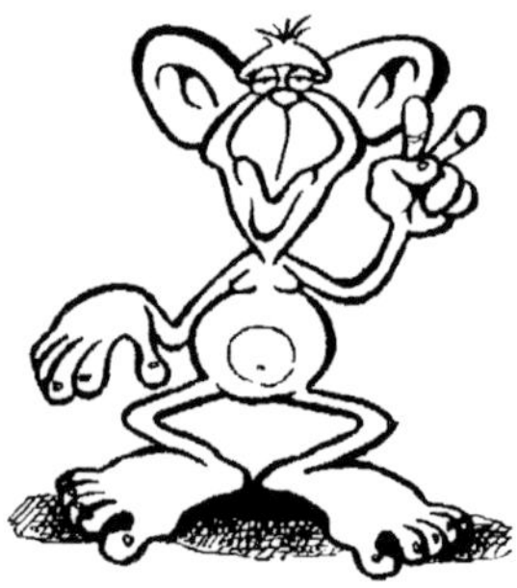

Merke:
Gesundsein ist Deine ethische Pflicht!

(VIII) Der Weg zur Gesundheit

Menschennahrung ist das absolut beste für Deinen Körper! Du wirst Dich mit dieser Ernährung eines langen Lebens bei strahlender Gesundheit erfreuen. Deine Leistungsfähigkeit wird es Dir ermöglichen, all das zu erreichen was Du willst. Daraus resultiert höchste Lebensfreude.
Das alles ist unter dem Begriff „vollkommene Gesundheit" zusammenzufassen. Gesundheit ist mehr als nur das Ausbleiben von Krankheiten. Gesundheit bedeutet Lebensfreude! Gesundheit ermöglicht Dir alles. Alles was Du tun willst - mit Gesundheit fällt es Dir leichter. Deine Gesundheit ist sozusagen das Wichtigste in das Du investieren kannst. Sie ist der Grundstock für Dein restliches Leben. Bist Du völlig gesund, dann kannst Du mit Fleiß und Geschick alles erreichen: Du kannst einen guten Beruf finden, Du kannst Forscher werden, oder einen neuen Weltrekord aufstellen, Du kannst Dich von der Zivilisation zurückziehen und Selbstversorger oder Manager einer großen Firma sein. Alle Möglichkeiten stehen Dir offen!
Nütze Dein Leben! Werde gesund! Bleibe gesund!
Die rohe, natürliche Menschennahrung ist so gut auf Deinen Körper abgestimmt, daß es nicht ungewöhnlich wäre, wenn sie ein Leiden, mit dem Du Dich schon lange abgefunden hast, heilen würde. In der Menschennahrung steckt einfach alles drin, was Dein Körper zur ordnungsgemäßen Funktion benötigt. Doch viel wichtiger als die optimale Versorgung Deines Körpers mit allen für ihn wichtigen Stoffen ist das Fehlen von schädlichen Substanzen in Deiner Ernährung. Nur durch die Erfüllung beider Grundsätze kannst Du zu optimaler Gesundheit finden.
Welche Ernährungsform erfüllt diese zwei Prämissen wohl besser als die rohe, unbehandelte Menschennahrung? Sie versorgt Dich reichlich mit allen lebensspendenden Stoffen und ist frei von schädlichen Substanzen! Sie ist Dein Lebenselexier.

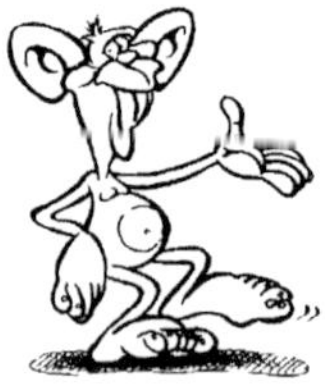

Merke:
Deine Nahrung sei Dein Heilmittel!

1. Nie mehr krank!

So können nach Deiner Ernährungsumstellung auf die rohe, unbehandelte Menschennahrung nach und nach all Deine Beschwerden verschwinden.
Ein Leiden, das Du am frühesten beseitigen wirst, sind Gewichtsprobleme. Dein Körper wird von selbst sein gesundes Gewicht anstreben. Die Vitalstoffe in roher, natürlicher Menschennahrung geben Dir alles was Dein Körper benötigt, um figurgebende Muskulatur auf- und schwabbeliges Fett abzubauen. Bald werden Deine überschüssigen Pfunde dahinschmelzen und sich Deine ganze Figur sportlich straffen. Jetzt verfügst Du über mehr Kraft und Energie denn je zuvor. Du fühlst Dich gut, und man wird es Dir auch ansehen!
Mit Deinen überschüssigen Pfunden verschwinden auch andere Leiden, wie z.B. Gelenkbeschwerden. Deine Gelenke werden nun ja nicht mehr mit zuviel Gewicht belastet. Überdies enthält die natürliche Menschennahrung all die Stoffe, die zur Bildung von reichlich Gelenkschmiere nötig sind.
Letztlich sind ja alle Deine Krankheiten und Beschwerden nur die Folge einer falschen Lebensweise über Jahre hinweg. So verbessern sich nach der Rückkehr zur natürlichen Lebensweise Schritt für Schritt all Deine Leiden. Es fängt vielleicht bei Gewichtsproblemen an, doch die Erfolge gehen weiter und enden noch lange nicht mit der Beseitigung von Gicht, Krampfadern, Rheuma, Tinitus, Anämie, Bluthochdruck, Schwerhörigkeit, ...
Es würde den Rahmen des Buches sprengen, den Entstehungsgrund und das Verschwinden der verschiedenen Krankheiten im einzelnen genau zu beschreiben. Das wird Thema eines anderen Buches sein. Deshalb findest Du hier nur allgemeine Aussagen, die im wesentlichen auf die allermeisten Krankheiten und Beschwerden zutreffen:

1.1. Der Grund allen Übels

Es gibt im Wesentlichen nur zwei Grundursachen von Krankheiten:

a) Mangelerscheinungen und b) Einlagerungserkrankungen.

- **Mangelerscheinungen** sind leicht zu kurieren. Sobald Du Dir die Stoffe an denen du Mangel leidest wieder in ausreichender Menge zuführst, verschwinden Deine Beschwerden. Doch sind heute Mangelerscheinungen eher selten. In früheren Jaheren litten Seeleute an Skorbut, einer Krankheit die durch zu geringen Vitamin C - Gehalt der Nahrung hervorgerufen wird. Das war eine echte Mangelerkrankung. Finden wir heute Mangelerscheinungen, so ist deren Ursache meist nicht in einem zu geringen Gehalt des Stoffes in der Ernährung zu suchen, als vielmehr in einer Unfähigkeit des Körpers diesen aufzunehmen. Der Grund hierfür liegt dann meist in einer allgemein unausgewogenen Ernährung mit zuviel schädlichen Substanzen. Zuviel Eiweiß, zuviel Fett, zuviel durch Kochen veränderte Moleküle, die eingelagert werden müssen und sich kleisterartig an der Darmwand anheften und jede ordnungsgemäße Verdauung unmöglich machen.
- Die meisten unserer heutigen chronischen Krankheiten sind **Einlagerungskranheiten**. Abgelagertes Cholesterin an den Gefäßwänden führt zu Herzinfarkt, Mukopolysaccaride im Gehirn zu Alzheimer, bei der Kreuzfeld – Jakob – Erkrankung sind es veränderte Eiweiße.....

  Erinnerst Du Dich an die Einlagerung von schädlichen Molekülen, schädlich deshalb, weil Du an sie genetisch nicht angepaßt bist? Sie wurden zu Beginn des Buches schon einmal behandelt. Genau diese Einlagerungen machen Dich krank!

  Verzehrst Du Dein ganzes Leben hindurch Moleküle, die Dein Körper nicht ordnungsgemäß verdauen und ausscheiden kann, dann sind Deine Speicherkapazitäten irgendwann einmal erschöpft und Du wirst krank!

  Und das ist ja auch verständlich. Wird jeden Tag nur ein einziges Gramm der durch den Kochvorgang neu entstandenen Moleküle nicht ausgeschieden und eingelagert, dann sind das nach 35 Jahren bereits deutlich über 10 kg! 10 kg „Schlacken", die Deine Darmwand und Deine Arterien verstopfen, die in Deinem Gewebe lagern, die Deine lebenden Zellen bedrängen, die Dich langsam vergiften, die jeder eindringenden Bakterie einen vortrefflichen Nährboden bietet....

1.2. Harnsäure als Beispiel für Stoffwechselschlacken:

Am Beispiel der Harnsäure soll hier das Problem der Stoffwechselschlacken genauer erläutert werden. Leber und Niere des Menschen können täglich maximal 0,7 g Harnsäure ausscheiden. Das ist bei der Ernährung auf die der Mensch genetisch eingestellt ist auch völlig ausreichend, denn rohe, unbehandelte Menschennahrung produziert täglich nur etwa 0,3g Harnsäure. Bei der heute üblichen Schlechtkost jedoch wird die beschränkte Ausscheidungskapazität zu einem Problem: Harnsäure entsteht aus übermäßigem Eiweißkonsum und Du weißt, daß der heutige Wohlstandsbürger meist mehr als das doppelte seines Eiweißbedarfes deckt. Schon ein Pfund Fleisch bilden 1,16g Harnsäure! Milch, Eier, Käse und Wurst sind weitere starke Harnsäurebildner. Du kannst Dir leicht vorstellen, welche gewaltigen Mengen Harnsäure die gut bürgerliche Schlechtkost täglich bildet! Gerade mal 0,7g hiervon können ausgeschieden werden! Der Rest verbleibt im Körper!
Da aber das Blut sehr empfindlich gegenüber einer Übersäuerung ist, findet man hier die Harnsäure nicht lange. Sie wird schnellstmöglich aus dem Blutstrom entfernt und im Gewebe eingelagert, da sie ja nicht ausgeschieden werden kann.
Im Laufe der Jahre sammeln sich so in Deinem Körper enorme Säuremengen an. Hinzu kommt die Säure, die Du durch körperliche Anstrengung und durch Streß produzierst. Deine Säuredepots werden immer größer! Überall dort wo sich die Depots bilden, entstehen bald Krankheiten: Rheumatismus, Arthritis und Gicht bei einer Einlagerung in den Gelenken, Tumore, Entzündungen, Geschwüre oder diffuse Schmerzen zeigen sonstige Lagerplätze an. Auch das Fettgewebe ist ein beliebtes Säuredepot. Diese Depots sind der Nährboden für Entzündungen und sonstige Beschwerden. Es kann sich niemals eine Entzündung entwickeln, wenn nicht gleichzeitig an der betreffenden Stelle auch eine Übersäuerung vorliegt.

Nach Deiner Umstellung auf rohe Menschennahrung werden diese Depots langsam abgebaut. Deine Niere vermag nun sogar mehr als 0,7g Harnstoff auszuscheiden, da sie nun nicht mehr mit so vielen anderen sauren Ausscheidungsprodukten belastet ist. So wird nach und nach das Säuredepot in Deinen Geweben abgebaut. Die nachfolgende Graphik verdeutlicht Dir diesen Vorgang:

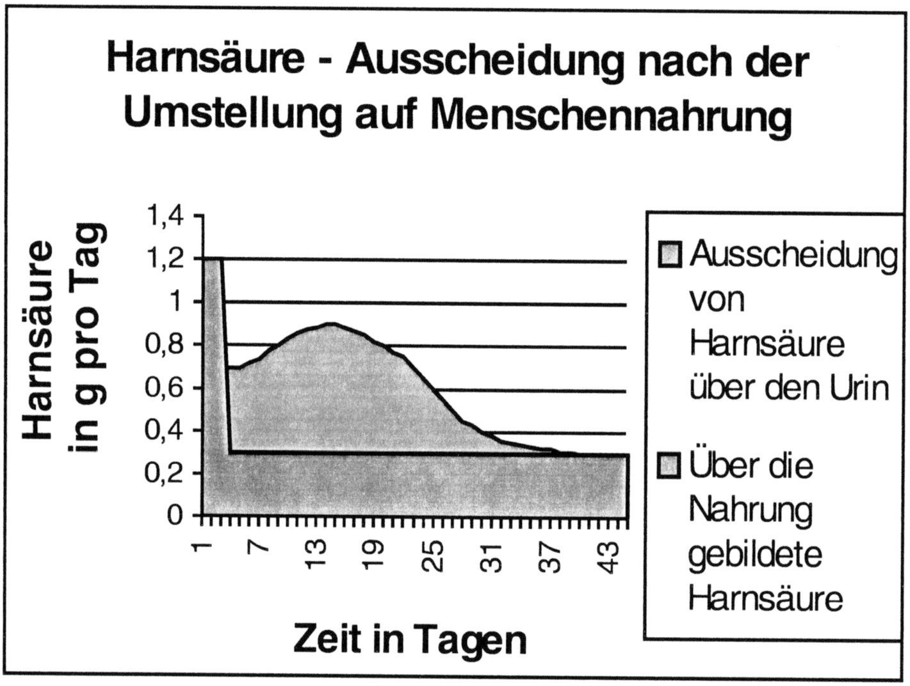

1.3. Die Verschlackung vermindert die Verwertung der Nahrungsbestandteile:

Durch die heute übliche Schlechtkost, die viel zu arm an Ballaststoffen ist, bildet sich bald eine feste nur schwer lösliche Schicht an der Darmwand. Nun werden alle Stoffe nur noch mühsam aufgenommen. Vor allem Aminosäuren (=verdaute Eiweißstoffe) haben es nun schwer, vom Darm ins Blut zu gelangen.

Doch dort wird ihr Weg nicht leichter! Die Wände der Blutgefäße sind bei den meisten Menschen stark mit Schlacken aus Cholesterin, Lipiden, mineralischen Ablagerungen und Mucopolysacchariden zugesetzt. Die kleinen Kapillaren sind oft komplett verschlossen.
So ist zu erklären, daß die Zellen der mit Schlechtkost ernährten Menschen an Eiweißmangel leiden. Ihre Versorgung wurde durch die Schlacken unmöglich gemacht!
Nur über extrem hohe Proteinzufuhr kann so bei einem stark verschlackten Menschen noch sichergestellt werden, daß etwas davon überhaupt noch in den Zellen ankommt. So fühlt sich der Mensch bei hohem Eiweißkonsum anfänglich besser. Doch langfristig führt übermäßiger Eiweißkonsum immer zur Krankheit. Der Körper übersäuert und verschlackt nur noch mehr. Es ist ein Teufelskreis!
Der einzige Weg heraus ist der systematische Abbau der im Körper eingelagerten Schlacken. Dies ist nur durch eine Nahrungsumstellung auf rohe, unbehandelte Menschennahrung und Fasten möglich!

2. Menschennahrung ist die beste Medizin!

Du siehst, fast alle Krankheiten und Beschwerden haben ihre Ursache in der Verschlackung des Körpers. Die Verschlackung ist aber Folge Deiner falschen Ernährung. So vermag die natürliche Menschennahrung alle Beschwerden zu mildern und oft auch zu heilen, denn mit dieser Ernährung bauen sich Deine Schlacken langsam aber sicher ab.
Die einzige Einschränkung wäre: Ist ein Organ durch falsche Lebensweise über viele Jahre hinweg bereits völlig zerstört, so ist selbst mit der natürlichen Menschennahrung oft keine vollständige Heilung mehr möglich, der sogenannte „Point of no return“ bereits überschritten. Doch eine Milderung der Beschwerden und eine Besserung des Gesundheitszustandes ist auf jeden Fall zu erreichen.
Du mußt als erstes bei all Deinen Beschwerden erkennen, daß Du selbst für sie verantwortlich bist. Keine höhere Macht hat sie hervorgerufen, sondern Dein eigenes Fehlverhalten ist die Ursache. Jede Lebensweise die gegen die Naturgesetze verstößt macht Dich krank. Die Natur arbeitet so zuverlässig wie ein gutes Uhrwerk. Du mußt die Folgen für Dein

naturwidriges Verhalten tragen. Wenn Du das erkannt hast, dann verstehst Du auch, daß nur Du es sein kannst, der Dich wieder gesund machen kann. Die einzige Möglichkeit besteht darin, in Deiner Lebensweise zur Natur zurückzukehren. Die natürliche Menschennahrung ist Grundvoraussetzung für eine Gesundung. Sie hilft Dir von innen her.

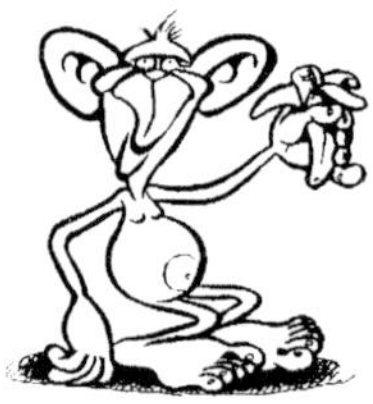

Merke:
Deine Nahrung sei Deine Medizin!

3. Medikamente können nicht heilen!

Medikamente beseitigen nur die Symptome Deiner falschen Lebensweise. Wenn Du nach Linderung Deiner Beschwerden durch Medikamente so weitermachst wie bisher, dann wirst Du bald wieder von neuem erkranken.
Es gibt kein Medikament auf der Erde, das so wirkungsvoll wäre wie die Selbstheilungskräfte Deines Körpers. Medikamente beseitigen zwar meist recht schnell die Wirkungen Deines Fehlverhaltens. Du denkst, nun wieder gesund zu sein. Nun kannst Du so weitermachen wie vorher. Doch das ist ein Irrglaube, denn die Ursachen bleiben nach wie vor bestehen. Die Ursachen sind die Schlacken in Deinem Körper, die ein kritisches Ausmaß erreicht haben und Dein stark übersäuertes Gewebe.
Endlich versucht nun Dein Organismus, diese Einlagerungen abzustoßen. Er hat seine Selbstheilungskräfte mobilisiert. Dieser Versuch Deines Körpers tritt als Krankheit in Erscheinung. So können Krankheiten als das verzweifelte Aufbäumen Deines Immunsystems verstanden werden, als letzter Ausweg um den Körper von Giftstoffen zu befreien. Viren und Bakterien sind dabei nicht etwa die Ursache Deiner Krankheit, sondern sie helfen Deinem Körper nur bei seiner Selbstreinigung.

Die Medikamente unterbinden nun diese Reinigungsaktion des Organismus, doch die Stoffwechselschlacken sind immer noch in Deinem Gewebe eingelagert. Es ist nur eine Frage der Zeit, bis der Körper erneut seine Selbstheilungskräfte zur Ausscheidung aktiviert, oder Viren und Bakterien den guten Nährboden für ihre Ausbreitung nützen. Willst Du dann dieses gesundmachende Säubern Deines Körpers wieder durch Medikamente unterdrücken?
Langfristig wirst Du durch Medikamente nur noch kränker. Das einzige was Dich wirklich auf lange Sicht gesund macht, ist eine Umstellung Deiner Lebensgewohnheiten und vor allem Deiner Ernährungsweise. Nur so kann Dein Körper sich selbst von seinen Stoffwechselschlacken befreien.

4. Die Selbstheilung Deines Körpers.

Sobald Du nun Deinen Körper mit der natürlichen Menschennahrung versorgst, kann er anfangen seine Selbstheilungskräfte zu aktivieren. Die Folge ist, daß Du nach einigen Tagen wahrscheinlich Unwohlsein bemerken wirst. Diese Unpässlichkeit ist nichts anderes als die Reinigung Deines Körpers. Du wirst nun all die Gewebeeinlagerungen los! Der Körper stößt die aus der Kochkost eingelagerten unnatürlichen Moleküle ab. Es gilt also, diese Selbstheilungsphase Deines Körpers zu überstehen, damit Du anschließend nie mehr unter irgendeiner Form von Krankheit leiden mußt.
Manchmal sind die Reinigungsreaktionen Deines Körpers so stark, daß Du richtiggehend krank wirst. Das ist auch der Grund weshalb ich Dir rate, Deine Ernährung nur unter der Aufsicht einer erfahrenen Person umzustellen. Denn bei manchen stark verschlackten Menschen können die Ausscheidungsreaktionen so intensiv sein, daß es nötig ist die Selbstheilung etwas zu verlangsamen.
Bei allen Beschwerden, die Du kurz nach der Umstellung spürst, kannst Du Dir sicher sein, daß dies nun die Selbstheilung Deines Körpers ist. Die Beschwerden sind deshalb nur von vorübergehender Dauer. Hättest Du so weitergemacht wie bisher, wären diese Probleme auf Dich in Form

von schweren chronischen Krankheiten zugekommen. Sei froh sie so zu beseitigen. Nimm Deine Gesundung selbst in die Hand - Werde gesund!

5. Stärke Dein Immunsystem!

Hast Du Deinen Körper erst einmal von all dem Schlackenmüll befreit, dann wirst Du Dich wie neugeboren fühlen! Deine Psyche wird ausgeglichener werden. Du bist von Kopf bis Fuß vollkommen gesund.
Nur noch sehr selten wirst Du von einer leichten Erkältung geplagt werden. Denn durch natürliche Menschennahrung ist auch Dein Immunsystem so kräftig geworden, daß es über ein paar Grippeviren oder Bakterien nur lächeln kann. Dein Körper und Dein Immunsystem verkraften nun viel mehr als früher.
Beginne also noch heute mit der Menschennahrung!

6. Umstellung auf Menschennahrung - Der Weg zur Gesundheit!

Sobald Dein Körper mit Menschennahrung versorgt und nicht mehr mit den Giftstoffen aus der Schlechtkost belastet wird, macht er sich an die Arbeit all die eingelagerten Schlacken hinauszuwerfen.
Bisher führtest Du Deinem Körper ja allerlei Moleküle zu, an die Du genetisch nicht angepaßt bist. In seiner Not, nicht wissend was er sonst mit ihnen anfangen sollte, lagerte Dein Körper diese Moleküle ein. Daraus entstanden all die kleinen gesundheitlichen Problemchen unter denen Du zu leiden hattest, Wie Schlafstörungen, Migräneanfälle, Bluthochdruck, Schweißausbrüche und ähnlichem. Würdest Du nicht heute auf die heilende Menschennahrung umschwenken, so würde auf Dich noch viel schlimmeres warten. Herzinfarkt, Schlaganfall, Krebs, Arthrose, Alzheimer und andere unerfreuliche Erscheinungen kämen auf Dich zu.
Dein Körper kann also nun endlich mit der längst fälligen Reinigungsaktion beginnen. Natürlich ist das nicht immer angenehm.

Nun kann es nämlich vorkommen, daß sehr hohe Konzentrationen an schädlichen Stoffen zur gleichen Zeit in Deinem Blut kreisen, bis sie ausgeschieden werden können. Du könntest diese Ausscheidung für eine Krankheit halten. In der Tat sind auch die meisten Krankheiten nichts anderes als Ausscheidungsphasen des Körpers. Phasen, in denen vermehrt Stoffwechselschlacken im Blut kreisen! Sobald nun diese erste Ausscheidungskrise überwunden ist, wird es Dir sehr viel besser gehen! Nun hat sich Dein Organismus gereinigt! Je intensiver Deine Krise war, desto mehr Stoffwechselschlacken bist Du los. Deshalb unterstütze Deinen Körper bei seiner Arbeit! Am besten Du beginnst Deine Ernährungsumstellung nach folgendem Plan:

1. **Vorbereitungsphase:** Erhöhung des Rohkostanteils auf 50%. Dies wird Dich auf die Fastenzeit vorbereiten und Deinen Darm etwas entlasten.
2. **Reinigungsphase:** 7 Tage Fasten und Darmreinigung leiten die gröbsten Schlacken aus Deinem Körper aus. In dieser Zeit hat auch Deine Intuition eine Chance wiederzuerwachen.
3. **Übergangsphase:** 3 Tage mit nur kleinen Obstmahlzeiten bereiten Deinen Körper auf die Menschennahrung vor.
4. **Menschennahrung:** Nun ist Dein Körper so weit, Menschennahrung gut zu vertragen und zu verwerten. In der nächsten Zeit werden noch ein paar Ausscheidungskrisen auf Dich zukommen. Begegne ihnen einfach wieder mit Fasten.

Diese Form der Ernährungsumstellung hat sich schon vielfach bewährt. Du kannst damit auf sehr angenehme Weise Deine Ernährung umstellen und wirst bald spüren wie sich Deine Gesundheit verbessert. Die wiedererweckte Nahrungsintuition macht die Menschennahrung dann von Anfang an zum Genuß!
Bist Du nun bereit? Beginne sofort!

6.1. Fasten

Fasten aktiviert die Selbstheilungskräfte Deines Körpers. Die Energie die zuvor für die Verdauungsarbeit von Nöten war, steht nun für die Ausscheidung alter Schlacken zur Verfügung. Genau dafür benötigt Dein Körper in der Umstellung alle Energie.
Die Wirkung des Fastens läßt sich so am besten verstehen: Die Menge der vom Körper herstellbaren Enzyme ist begrenzt. Sobald Du keine Enzyme mehr für die Verdauung bereitstellen mußt, können andere Enzyme gebildet werden. So kann der Körper nun weitere Aufgaben erledigen.
Deine Ernährungsumstellung beginnst Du am besten mit sieben Tage Fasten. Doch nicht nur hier ist es angebracht. Fasten ist das beste Heilmittel. Ab dem Zeitpunkt, wo auch nur die kleinste Unpäßlichkeit auftritt: - Faste. Dein Körper wird so in Rekordzeit genesen. Mehr als drei Tage dauert so eine Krankheit seltenst!
Bei Krankheit zu Fasten ist auch das natürliche Verhalten: Kein Tier ißt wenn es ihm schlecht geht. In der Natur fasten Tiere bei Krankheit so lange, bis sie wieder vollständig gesund sind. Ihr Nahrungsinstinkt führt sie zu diesem Verhalten.
Auch Deine Nahrungsintuition wird Dir das Fasten nahebringen: Du wirst merken, daß Du keinen Appetit mehr verspürst, sobald eine Krankheit sich anbahnt. Du empfindest nicht den geringsten Drang, Nahrung zu Dir zu nehmen. Erst wenn die Krankheit überwunden ist, kehrt auch Dein Hunger zurück. Nun zeigt Dir die Natur: Es ist wieder an der Zeit etwas zu essen.
Fasten ist das einzige Heilmittel, das die Natur all seinen Lebewesen zur Verfügung gestellt hat. Fasten wirkt bei nahezu allen Krankheiten.
Leidest Du an einer schwereren, chronischen Krankheit, so kann auch in diesem Falle Fasten sehr hilfreich sein. Doch mußt Du nun unter der Aufsicht eines erfahrenen Menschen Deine Fastenkur durchführen. Nur so kann sichergestellt sein, daß auch bei einer schwereren Krankheit die Nahrungsabstinenz zur Genesung führt.
Die Fastenzeit nützt Du am besten zur Sanierung Deines Verdauungssystems, mit einer Darmreinigungskur.

Nach einer Fastenkur fange erst langsam mit dem Essen wieder an. An den ersten zwei Tagen nach Beendigung der Kur nimm nur 50% der normalen Nahrungsmenge zu Dir. Wähle in dieser Zeit bevorzugt Obst.

6.1.1. Signale des Körpers:

Ist eine Fastenzeit angesagt, dann zeigt Dir das Dein Körper meist sehr deutlich. Die Signale Deines Körpers sind stets eindeutig. Doch mußt Du erst lernen auf sie zu hören. Signale für den Beginn der Fastenkur können sein:

Deine Intuition zeigt Dir: Nun ist Fasten angesagt –
Benommener Kopf, verdorbener Magen, Menstruationsbeschwerden, chronische Verstopfung, Schwindelgefühl, übelriechender Stuhl, übermäßige Müdigkeit, Schlaflosigkeit, unkontrollierte Fressanfälle, verstopfte Nase, Schleim im Hals, Appetitlosigkeit, Kopfschmerzen, belegte Zunge, benebelte Ohren, bitterer Geschmack im Mund.....

Sobald eines dieser Signale auftritt, zögere nicht länger. Nun ist es an der Zeit zu fasten. Wartest Du weiter, werden früher oder später Krankheiten die Folge sein!

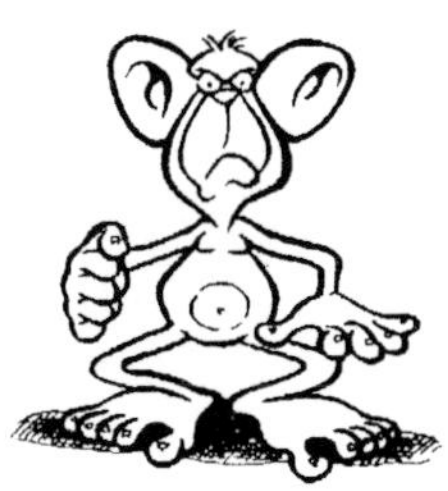

Merke:

Fasten ist die Medizin der Natur!

6.1.2. Was beim Fasten vor sich geht:

Auch wenn Du die typischen Signale für das Fasten bemerkst, mag es Dir anfangs noch schwer fallen, Dich der Nahrung zu enthalten. Der Grund hierfür liegt darin, daß Deine Nahrungsintuition in jahrelanger Mißachtung verkümmert ist. Die Hungergefühle, die Du nun verspürst, sind kein echter Bedarf. Wahrscheinlich sind sie nur eine Erscheinung Deiner „Fress-" oder „Zuckersucht" (siehe *(V) 4.1. Von Frustfressern und Zuckersüchtigen.*).
Daher ist es wichtig für Dich, trotzdem zu fasten. Das Fasten wird auch ein weiterer Schritt sein, diese Süchte zu überwinden. Du wirst den Appetit auf Nahrung nach spätestens 3 Tagen gänzlich verlieren. Nun kannst Du ohne Probleme längere Zeit weiterfasten. Erst wenn Dein Körper vorerst mit der Ausscheidung der Schlacken fertig ist, meldet sich wieder ein Hungergefühl. Jetzt esse erneut. Aber Vorsicht: Lasse das Essen langsam angehen. Anfangs verträgt Dein Magen nun noch keine allzu großen Nahrungsmengen.
So segenbringend Fasten auch sein mag, es gibt doch Menschen, die nicht ohne fachkundige Aufsicht fasten sollten. Das sind vor allem schwer und chronisch kranke Personen. In deren Körper können sich soviel Stoffwechselschlacken befinden, daß dieser bei der Ausscheidung zuviel der schädlichen Stoffe ins Blut transportiert. Das kann zu ernsten Problemen bis hin zur Selbstvergiftung führen. Solche Menschen könnten, bevor sich der Appetit wieder meldet, nahezu verhungert sein. Sie haben soviel Schlacken im Körper, daß die Ausscheidung enorm lange Zeit in Anspruch nehmen kann. Dennoch sollten diese Menschen unter Anleitung und strenger Aufsicht einer erfahrenen Person die wohltuenden Wirkungen des Fastens für sich nützen. Unter fachkundiger Betreuung kann und muß auch hier in gesundem Maße gefastet werden.
Fasten stellt also eine hervorragende Möglichkeit dar, Stoffwechselschlacken zu beseitigen. Geschieht dies frühzeitig, so können viele Krankheiten vermieden werden. Je regelmäßiger Du fastest, desto besser.
Während Deiner ersten Fastenversuche solltest Du noch Bettruhe halten. Dein Körper benötigt seine ganze Energie für die Ausscheidung. Mit Sicherheit wird Dir auch gar nichts anderes möglich sein, als Dich warm

eingepackt im Bett zu verkriechen. Doch mit der Zeit werden die auszuscheidenden Stoffwechselschlacken immer geringer. Du merkst es eigentlich überhaupt nicht, daß Du Dich der Nahrung enthältst, im Gegenteil, Du fühlst Dich blendend. Es gibt Sportler, die während einer langen Fastenkur sogar noch Weltrekorde aufzustellen vermochten. Nun kannst Du auch beim Fasten Deinem ganz normalen Leben nachgehen. Auf diese Weise fasten auch die Tiere. Diese führen weiterhin ihr normales Leben. So gesund wie ein wildes Tier wirst auch Du bald sein... Mit natürlicher, unbehandelter Menschennahrung. Solltest Du Dich trotzdem einmal nicht optimal fühlen, dann lege sofort einen Fastentag ein. So kann Dein Körper gleich wieder alles in Ordnung bringen. In Deiner heutigen hochtechnisierten Welt, die sich schon sehr weit von Deinen ursprünglichen Lebensbedingungen entfernt hat, kann so eine Unpäßlichkeit schon mal vorkommen. Doch dank der natürlichen Kraft in der Menschennahrung und - sobald die ersten Anzeichen auftreten - regelmäßigem Fasten sind diese schnell wieder überwunden. Gerade in Anbetracht der enormen unnatürlichen Anforderungen des modernen Lebens kann ein Fastentag in der Woche zur wichtigen, die Gesundheit erhaltenden, Gewohnheit werden.

Mache es Dir zur Regel einen Tag in der Woche Nahrungskarenz einzulegen. Du wirst die Segnungen bald zu schätzen wissen. Ein besonders angenehmer Effekt des Fastens ist auch die Aktivierung Deiner Nahrungsintuition. Du wirst feststellen, wie fein Deine Geschmacksnerven nach dem Fastentag arbeiten. Essen kann so wieder zum Hochgenuß werden und Dich zu kulinarischen Höhenflügen führen.

Besonders wichtig ist Fasten natürlich vor der Ernährungsumstellung. Hier ist der Körper auf eine Reinigung angewiesen, sonst könnte er all die guten Stoffe in der Menschennahrung gar nicht richtig verwerten! Auch benötigt Deine Intuition diese Phase um wieder zu erwachen. Deshalb sind sieben Tage Fasten vor der Ernährungsumstellung unabdingbar.

Um noch mehr Schlacken auszuscheiden, unterstütze die wohltuende Wirkung des Fastens mit einer Darmreinigung.

6.2. Darmsanierung

Um die Vorzüge aus der rohen, unbehandelten Menschennahrung wirklich voll ausschöpfen zu können, muß zuerst Dein Darm gesunden. Bei vielen Schlechtköstlern setzen sich die Nahrungsbestandteile als festsitzende Schlacken an der Darmwand fest. Der Darm ist an Stellen verengt, an anderen aufgebläht. Es kommt zu Stauungen und zu Gärung. Die natürliche Bakterienflora kommt aus dem Gleichgewicht und es entstehen giftige Gase, die Deinen Körper allmählich von innen heraus schädigen. Dr. Norman W. Walker prägte den treffenden Satz: „Im Darm sitzt der Tod". In der Tat führt ein kranker Darm immer zu Krankheiten. Du wirst Dich von diesen erst dann befreien können, wenn Du Deinen Darm von Grund auf gereinigt hast und ihn so zu neuer Leistungsfähigkeit bringst. Was nützen Dir all die Vitamine in der rohen Menschennahrung, wenn Dein Darm sie nicht aufnehmen kann? Was nützt Dir die beste Nahrung, wenn sie sich im Darm staut und durch Gärung Gift erzeugt?
Die Darmsanierung ist der erste Schritt zur Gesundheit!
In vielen Fällen regeneriert sich der Darm von selbst, wenn Du nur zur rohen, unbehandelten Menschennahrung übergehst. Doch sitzen sehr oft die Schlacken so fest an der Darmwand, daß sich nur sehr langsam Erfolge zeigen. Schon ab dem 20. Lebensjahr, d.h. nach 20 Jahren Schlechtkost, ist dies der Fall. Hier empfehle ich Dir, die Darmreinigung etwas zu unterstützen.
Die einfachste Methode hierfür ist das schon erwähnte Fasten. Während des Fastens scheidet Dein Körper die Schadstoffe aus dem Gewebe aus und transportiert sie in den Darm. Um sie von dort weiterzuleiten, mache während der Fastenkur täglich 1 bis 3 mal Einläufe. Hierdurch wird die Darmtätigkeit angeregt und es können die vom Körper freigesetzten Schlacken ausgeschieden werden. Durch den Nahrungsentzug regeneriert sich der gesamte Darm. Die Verformungen und Ausstülpungen bilden sich zurück. Der Darm kann in seine natürliche Form und Lage zurückkehren. Durch die Verstopfungen, die durch die Schlechtkost entstehen, wird der Darm überdehnt, bildet Aussackungen und verläßt seine natürliche Lage im Körper. Fasten sorgt für die nötige Ruhe im

Darm, damit er sich regenerieren kann. Die Einläufe fördern die Ausscheidung der Stoffwechselschlacken. Die Gesundung des Darmes und eine Entgiftung Deines ganzen Körpers wird dadurch bewirkt.
Eine Darmspülung kannst Du leicht zu Hause durchführen. In der Apotheke kannst Du Dir für wenige Mark eine Darmdusche besorgen. Sie besteht im wesentlichen nur aus einem Wasserbehälter und einem Schlauch, der das Wasser in Deinen Darm leitet. Es ist selbstredend empfehlenswert, hier Wasser in Körpertemperatur zu verwenden. Alles andere wäre ein unnötiger Schock für Deinen Darm. Natürlich kannst Du eine Darmreinigung auch auf die Art durchführen, wie sie die Yogis Indiens praktizierten: Sie tauchen im Wasser unter. Ein kleines Bambusröhrchen im After läßt nun das Wasser in den Darm strömen. Das Ergebnis ist dasselbe: Der Darm wird gespült und dic Darmwand von alten Kotablagerungen befreit.
Ergänzend zu dieser Reinigung des Darmes von unten reinige Dein Verdauungssystem auch von oben her. Das wird die Wirkung nochmals verstärken. Hierzu gehst Du folgendermaßen vor:
Vormittags und nachmittags nimmst Du für die Reinigung einen Teelöffel Flosamen ein. Trinke danach sofort etwas, denn der Samen quillt sehr stark auf. Das ist auch Sinn der Sache. Flosamen füllt den Magen und reinigt den Darm. Die Schlacken, die Deine Darmwand zusetzen, werden gelöst und die vielen kleinen Darmzotten (= Falten auf der Darmoberfläche) werden gereinigt. Die Darmtätigkeit wird angeregt. Somit wird der Darm bald zu seiner gesunden Form zurückfinden.
Zusätzlich zu den Flosamen nimm noch 2 mal täglich einen Teelöffel über Nacht eingeweichten Leinsamen ein. Dieser nimmt die vom Flosamen gelösten und durch das Fasten freigesetzten Schlacken auf. Er ermöglicht einen problemlosen Abtransport der Schadstoffe aus dem Körper. Setze diese Flo- und Leinsamenkur nach Abbruch des Fastens noch für mindestens 30 Tage fort. Nur so kann gewährleistet werden, daß Dein Darm optimal gereinigt wird.
Die Darmreinigung sieht dann zusammenfassend folgendermaßen aus:

- **Fasten:** Beginne die Darmreinigung mit 7 - 14 Tagen Fasten. Das aktiviert die Selbstheilungskräfte Deines Körpers und leitet die Ausscheidungsreaktionen ein.

- **Einläufe:** Während der Fastenzeit reinige Deinen Darm mit 2 - 3 Einläufen täglich.
- **Flo- und Leinsamenkur:** Um die Reinigung zu verstärken, nimmst Du 2 mal täglich je einen Teelöffel Flosamen und einen Teelöffel eingeweichten Leinsamen. Diese Kur setzt Du am besten 30 Tage lang fort. Während dieser Zeit hast Du schon mit Menschennahrung begonnen.

Diese Kombination ist sehr wirkungsvoll und wird Dir gute Dienste leisten, gerade bei der Umstellung. Du wirst die vorzügliche Wirkung der Kur an Deinem Gesundheitszustand merken: Dein Übergewicht ist verschwunden und Du fühlst Dich voller Lebenskraft. Du kannst nun die rohe, unbehandelte Menschennahrung richtig genießen und verträgst sie gut. Sie versorgt Dich mit Vitalstoffen, die Dich mit einer nie gekannten Vitalität erfüllen.
Nachdem Dein Darm von all den Schlacken befreit wurde, ist den fäulnisbildenden Bakterien der Boden sozusagen unter den Füßen weggezogen worden. Die ballaststoffreiche Menschennahrung passiert nun schnell und reibungsfrei Deinen Darm. Es gibt keine Stauungen, die zur Gärung führen könnten. Der Darm wird laufend gereinigt und fit gehalten. Schädliche Bakterien haben in solch einem gesunden Darm keinen Platz. Sie verschwinden bald. Die gesunde Darmflora baut sich in gleichem Maße von selbst wieder auf. Einfach deshalb, weil sie nun nicht mehr mit den schädlichen Gärungsbakterien konkurrieren muß und nun auch optimale Bedingungen für ihre Ausbreitung vorfindet.

6.3. Gesunderhaltung des Darmes:

Nun hast Du also richtig zum Start der Menschennahrung Deinen Darm von Grund auf gereinigt. Es ist nun dafür zu sorgen, ihn auch weiterhin frei von Schlacken zu halten. Das bewirkst Du auf dreierlei Weise:

1. **Fasten:** Einmal pro Woche legst Du einen Fastentag ein. Dies hilft dem Körper sich wieder zu reinigen. Überdies wird Dir am nächsten Tag das Essen gleich doppelt so gut schmecken.

2. **Balaststoffe:** Indem Du Dich von roher Menschennahrung ernährst, nimmst Du genügend Balaststoffe zu Dir. Sie fegen Deinen Darm genauso wie ein Besen frei. Näheres dazu findest Du im nächsten Abschnitt.
3. **Erde:** Täglich ein Löffelchen Erde wird Deine Verdauung regulieren. Lese dazu mehr im übernächsten Abschnitt.

6.3. 1. Die Heilkräfte der Natur - Ballaststoffe:

Stellst Du Deine Ernährung auf rohe Menschennahrung um, dann nimmst Du täglich große Mengen an Ballaststoffen zu Dir. Der Name Ballaststoffe ist hier etwas irreführend, denn diese Stoffe sind keineswegs Ballast für Deinen Körper. Im Gegenteil, sie sind für ihn sehr wichtig. Bei Ballaststoffen handelt es sich meist um Zellulose. Aus einem vorherigen Kapitel weißt Du, daß Zellulose von Darmbakterien in Fettsäuren umgesetzt wird und Dir so zur Energiegewinnung dienen kann. Doch das ist nicht die einzige Aufgabe der Zellulose. Du kannst Dir Zellulose als lange fädrige Moleküle vorstellen. Wie ein Besen schrubben und reinigen sie die Darmwände, entfernen auf der Darmoberfläche festsitzende Schlacken und regen die Darmperistaltik (Darmbewegung) an. Ballaststoffe halten Deinen Darm sauber und leistungsstark. So führt Ballaststoffmangel über die Erkrankung des Darmes zu allerlei gesundheitlichen Störungen. Prof. Dr. rer. Nat. Claus Leitsmann hat sich diesem Thema näher gewidmet und fand heraus, daß Ballaststoffmangel primär zu zwei Gesundheitsstörungen führt. Zu Energieüberschuß und zu Verstopfung. Diese ziehen einen ganzen Rattenschwanz an Erkrankungen hinter sich her. Du kannst dies aus der Tabelle entnehmen:

Krankheiten durch Ballaststoffmangel:

Energieüberschuß:	_Verstopfung:_
Adipositas (= Fettleibigkeit) Hypercholesterinämie (= erhöhter Cholesterinspiegel) Arteriosklerose (= Herz – Kreislauf – Erkrankungen) Gallen und Nierensteine Diabetes (= Zuckerkrankheit) Hypertonie (=Bluthochdruck)	Divertikulose (Dickdarmausstülpungen und Verformung) Hämorrhoiden Variszen (=Krampfadern) Hernien (Leisten – und Eingeweidebrüche) Appendicitis (= Blinddarmentzündung) Coloncarzinom (=Dickdarmkrebs).

Doch das ist erst die Spitze des Eisberges. Ein kranker Darm bewirkt die Erkrankung des ganzen Körpers. Ballaststoffe helfen, die Stoffwechselendprokukte schnell und reibungslos aus dem Dickdarm zu entfernen. Der Dickdarm kann mit einer Klärgrube des Körpers verglichen werden. Das meiste was Dein Körper ausscheiden muß, wählt diesen Weg. Es gelangt in den Dickdarm. Von dort sollte es möglichst schnell Deinen Körper verlassen, um den Körper nicht wieder selbst zu vergiften. Leider benötigt diese Ausscheidung bei den Normal- bis Schlechtköstlern viel zu lange. Durchschnittlich hat der Wohlstandsbürger einmal täglich Stuhlgang. Das ist zu wenig! Die Zahl der Darmentlehrungen sollte mindestens der Zahl der Mahlzeiten entsprechen. Nur so kann gewährleistet sein, daß der Nahrungsbrei und die Stoffwechselschlacken im Dickdarm nicht in Gärung geraten.

Merke:
Der Tod sitzt im Darm!

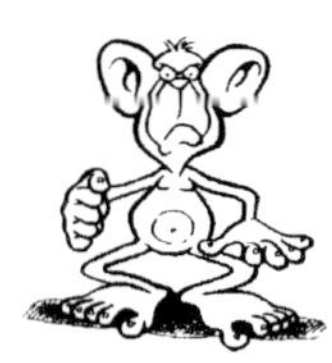

Ballaststoffe absorbieren Flüssigkeit und quellen somit auf. Dies bewirkt die Anregung der Muskeltätigkeit des Darmes. Der Stuhl wird zügig weitertransportiert und kann regelmäßig ausgeschieden werden. Durch diese schnellere Darmpassage wird die Infektionsgefahr auf Grund schädlicher Bakterien herabgesetzt, ebenso wird die natürliche Darmbakterienflora gefördert.
Ein weiterer Vorteil der ballaststoffreichen Ernährung ist die Notwendigkeit, seine Nahrung besser zu kauen. Dadurch wird mehr Speichel abgegeben und die Verdauung der Nahrung erleichtert. Die bessere Magenfüllung mit den Faserstoffen bewirkt ein Sättigungsgefühl. Die Ballaststoffarmut unserer modernen Ernährung bewirkt meist, daß Du zuviel verzehrst und zu wenig kaust. Dadurch kommen die Beschwerden zustande, die zuvor unter Energieüberschuß geschildert wurden. Doch dies ist noch nicht alles. Durch das schlechte Kauen verbleiben auch noch viele Vitamine in der Nahrung ungenützt. Vitamine, die Du für eine optimale Gesundheit dringend benötigst.
Du siehst: Ballaststoffreiche Ernährung schützt Dich vor vielerlei Krankheiten und hält Deinen Darm gesund. Natürlich ist rohe Menschennahrung auch in Bezug auf den Ballaststoffgehalt die ideale Ernährung für Dich. Das ist selbstverständlich, denn Deine Genetik hat sich ja genau an diese Ernährungsweise angepaßt. Folgende Tabelle zeigt Dir, wie reich die rohe, unbehandelte Menschennahrung an Ballaststoffen ist.

Ballaststoffgehalt in 100 g roher, unbehandelter Menschennahrung			
Nahrungsmittel	Gramm Ballaststoff	Nahrungsmittel	Gramm Ballaststoff
Apfel	3	Feige	3
Aprikose	3	Himbeere	7
Aubergine	3	Rote Johannisbeere	8
Banane	3	Schwarze Johannisbeere	9
Birne	2	Karotte	3
Blattsellerie	2	Knollensellerie	2
Blumenkohl	2	Kopfsalat	2
Brokkoli	4	Pfirsich	1
Brombeere	7	Pflaume	7
Endivien-Salat	2	Rosenkohl	4
Erbse	5	Stachelbeere	3
Erdbeere	2	Weißkohl	3

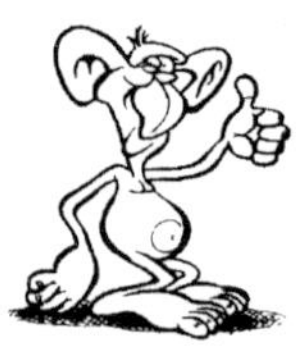

Merke:
Ballaststoffe sind der Besen für den Darm.

6.3.2. Erde, das Allheilmittel der Natur.

Ein weiteres Geheimnis zur Gesunderhaltung des Darmes und damit des gesamten Körpers ist Erde: Erde zu essen, stets nur in kleinen Mengen versteht sich, stellt eine hervorragende Möglichkeit dar den Darm zu stärken. Auch Deine nächsten Verwandten praktizieren das. Affen essen tatsächlich in Abständen geringe Mengen an Erde. Erde bindet Giftstoffe in Deinem Darm und erleichtert so deren Ausscheidung. Sie reguliert darüber hinaus Deine gesamte Verdauungstätigkeiten und hilft Dir bei Übelkeit, Sodbrennen, Verstopfung, Durchfall und all den anderen

Leiden, unter denen Du bei konsequenter Befolgung der Menschennahrung allerdings sowieso nicht mehr leiden wirst.
Vielleicht hast Du die Möglichkeiten, wie Deine Nächsten Verwandten, die Erde direkt aus der Natur von Bruchkanten im Erdreich zu holen. Ansonsten kannst Du Erde für Deinen Gebrauch leicht in der Apotheke unter dem Namen „Heilerde“ oder "grüne Tonerde" beziehen. Wobei letztere zu bevorzugen ist, da sie natürlicher gewonnen wird.
Die einfachste und angenehmste Methode Erde einzunehmen ist, in einem kleinen Schüsselchen Erde mit Wasser zu mixen. Es entsteht ein grüner Brei von ähnlicher Konsistenz und Geschmack wie Joghurt. Gerade wenn die Erde etwas länger eingeweicht ist, bekommt sie einen sehr angenehmen cremig- sämigen Geschmack. Ab und zu nimmst Du dann, wenn Du gerade daran denkst, einen Teelöffel. Wenn dann nach zwei bis drei Wochen das Schüsselchen immer leerer wird, fülle es wieder auf wie beschrieben.
Die Einnahme von grüner Tonerde sollte nicht zeitlich beschränkt, sondern immer ein fester Bestandteil Deiner Ernährung sein. Tonerde vermag den Darm vorzüglich zu regenerieren. Sie wirkt sich regulierend und verdauungsfördernd aus. Das Schüsselchen Tonerde bleibt also dauerhaft stehen! Es wird Dir auch nützliche Dienste leisten in der Überwindung von Süchten. Immer wenn Du Appetit auf Schokolade verspürst, nimm einen Löffel Erde! Bald wird Dein Heißhunger auf ungesunde Schlechtkost verschwunden sein!

7. Und wenn´s doch nicht klappt.

Eigentlich ist die oben beschriebene Umstellungsmethode narrensicher. Doch es soll immer mal wieder Menschen geben, bei denen funktioniert es einfach nicht, dauerhaft bei der Menschennahrung zu bleiben. Für diese seien hier noch drei Möglichkeiten genannt, wie sie es dennoch schaffen können:

7.1. Die "Hau-Ruck" Methode für eilige Menschennahrungsfans.

Vielleicht geht es Dir so wie einer etwa 100 kg schweren Frau, der ich vor kurzem begegnete. Diese erklärte mir, nachdem sie ihre Zigarette gelöscht hatte, sie wäre begeisterte Anhängerin der rohen, unbehandelten Menschennahrung. Sie fuhr fort: „Ich nehme mir jeden Tag erneut vor: „Ab heute lebe ich gesund." Doch schon beim Frühstück mache ich Zugeständnisse, um dann beim Mittagessen, da es ja nun eh schon egal ist, wieder völlig normal zu essen."
Menschen mit ähnlichen Problemen sind mir schon oft begegnet. Deshalb will ich nun all jenen, die von roher, unbehandelter Menschennahrung leben wollen, es aber nicht schaffen, zeigen wie sie dennoch Erfolg haben können: Der Fehler liegt am Vorsatz!
Warum schaffst Du es also nicht, ohne Ausnahmen bei der rohen, unbehandelten Menschennahrung zu bleiben?
Analysieren wir doch erst einmal Dein Verhalten: Du nimmst Dir vor, Du willst ab heute Dein ganzes Leben lang roh essen. Wenn Du keine schwere Krankheit (z.B. Krebs) hast, die Dich motiviert, dann kommt früher oder später der Punkt, wo bei Dir einfach der Wunsch nach „Schlechtkost" so stark wird, daß Du alles vergißt. Deine alten schlechten Gewohnheiten setzen sich wieder durch. Ist es nicht so?
Dieser Rückfall setzt Dir dann so schwer zu, daß Du gleich Deine ganze Motivation verlierst.
Oft kommt ja der erste Rückfall, wie mein oben erwähntes Beispiel zeigt, ganz kurz nach dem Vorsatz.
Nimmst Du Dir nun immer wieder vor, ab heute für immer roh zu leben und scheiterst Du immer wieder, wirst Du früher oder später voller Frust aufgeben. Du wirst behaupten: „Rohe Menschennahrung ist nichts für mich". Oder Du versuchst es unentwegt, nur um unentwegt mehr Frust anzuhäufen. Vom Frust gepeinigt, kannst Du dann Dein Ziel noch weniger erreichen.
Es scheint ein Teufelskreis zu sein.
Doch das muß nicht zwangsläufig so sein. Ich zeige Dir, wie Du es schaffen kannst, dauerhaft von Rohkost zu leben:

Nehme Dir anfangs erst einmal vor, eine Woche roh zu essen. Das fällt Dir leicht. Eine Woche ist kein Problem. Das schaffst Du sicher! Eine Woche lang kannst Du auf etwas verzichten.
Eine Woche keinen Morgenkaffee.
Eine Woche kein Bier.
Eine Woche kein Brot. Das ist einfach!
Das hältst Du leicht durch!
Nach Deiner ersten erfolgreichen Menschennahrungswoche fühlst Du Dich super - sowohl aufgrund der gesunden Ernährung, als auch, weil Du Dein Ziel erreicht hast. Du kannst nun auch stolz auf Dich sein, denn jetzt hast Du endlich einmal sieben Tage lang konsequent erprobt, was Du auch für Dein ganzes Leben anstrebst.
Warum also nach diesem Erfolg nicht gleich Deinen Versuch verlängern? Noch einmal sieben Tage. Sind doch kein Problem, oder?
Nun kannst Du Dir weitere Gedanken machen, Dir ein neues Ziel setzen und auch das wieder erreichen. So wird gesunde Menschennahrung zum ständigen Erfolgserlebnis und kinderleicht.
Merke Dir: Kurzfristige Ziele erreichst Du leicht! Setze Dir stets nur Ziele, die Du überschauen kannst. Nur solche kannst Du umsetzen. Dein Unterbewußtsein sträubt sich bei Zielen, die zu groß sind. Bei kleinen hilft es Dir. Nutze dieses Wissen und plane kurzfristig. So erreichst Du immer Deine Ziele. Auch langfristige Ziele erscheinen in kleine Etappen aufgeteilt viel kürzer.
Ich schlage Dir einen Test vor: Du wolltest schon immer 100% rohe, unbehandelte Menschennahrung zu Dir nehmen, hast es aber noch nicht geschafft? Probiere es einfach einmal aus, mache einen Selbsttest. Versuche es genau 30 Tage lang! Während dieser 30 Tage teste die reine, natürliche, unveränderte Menschennahrung. Nach 30 Tagen siehst Du die Erfolge. Es ist die kürzeste Zeit, die schon spürbare Ergebnisse bringt, wenn sie nur konsequent durchgehalten wird.
Nun kannst Du beurteilen, was Menschennahrung ist.
Nun kannst Du mitreden.
Nun weißt Du, ob sie die manchmal nötige Selbstbeherrschung wert ist.
Solange Du immer nach schon spätestens 3 Tagen eine Ausnahme machtest, wußtest Du nicht Bescheid. Mache Deine eigenen Erfahrungen, dann weißt Du wovon ich spreche, wenn ich sage: „Mit

Menschennahrung erfährst Du die höchste Lebensfreude.“ 30 Tage testen! Es ist den Versuch wert!
Diese 30 Tage beginnst Du folgendermaßen: Du malst auf ein Blatt Papier 30 Felder. Darüber schreibst Du das Datum, an dem Du den Test beginnst. Daneben das Datum, an dem der Test beendet sein wird. Diesen Zettel hängst Du an einem Platz auf, an dem Du ihn möglichst oft siehst.
Jedes Kästchen steht nun für einen Tag. Am Abend streichst Du es durch. So verringert sich die Anzahl der Kästchen von Tag zu Tag. Es wird immer leichter.
Weiterhin legst Du ein kleines Büchlein an, in dem Du schriftlich festhältst, wie Du Dich den Tag über gefühlt hast, Dein Gewicht, Probleme, Gedanken, was Du am Tag gegessen und was Du getrunken hast. Das wird Dein Dokumentationsheft für Deinen 30 - Tage-Test.
Das mag für Dich banal klingen, doch wenn Du einen Test durchführen willst, dann ist es wichtig, einen genauen Zeitraum anzugeben und exakt die Ergebnisse festzuhalten.
Nach diesen 30 Tagen, die Du konsequent warst, überprüfst Du ob Du mit den Ergebnissen zufrieden bist oder nicht. Nimm Dein Dokumentationsheftchen zur Hand und blättere darin. Hat sich Dein Gewicht verbessert? Fühlst Du Dich wohl? Hattest Du irgendwelche Probleme?
Warst Du zufrieden, dann weißt Du nun, was Dir die rohe, unveränderte Menschennahrung bringt.
Hattest Du Probleme, dann suche nach den Ursachen. Ich bin sicher, Du wirst schnell fündig werden. Dann starte einen neuen Versuch. Sicherlich nun mit besserem Erfolg.

7.2. Die Tücke liegt oft im Detail!

Oft liegt die Ursache für das Mißlingen Deines Versuchs mit Menschennahrung im Detail. Die meist gemachten Fehler sind folgende:

1. **Das Nichtbeachten der Nahrungsintuition:** Es ist wichtig, bei Deiner Ernährung Deine Intuition zu beachten. Nur so kann ein gesundes Gleichgewicht sichergestellt und ein Mangel

ausgeschlossen werden. Dein Körper würde sonst zwangsläufig nach der fehlenden Substanz verlangen. Gönne Dir also eine reichliche Palette Menschennahrung zur Auswahl und sorge dafür, daß Du mit ihr wirklich jedes Bedürfnis decken kannst. Sei es nun physiologischer oder kulinarischer Natur. Gerade die kulinarischen Bedürfnisse dürfen bei der Menschennahrung nicht zu kurz kommen. Menschennahrung ist der Weg des Genusses und dieser führt Dich letztendlich zu Gesundheit und Wohlbefinden.

2. **Minderwertige Nahrung:** Die Nahrung die Du zu Dir nimmst sollte höchsten Qualitätsansprüchen genügen. Mit Supermarktbananen und einem kraftlosen überdüngten Salatkopf kannst Du nicht alle Bedürfnisse Deines Körpers befriedigen. Auch der Genuß bliebe hier auf der Strecke. Besorge Dir deshalb zur Umstellung ein kleines Sortiment an Tropenfrüchten aus biologischem Anbau und stelle auch Wildfrüchte, Wildgemüse, Keime Nüsse und Samen bereit. Nur bei einer ordentlichen Auswahl an naturbelassenen Produkten kann Deine Intuition Dir immer maximalen Nahrungsgenuß schenken.
3. **Intellektuelles Eingreifen:** So wichtig Intelligenz auch ist, bei der Nahrungsauswahl hat sie nichts zu suchen! Jedes Eingreifen in die Intuition führt zu Fehlern und damit zum Mißerfolg.
4. **Schlechtkost in der Nahrungsauswahl:** Auch nur ein einziges denaturiertes Produkt in Deiner Ernährung, wird Deine Intuition irreleiten und Dich so zurück zur Schlechtkost bringen. Oft sind unter den Nüssen, Körnern und Samen denaturierte Produkte zu finden. So sind Mandeln oft blanchiert, Cashew-Kerne und Erdnüsse fast immer geröstet...
5. **Fehlerhafte Umstellung:** Sicher das häufigste Problem ist eine schlampig oder fehlerhaft durchgeführte Ernährungsumstellung. Mit einem Darm in dem noch alte Schlechtkostschlacken gären, hast Du wenig Aussicht auf ein zufriedenstellendes Ergebnis mit der Menschennahrung! Mache einfach nochmals eine ordentliche Umstellung. Probiere ob Du etwas länger fasten und Deinen Darm etwas intensiver reinigen mußt?

Vielleicht lassen sich Deine Probleme auch so leicht herauffinden wie in folgendem (nicht erfundenem!!!!) Beispiel:

....
Kurt: „Ich weiß nicht, Deine Menschennahrung..., ich habe Dein Buch förmlich verschlungen. Hat mich total gefesselt. An Deiner Theorie ist echt was dran..."

Ich: „Schön, das freut mich zu hören. Aber was Du sagst, klingt so nach dem großen Haken, nach dem *Aber.*"

Kurt: „Ja, um ehrlich zu sein. Ich war, wie ich schon sagte, gleich begeistert und habe meine Ernährung sofort umgestellt. Jetzt esse ich schon seit 4 Monaten nichts Gekochtes mehr und trotzdem verliere ich meine Pfunde nicht. Du kannst doch verstehen, daß mich das frustet, oder?"

Ich: „Oh ja, das verstehe ich natürlich. Vielleicht kann ich Dir helfen. Beschreibe mir doch mal was Du so ißt."

Kurt: „Also, morgens Ananas..."

Ich (lachend): „Hoffentlich nicht aus der Dose."

Kurt (betroffen): „Ach so... Hm. Mittags aber nur belegte Brote..."

Ich: „Nee Kurt, dann ist mir schon klar, was da schiefgegangen ist. Du sollst nicht nur von kalten Speisen leben, sondern Du sollst nur das zu Dir nehmen, was genauso und unverändert auch in der freien Natur vorkommt."

Kurt: „Ach so, dann muß ich wohl doch noch mal genauer nachlesen, Danke."

Dieser Dialog mag Dir vielleicht abwegig erscheinen. Aber ich habe ihn hier abgedruckt, weil das nicht aus der Luft gegriffen ist. Solche Fälle gibt es. Und nicht zu selten! Also lese Du bitte mein Buch etwas genauer als Kurt!

7.3. Schritt für Schritt zur Menschennahrung:

Vielleicht bist Du auch ein Mensch der sich lieber langsam an die Menschennahrung herantasten will. Es fällt anfangs einfach schwer, die vielen liebgewonnenen schlechten Ernährungsgewohnheiten gleichzeitig aufzugeben. Die klassische Umstellungsmethode mit Fasten und Darmreinigung ist die schnelle Variante. Sie wird von allen denen bevorzugt, die es eilig haben, und die sich vielleicht von einer Krankheit durch die Umstellung der Ernährungsweise heilen wollen. Sie sollten diese natürliche Selbstgesundung unter Aufsicht einer erfahrenen Person durchführen.
Ein Beispiel, bei dem solch eine radikale Umstellung nötig sein kann, ist eine bereits weit fortgeschrittene Arteriosklerose. Um einem Herzinfarkt zu entgehen, müssen die Arterien schnell wieder frei werden. Dazu ist die Senkung des Cholesterinspiegels, viele Vitamine und die Ausscheidung von Stoffwechselschlacken nötig. Hand in Hand mit einer erfahrenen Person kann das schnell und problemlos geschehen.
Doch vielleicht hast Du es nicht so eilig. Vielleicht möchtest Du Dir Deine schlechte Ernährung lieber langsam abgewöhnen. Es reicht Dir vielleicht, wenn sich Dein Gesundheitszustand in kleineren Schritten verbessert, solange Du nicht auf zu viel verzichten mußt. Dann habe ich genau für Dich folgendes schrittweises Umstellungsprogramm erarbeitet. Wie lange Du auf den einzelnen Stufen verbleibst, ist Deinem eigenen Gespür überlassen.
Die einzelnen Schritte sind wie folgt:

Schritt für Schritt zur Menschennahrung.		
Schritt:	Produkte, die vermehrt gegessen werden:	Produkte, die vom Speisezettel gestrichen werden:
1.	Mindestens ein Apfel oder anderes Obst pro Tag	Illegale Drogen Medikamente- Mißbrauch
2.	Vollkornprodukte: Brot, Nudeln....	Tabak: Zigaretten Zigarillos Pfeifen...
3	Vermehrte Verwendung von biologischen Produkten.	Kaffee Tee
4.	Täglich wird mindestens ein Salatteller verzehrt.	Harte Alkoholika: Schnaps Rum Cherry...
5.	Zu jeder Mahlzeit wird etwas Rohes dazugegeben.	Jeglicher Alkohol
Diese Stufe solltest Du schon mindestens erreichen, wenn Dir Deine Gesundheit halbwegs am Herzen liegt.		
6.	Der Verzicht wird mit Trockenfrüchten ausgeglichen.	Süßigkeiten Schokolade Eis Limonaden Cola
7.	Frühstück besteht aus Obst.	Kuchen Gebäck
Vermißt Du was? Nein! Siehst Du, so geht es auch. Kostet doch nicht so viel Willen, oder?		

8.	Nicht nach 18 Uhr und nicht vor 11 Uhr essen. Vollkornprodukte ersetzen Weißbrot. Achte auf frische Nahrungsmittel. Biologische Herkunft der Nahrung wird bevorzugt.	Junk Food Chips Pommes Frittes Konservennahrung Weißbrot
Das ist schon eine recht gute Ernährung. Damit tust Du schon sehr viel für Deine Gesundheit. Du wirst nicht auf zuviel verzichten müssen und bist kein Außenseiter, denn „Vollwert" - Küche ist heute überall verbreitet.		
9.	Vor jeder Kochkost wird eine große Portion Rohes verzehrt.	Fleisch Fisch Wurst Fleischprodukte
10.	Kochkost wird immer mehr zur Beilage.	Eier Milch Milchprodukte
Nun praktizierst Du „vegane Vollwertkost", mit großem Frischpflanzenanteil. Eine Ernährung, die gesund ist und bei der Du auf keinen Geschmack verzichten mußt. Es gibt genügend „vollwertigen" Ersatz für Fleisch und Milchprodukte.		
11.	Täglich werden Wildpflanzen in die Ernährung aufgenommen. Die Kochkost wird auf gedünstetes Gemüse reduziert.	Getreideprodukte Gewürze und Salz werden nur sehr sparsam eingesetzt.

<table>
<tr><td colspan="3">Nun bist Du schon fast bei der Rohkost angelangt. Hin und wieder etwas gedünstetes Gemüse, ein bißchen Salatsoße und ein paar Ausnahmen. Eine Ernährung, die schon so gesund ist, daß Du auf dieser Stufe getrost längere Zeit verweilen kannst.</td></tr>
<tr><td>12.</td><td>Rohkostrezepte machen die Umstellung auf rohe Menschennahrung leicht. Lasse Deiner Kreativität freien Lauf, oder sieh auf meiner Homepage nach!</td><td>Jede Kochkost:
gedünstetes Gemüse,
Essig
Öl
Salz</td></tr>
<tr><td colspan="3">Nun, hier wärst Du angelangt bei der reinen Rohkost. Zur Geschmacksverbesserung bereitest Du sie Dir noch in angenehmen Salaten zu und richtest sie fein auf Deinem Teller an. Deine Gesundheit ist strahlend. Du wirst nur noch sehr selten von „Krankheiten“ geplagt.</td></tr>
<tr><td>13.</td><td>Belebung der Intuition
d.h. Nahrung immer unvermischt essen!
Vollständige Menschennahrung</td><td>Trockenfrüchte
Rohkostrezepte</td></tr>
<tr><td colspan="3">Bei Dir kocht nun nur noch die Natur! Du verzehrst nun alles so wie es dort vorkommt. Du vermischst Deine Nahrung nicht mehr. Du lebst nun völlig natürlich. Dein Gesundheitszustand ist vollkommen. Du besitzt höchste körperliche Leistungsfähigkeit, seelische Ausgeglichenheit und wirst ein sehr hohes Alter erreichen.</td></tr>
</table>

8. Nur keinen Streß!

Die Umstellung zur Menschennahrung sollte aber zu keiner Zeit zu einem Zwang werden! Folge Deinem Genuß und mache diesen zu Deinem Motiv für die Umstellung! Es ist nicht etwa so, daß Du es gleich ganz bleiben lassen kannst, wenn Du die 100%ige Menschennahrung nicht zu praktizieren vermagst. Schon die kleinste Veränderung Deiner Nahrung hin zur natürlichen Menschennahrung kann gewaltige Auswirkungen zeigen! Das ist auch der Grund der Wirksamkeit anderer Ernährungsformen. Jede alternative Ernährungsform ist von der normalen Schlechtkost aus gesehen ein Schritt zur Natur:

- In der vegetarischen Kost wird das ungesunde Fleisch weggelassen und die Ernährung allgemein bewußter.
- Makrobiotik macht die Ernährung allgemein natürlicher und befreit somit indirekt die Nahrung von Chemiezusätzen.
- Bei Vollwertkost wird die Nahrung weniger behandelt. Leitsatz: "Lasse Deine Nahrung so natürlich wie möglich".
- Trennkost führt zu besseren Nahrungsmittelkombinationen.
- Braggsche Rohkost wartet schon mit nicht thermisch behandelter Nahrung auf.

Große Erfolge konnten diese Ernährungsformen aufweisen! Selbst ein winziger Bruchteil Menschennahrung in Deiner Ernährung wird eine Veränderung herbeiführen! Denke an den Spruch: "an apple a day keeps the doctor away." Jedes bißchen Menschennahrung versorgt Dich mit einer Vielzahl von Vitalstoffen. Wenn es Dir einmal schlechter geht, dann denkst Du einfach an die segensreichen Wirkungen des Fastens. Bleibe beim Genußprinzip. Deine Ernährung soll nicht zur Qual werden, sondern zu höchstem Lebensgenuß führen!

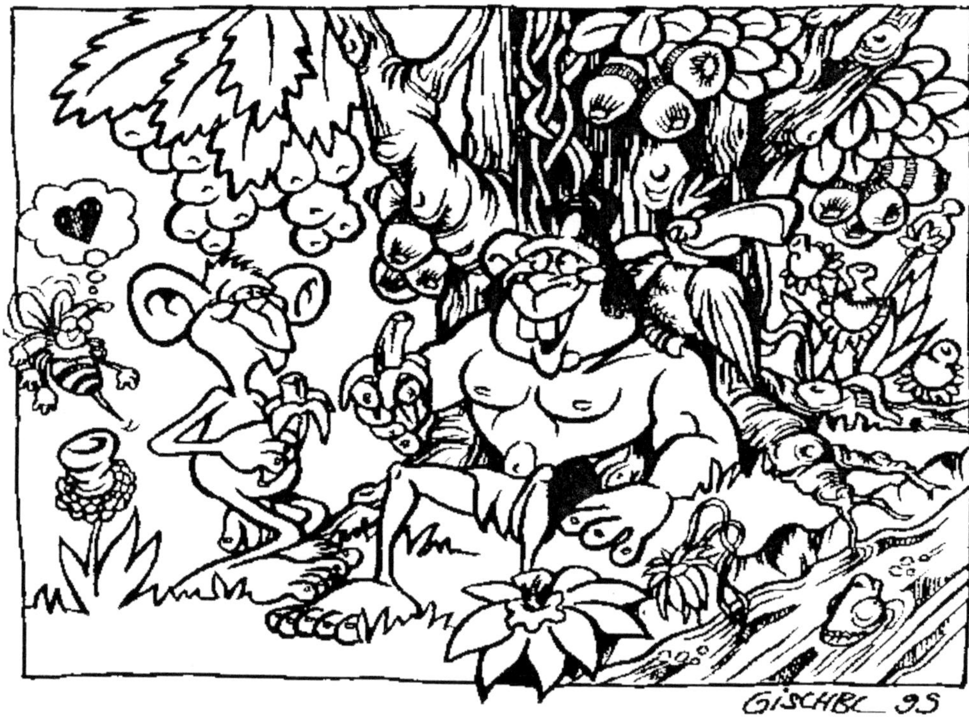

Merke: Dein Vorfahre lebte wie im Paradies, er brauchte sich um nichts zu sorgen, die Umwelt ernährte ihn perfekt und er erfreute sich bester Gesundheit.
Einen Teil seines Genusses kannst auch Du für Dich wiedergewinnen. Mit der reinen Menschennahrung gehorchst Du ganz Deinem Appetit, Dir jeden kulinarischen Wunsch zu erfüllen und bist Dir doch immer sicher, nur das Beste für Deinen Körper zu tun.
-- Du folgst Deiner Intuition und Deiner genetischen Anpassung!

(IX) Hochwertige Nahrung - Der Schlüssel zur Gesundheit!

Um bei der Menschennahrung wirklich die erwünschten Erfolge zu erzielen, mußt Du Dir absolut hochwertige Nahrung zuführen. Deine Intuition wird nicht funktionieren, wenn Du ihr nur einen überdüngten Salatkopf und einen Plastikapfel anbietest!

Doch das Funktionieren Deiner Nahrungsintuition ist die Voraussetzung für das Gelingen. Ohne Intuition ist die rohe Ernährung eine freudlose, einschränkende Diät. Sie führt Dich nicht zur Lebensfreude, sondern nur zu Frust. Erst durch Einbeziehung der Intuition wird die Menschennahrung zu dem was sie ist - der absoluten Freiheit des Genusses! Nur so kannst Du jederzeit das zu Dir nehmen was Dir am besten schmeckt und Dich ohne schlechtes Gewissen in die Zauberwelt der Gaumenfreuden entführen lassen! Die Freude beim Essen ist also abhängig vom Funktionieren der Intuition und diese wiederum hängt ab von einer hochwertigen wirklich unbehandelten Nahrungsmittelauswahl. Es lohnt also sicher, hier etwas Sorgfalt walten zu lassen.

Darüber hinaus findet Dein Körper nur in hochwertiger Nahrung all das was er benötigt. Nur in wirklich absolut unbehandelten, natürlichen Lebensmitteln steckt noch all die Energie und Kraft aus der Natur, die Dich zu bester Gesundheit und Wohlbefinden führen kann. Aus Supermarktkost wird aller Wahrscheinlichkeit keine ausgewogene Ernährung entstehen können. Mangel sind vorprogrammiert und damit das Scheitern. Ein weiterer Grund also, Deiner Lebensmittelauswahl etwas Beachtung zu schenken.

Dabei benötigst Du zu Anfang gar nicht viel. Es reicht vollkommen, wenn Du Dir folgendes Startset zulegst:

1. **Früchte:** möglichst viele Sorten Wildfrüchte, 2 Sorten süße Früchte, 2 Sorten saure Früchte, 1 Sorte fettige Früchte, 1 Sorte Melone, 2 Sorten nicht süße Früchte.
2. **Gemüse:** möglichst viele Sorten Wildgrün, 2 Sorten Wurzelgemüse
3. **Pflanzliche Proteine:** 2 Sorten Nüsse, 2 Sorten Gemüsesamen, 2 Sorten Keimlinge
4. **Tierische Produkte:** Benötigst Du überhaupt nicht! Wasche Deine Wildpflanzen nicht und Du bekommst genügend Mikroorganismen gratis dazu.

So hast Du eine recht gute Auswahl, um Deiner Intuition Freiraum zu lassen und Dein Essen wirklich genießen zu können! Nun ist Menschennahrung die absolute Freiheit des Genusses!
Wenn Du nun all die herrlichen gesunden Lebensmittel auf Deinen Tisch legst, werfe gleich alle Schlechtkost aus Deinem Haus. Sie führt Dich nur unnötig in Versuchung und macht Dir so das Leben schwer! All die Fertigprodukte und die Kochkost wandern dorthin, wohin sie gehören: in den Müll! Du kannst sie natürlich auch verschenken.... - Vielleicht einem unliebsamen Nachbarn... - Natürlich ganz ohne irgendwelche bösen Hintergedanken! Egal wie Du die Schlechtkost auch los wirst, wichtig ist nur, daß sie verschwindet! Nur so kannst Du sicher sein, standhaft bei der Menschennahrung zu bleiben. Auch wenn Dich Deine Süchte nach dem alten Dreck quälen! Das wird zweifelsfrei in der ersten Zeit nach der Umstellung öfter der Fall sein. Nur wenn Deine Wohnung ganz frei von Schlechtkostvorräten ist, wirst Du Erfolg haben!
All die krankmachenden Nahrungsmittel in Deinem Haus werden also durch Menschennahrung ersetzt: Obst, Grünpflanzen, Samen und Nüsse. Jetzt kannst Du Dich bedienen. Lasse Deiner Intuition bei der Auswahl freien Lauf.

1. Nahrungsbeschaffung - Von Jägern und Sammlern?

Die erste und wichtigste Quelle für hochwertige Nahrung ist die Natur. Du kannst Dir gleich mal das Bestimmungsbüchlein von meiner Homepage herunterladen und mit der Suche beginnen: Wildfrüchte und Wildgrün, so viel wie möglich. Sie sind die hochwertigste Nahrung die Du finden kannst. Du kannst Dich mit etwas Erfahrung fast vollständig von diesen Wildfrüchten und Wildgrün ernähren, dann brauchst Du gar nicht mehr weiter zu suchen! Wohnst Du in der Stadt, dann fahre einfach einmal pro Woche aufs Land und sammle einen kleinen Vorrat für die Woche! Du unternimmst einen Spaziergang an der frischen Luft, verschaffst Dir Bewegung und pflückst Dir dabei die nötigen Wildpflanzen. Wenn Du auf Vorrat pflückst, weil Du nicht täglich die Gelegenheit findest, dann bewahre die Wildpflanzen in einem

geschlossenen Plastikbeutel in Deinem Kühlschrank auf. Sie halten darin einige Tage frisch.
Vielleicht findest Du bei Deiner Suche auch eine Streuobstwiese. Oft hat der Besitzer nichts dagegen, wenn Du Dich auch hier bedienst. Zu den entsprechenden Jahreszeiten findest Du hier alles was Du an Obst benötigst: Kirschen, Zwetschgen, Mirabellen, Pfirsiche, Äpfel und Birnen.
Es lohnt sich sicher, auch das ein oder andere in Deinem Garten, sofern Du über einen verfügst, wachsen zu lassen. Hier sind natürlich dann auch alle möglichen Wildpflanzen in greifbarer Nähe: Vogelmiere, Brennessel und Löwenzahn findet man in jedem Garten!
Die nun noch verbleibenden Lücken in Deinem Sortiment füllst Du entweder aus dem Bioladen auf, oder Du bestellst sie bei einem der Fruchtversände deren Adressen Du auf meiner Homepage findest.
Gönne Dir ruhig einmal exotisches Obst, wie die köstliche Chirimoya, die Jackfruit, Durian, junge Kokosnuß, Guave, Kakis, Mangos und Papajas. Der Geschmacksreichtum der tropischen Früchte wird Dir das Ablegen der Schlechtkost erleichtern.
Etwas mußt Du noch auf die Nüsse achtgeben: Sind sie auch wirklich unbehandelt? Hier finden sich leider viele denaturierte Produkte im Handel. Deshalb bestelle auch diese am besten von einem der genannten Versände! Die geben Dir die Garantie, daß die Nüsse absolut naturbelassen sind. Eine Garantie, die Du nach der Lektüre dieses Buches sicher zu schätzen weißt.
Auf diese Weise kannst Du Dich jede Woche frisch mit den herrlichsten Früchten und Nüssen versorgen, die Du Dir vorstellen kannst. So frisch, als würdest Du selbst inmitten der Tropen leben!

2. Der Menschennahrungsfan als Gärtner!

Falls Du zu jenen gehörst, die in der glücklichen Lage sind einen eigenen Garten zu besitzen, will ich Dir hier ein paar Tips geben, wie Dir dieser mit nur wenig Aufwand viel Menschennahrung liefern kann. In der Tat ist es einfacher in seinem Garten Menschennahrung anzubauen, als ihn auf konventionelle Weise zu nutzen!

Folgender Gartengrundriß und die zugehörende Legende werden Dir zeigen wie das geht:

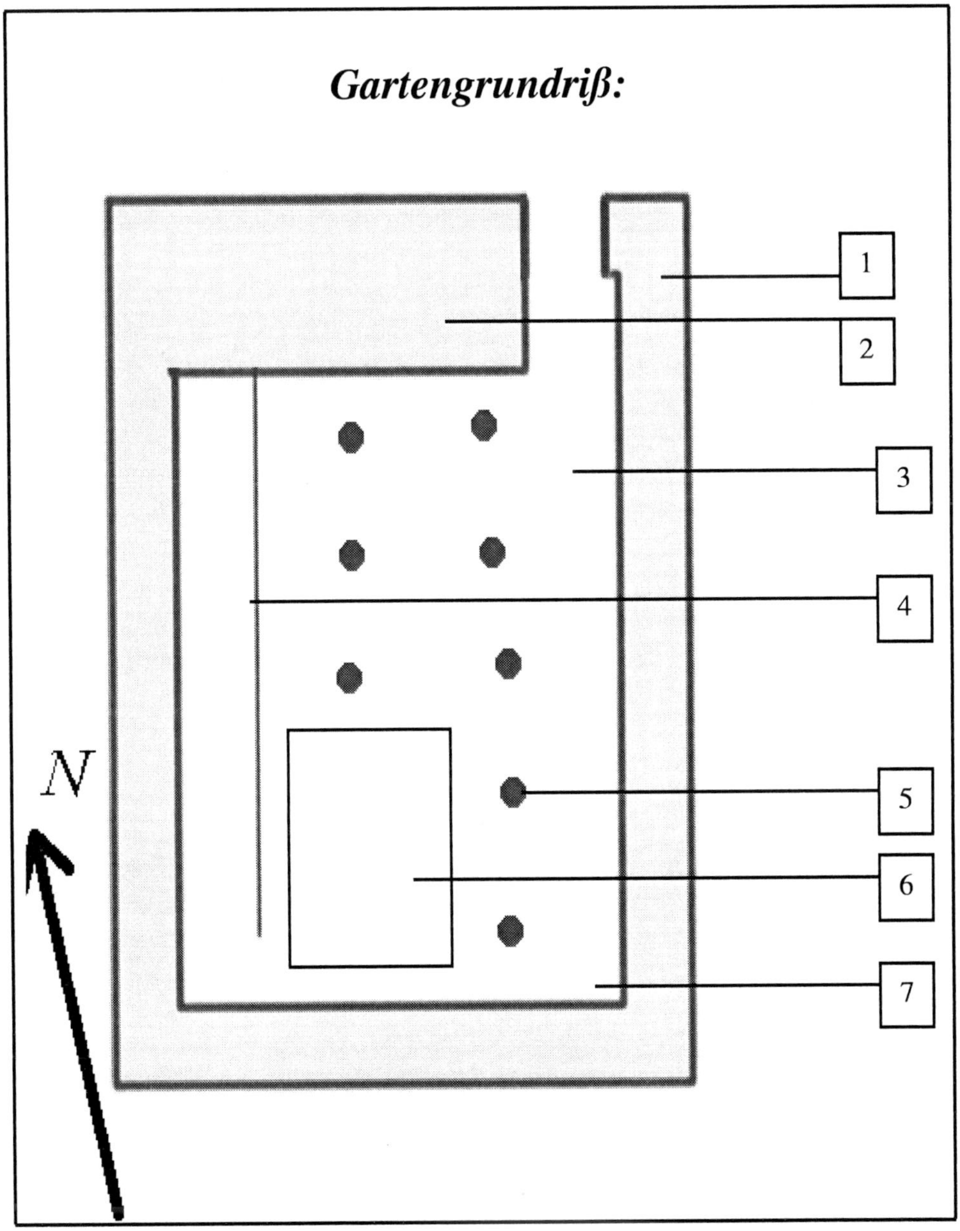

2.1. Wildpflanzen- und Naschhecke:

Um die meisten Gärten ist eine Hecke gepflanzt. Sie dient als Sichtschutz. Doch eine Hecke kann Dich auch mit allerlei Wildfrüchten versorgen. Viele der hiesigen wilden Büsche eignen sich hervorragend. Die passende Sortenauswahl ermöglicht es Dir, vor allem im Herbst, reichlich wilde Beeren zu ernten.
So eine Wildbeerenhecke benötigt sehr wenig Pflege. Sie beansprucht lediglich einen mindestens 3 m breiten Streifen an der Gartengrenze. Dieser Platz reicht völlig aus, um den heimischen Büschen Raum zur Entfaltung zu geben. Pflanze die jungen Büsche in einer Reihe mindestens 1,5 m von der Grundstücksgrenze entfernt an. Zwischen den einzelnen Büschen solltest Du 0,5 bis 1m Abstand lassen. Anfangs mußt Du das „Unkraut" zwischen den Büschen noch kurz halten. Doch schon bald werden die Büsche so weit gewachsen sein, daß Du die Hecke völlig sich selbst überlassen kannst.
Am Boden unter der Hecke wird sich bald ein Unterwuchs entwickeln, der Dir wertvolle Wildpflanzen liefert. Die Hecke wird vielen Tieren einen Unterschlupf liefern. Das darf gerade in der heutigen Zeit nicht unterschätzt werden. Ökologische Nischen wie Deine Hecke sind die letzten Garanten für das Weiterbestehen der heimischen Tierwelt. Vögel, Igel, und andere Kleintiere werden den neuen Lebensraum gerne annehmen. Sie werden in der Hecke wohnen und sich von ihr ernähren. Und genau das kannst auch Du. Im Herbst, wenn die Zeit der Beeren kommt, dann trägt Deine Hecke reichlich Nahrung.
Als mögliche Büsche für die Bepflanzung eignen sich folgende heimische Sorten:

Die Nasch - Hecke:
Wildapfel, Berberitze, Wildbirne, schwarzer Holunder, Trauben-Holunder, Kornel-Kirsche, Vogelkirsche, Mehlbeere, Mispel, Hagebutte oder Heckenrosen, Sanddorn, Schlehdorn, Schlutte, wolliger Schneeball, Wacholder, Weißdorn, Felsbirne, Eberesche, Haselnuß, ...

2.2. Schmackhafte Bäume:

An der einen oder anderen Stelle in Deinem Garten finden sich vielleicht auch Plätze für größere Bäume. Auch hier kannst Du bei deiner Auswahl auf deren Nutzbarkeit als Nahrungspflanze achten. So eignen sich die Blätter von Linde und Birke gut für den Wildpflanzensalat. Eine Buche versorgt Dich nicht nur mit ihren köstlichen jungen Blättern im Frühling, sondern auch mit den herzhaften Bucheckern im Herbst.
Diese Bäume können daher bei Deiner Auswahl für die Gartenbepflanzung vorne angestellt werden.

2.3. Die Wildkräuterwiese:

Über eine Wiese verfügt nahezu jeder Garten. Auch auf ihr wachsen genügend Wildpflanzen, die sich zum Verzehr eignen. Du mußt ihnen nur die Gelegenheit dazu geben. Deshalb mähe Deine Wiese erst, wenn das Gras mindestens 10 cm hoch geworden ist. Schon nach ein paar Wochen wirst Du feststellen, daß Deine Wiese nur so blüht vor lauter Wildpflanzen. Du mußt nichts dazu tun, außer abzuwarten. Löwenzahn wird sich wahrscheinlich als erste Pflanze auf Deiner Wiese sehen lassen. Doch bald finden sich auch einige der folgenden Wildpflanzen ein:

Wildpflanzen auf der Wiese:
Sauerampfer, stumpfblättriger Ampfer, Wiesen–Bärenklau, Berufskraut, Bibernelle, Wiesen-Bocksbart, echter Dost, Feldsalat, Gänse-Fingerkraut, kriechendes Fingerkraut, Tormentill–Fingerkraut, Wiesen–Frauenmantel, Gänseblümchen, Rapunzel–Glockenblume, Gundermann, kriechender Günsel, kleines Habichtskraut, Flug-Hafer, Hirtentäschel, gelber Hohlzahn, Johanniskraut, echte Kamille, Wiesen-Kerbel, Wiesen–Klee, Schlangen-Knöterich, Vogel–Knöterich, Wiesen–Kümmel, Taubenkropf–Leimkraut, Löwenzahn, wilde Möhre, Pfennigkraut, Platterbse, Portulak, kriechende Quecke, Rainkohl, Wiesen-Salbei, Schafgarbe, Scharbockskraut, Wiesen–Schaumkraut, Wiesen–Schlüsselblume, Feld–Stiefmütterchen, Wiesenstorchenschnabel, weiße Taubnessel, wohlriechendes Veilchen, Vogelmiere, Spitz–Wegerich, Wegwarte, großer Wiesenknopf, ...

Du kannst Dir leicht vorstellen, welch herrliches Bild Dir solch eine natürliche Wiese bietet. Immer blüht irgend etwas. Schmetterlinge flattern von Blüte zu Blüte, Vögel zwitschern... Und Du hast immer einen reich gedeckten Tisch.

Doch früher oder später kommt der Tag, an dem die Wiese gemäht werden muß. Nun ist die ganze Farbenpracht verschwunden. Du findest nun keine Wildkräuter mehr. Erst in einer Woche sind die ersten Pflanzen wieder erntebereit. Deshalb mähe die Wiese einfach abschnittsweise. Beispielsweise die linke Hälfte zuerst und drei Wochen später die rechte Hälfte. Auf diese Weise verfügst Du den ganzen Sommer über eine Vielzahl von Wildpflanzen. Etliche findest Du sogar noch im Winter (siehe *(IX) 4. Winter - Saure Gurken-Ziet?*).

2.4. Beerenobst:

Auch ein paar beerentragende Büsche sollten in Deinem Garten nicht fehlen. Folgende Wildsorten lassen sich problemlos ansiedeln:

Wildbeeren:
Preiselbeere, schwarze Johannisbeere, Heidelbeere, Walderdbeere, Brombeere, Himbeere und Stachelbeere, ...

Das waren einige der wilden Beerensträucher, die sich in Deinem Garten sicher sehr wohl fühlen werden, z. B. wachsen sie am Rand der Hecke sehr gerne. Doch auch aus den wilden Sorten gezüchtete Beeren eignen sich zum Anbau:

Beerenobst:
Johannisbeeren, Himbeeren, Brombeeren, Erdbeeren und Weinreben, ...

2.5. Obstbäume:

Auf Deiner Wildkräuter-Wiese finden vielleicht noch ein paar Obstbäume Platz. Eine sinnvolle Sortenauswahl ermöglicht Dir die Ernte vom frühen Sommer bis in den späten Herbst. Dabei benötigen Obstbäume nur wenig Pflege und belohnen Dich überreichlich mit ihren Früchten. Ältere Bäume werden einen sehr großen Ertrag bringen.
Pflanze Obstbäume in Reihen von mindestens 6 m Abstand und lasse zwischen den einzelnen Bäumen mindestens 4 m Zwischenraum. Wählst Du die alte Hochstammform, dann kannst Du immer noch bequem unter

Deinen Bäumen auf der Wiese gehen. Für die Ernte benötigst Du dann allerdings eine Leiter oder etwas Klettergeschick.
Eine kleine Anregung der Sortenauswahl soll Dir folgende Liste geben:

Obstbäume:
Apfel (Es existieren weit über zwei Dutzend alte, noch nicht überzüchtete Arten), Birne (Wähle ebenfalls unter den alten noch nicht überzüchteten Arten. Es existieren mehr als ein Dutzend!), Quitten, Süßkirschen (eine Vielzahl von Sorten ermöglichen unterschiedliche Erntezeiten), Sauerkirschen, Pfirsiche, Aprikosen, Pflaumen, Zwetschgen, Mirabellen, Renekloden, Walnüsse, ...

2.6. Gemüsegarten:

Vielleicht willst Du auch etwas Mühe investieren und Dir Dein Gemüse selbst anbauen. Die Arbeit lohnt sich auf jeden Fall. Woher bekommst Du sonst so hochwertiges Gemüse. Selbstverständlich ist aus Deinem Garten jede Form von Chemieeinsatz verbannt. Keine Pestizide, keine Fungizide, keine Herbizide, keine Insektizide, keine chemischen Düngestoffe. Dein Gartenboden ist bester Qualität, da Du selbst durch Kompostieren den besten organischen Dünger herstellst. Deine Pflanzen sind stets gut mit Feuchtigkeit versorgt, da Du den Boden mit einer Mulchdecke vor dem Austrocknen schützt. Deine Pflanzen werden nicht in schädlingsanfälligen Monokulturen gezogen, sondern sie wachsen so nebeneinander, daß sie sich gegenseitig fördern und schützen.
Möhre oder Rote Rübe wächst neben Zwiebel oder Lauch, Salat neben Radieschen oder Tomate...
Zwischen den Anbaureihen wächst Spinat oder Senf, um den Boden zu beschatten und so vor Austrocknung zu schützen.
Der Boden wird in Deinem Garten nicht ausgelaugt, denn Du wechselst den Platz Deiner Pflanzen jedes Jahr.
Folgende Kulturpflanzen habe ich als sehr pflegeleichte und genügsame Zeitgenossen kennengelernt:

Pflegeleichte Kulturpflanzen für den Gemüsegarten:
Spinat, Feldsalat, Schnittsalat, Karotten, Kapuziner-Kresse, Senf, Zwiebeln, Gurken, Kürbis (alle möglichen Sorten), Zuccini, Tomaten, Kresse, Schnittlauch, Petersilie, Karotten, ...

Das Unkrautjäten wird Dir auch im Gemüsegarten nicht allzuviel Zeit kosten, da Du den Boden Deines Gemüsegartens stets mit Mulch oder mit Pflanzen bedeckt hältst. Sollte sich hin und wieder doch ein Kräutlein, das Du nicht gesät hast, in Deinem Gemüsegarten zeigen, dann kann es gleich als Wildpflanze in Deinem Salat landen! Natürlich nur sofern es auch wirklich eßbar ist. Doch zum Glück genügen ja die meisten Pflanzen diesem Kriterium. (...manche nur einmal...)

Du kannst in Deinem Gemüsegarten auch Wildpflanzen kultiviert anbauen. Folgende Sorten eignen sich hervorragend dafür:

Wildpflanzen für den Gemüsegarten:
Pastinake, guter Heinrich, Minze, Beifuß, Beinwell, Boretsch, Löwenzahn, wilde Möhre, Portulak, Feld – Thymian, Topinabur, ...

Wildpflanzen haben noch den Vorteil der absoluten Unempfindlichkeit gegen jeden möglichen Schädlingsbefall. Bei der oben geschilderten Pflege wird auch das Kulturgemüse gut gedeihen. Schädlinge werden Dir nicht allzuviel Sorgen bereiten. Ein Schutz vor Schnecken ist in manchen Fällen allerdings trotzdem zu empfehlen. Diesen fertigst Du einfach selbst an, indem Du Deinen Gemüsegarten mit einem mindestens 40 cm hohen Blech oder engmaschigem Drahtzaun umgibst. Die oberen 5cm dieser Schutzwand biegst Du im 45 ° Winkel nach unten um. Nun mußt

Du nur noch darauf achten, daß die Ecken genauso gut umgebogen sind und der „Schneckenzaun“ stets sauber ist. Anfangs mußt Du noch die Schnecken absammeln, die sich bereits in Deinem Gemüsegarten befinden. Aber dann können keine mehr von außen eindringen.

2.7. Wildpflanzen in der Gartenecke:

Deinen Garten zur Selbstversorgung vervollständigt noch die eine oder andere Ecke, in der Du der Natur völlig freien Lauf läßt. Hier wachsen bald eßbare Wildpflanzen wie:

Wildpflanzen in der Gartenecke:
Bärlauch, Beifuß, Beinwell, Boretsch, Brennessel, Brunnenkresse, Acker-Distel, Gänse-Distel, Kohl–Distel, Ehrenpreis, knollige Fetthenne, Weidenröschen, Giersch, guter Heinrich, Hopfen, Huflattich, große Klette, Pfeffer–Knöterich, Labkraut, Lungenkraut, Malve, Ruten–Melde, Minze, Nachtkerze, Nelkwurz, Pastinake, Knoblauchsraucke, Weg–Rauke, Acker–Senf, ährige Teufelskralle, Zaun–Wicke und vielleicht auch Adler-Farn, ...

Du kannst einfach nur dastehen und Deiner Nahrung beim Wachsen zusehen und wirst bald mit dem Ernten kaum mehr nachkommen! Dein Garten wird Dich den ganzen Sommer bis in den Herbst hinein mit allem versorgen was Du benötigst: Rohes Obst und Grünpflanzen, etwas Nüsse. Alles frei von jeder chemischen Behandlung und größtenteils aus Wildwuchs. So wie die optimale Menschennahrung es empfiehlt.

3. Die Natur auf dem Fensterbrett!

Überdies kannst Du Dir auch die verschiedensten Kräuter in der Wohnung wachsen lassen. In Deinen Zimmergarten gehören sicherlich Keimlinge, Gras und Wildpflanzen:

3.1. Anzucht von Keimen:

Sicher eine der einfachsten Methoden sich hochwertige Vitalstoffe zu besorgen ist die Anzucht von Keimen. Dabei hat sich folgendes Vorgehen bewährt:

- **Samenauswahl:** Alle Samen sind verwendbar, mit Ausnahme der von Nachtschattengewächsen. Die Blätter der Nachtschattengewächse sind giftig. Verwende auch die Samen von Wildpflanzen zum Keimen. Es eignen sich beispielsweise Löwenzahn und Sauerampfer vorzüglich. Bevorzuge Samen biologischer Herkunft. Sie enthalten noch mehr Lebenskraft! Auch Getreide eignet sich zum Keimen.
- **1. Phase:** Weiche die Samen gründlich in reinem Wasser (möglichst destilliertem) ein. Auch Regenwasser eignet sich gut. Je kleiner die Körner, desto kürzer müssen sie eingeweicht werden. Als Durchschnitt für die Einweichzeit gebe ich Dir 15 Stunden an.
- **2. Phase:** Nach dem Einweichen wird das Wasser abgegossen. Die Schüsseln mit den Keimen werden an einen warmen (17 bis 21°C), dunklen Ort gestellt. Der Heizungskeller eignet sich hierfür hervorragend. Die Keime werden 2 mal täglich mit lauwarmem Wasser durchgespült.
- **Aufbewahrung:** Verzehre Keime am besten immer frisch. Die Samen kannst Du über Jahre hinweg lagern und die Keime immer nach Bedarf ziehen. Schon in zwei Tagen erhältst Du so frische Keimlinge. Willst Du sie jedoch für einige Tage aufheben, so schlage sie im Eisschrank in ein feuchtes Tuch ein. So verlangsamt sich ihr Weiterkeimen erheblich. Die Keime bleiben so am Leben und halten sich trotzdem etliche Tage.

- **Verwendung:** Keime eignen sich hervorragend als Beigabe zu Salaten oder solo. Du kannst sie mixen und als Sauce verwenden, oder zu einem vitalstoffreichen Saft verarbeiten. Gieße auch das Einweichwasser nicht einfach weg. Es ist sehr reich an wasserlöslichen Vitaminen, Nährstoffen und Enzymen. Somit ist es ein hervorragender Vital–Trunk für Dich. Vor eventuellen Krankheitskeimen mußt Du keine Angst haben, denn sie sind wie alle anderen Mikroorganismen auch wertvoller Bestandteil Deiner Ernährung. Oder verwende das Wasser wenigstens zum Blumengießen.

Guten Appetit beim Testen folgender Sorten:

Keime:
Kichererbse, Linse, Adzukibohne, Mungobohne, Weizen, Buchweizen, Dinkel, Hafer, Gerste, Hirse, Leinsaat, Sesam, Sonnenblume, Rettich, Senf, Alfalfa, Bockshornklee, Kresse, Amaranth, Quinoa, Soja, ...

Am besten Du wählst zu Anfang Linse, Weizen, Mungobohne oder Quinoa aus. Die keimen am problemlosesten und bieten damit den idealen Einstieg für Dich! Um Deinen Mut noch weiter zu wecken, findest Du auf meiner Homepage ein kleines Büchlein, das Dir einige besonders leicht zu handhabende und schmackhafte Sorten vorstellt. Probiere Doch gleich mal Dein Glück. Mit Linsen z.B. wirst Du bereits morgen die ersten Ergebnisse sehen können!

3.2. Gras - Englischer Rasen oder was?

Gras ist eines der vitalstoffreichsten Wildpflanzen (siehe *(III) 2.3. Gras - Bin ich n' Rindvieh oder was?*). Du findest es überall, in der Natur und in Deinem Garten. Dort schneidest Du es einfach nach Bedarf ab. Eine andere Möglichkeit besteht darin es einfach in einer flachen Schale auf

dem Fensterbrett anzubauen. Hierzu füllst Du einen länglichen Blumenttopfuntersetzer oder ein Backblech einige Zentimeter mit guter humusreicher Gartenerde. Die Erde wird glattgestrichen und gleichmäßig befeuchtet, ohne dabei Pfützen entstehen zu lassen. Als Samen für das Gras eignet sich hervorragend Weizen oder Dinkel. Doch das ist auch die einzige sinnvolle Verwendung des Kornes (siehe *(IX) 3. Getreideprodukte - Die Früchte des Feldes.*)! Die Körner werden 15 Stunden eingeweicht und dann gleichmäßig auf der vorbereiteten Pflanzschale verteilt. Die Körner dürfen sich dabei nicht gegenseitig überdecken, sollten jedoch möglichst dicht liegen.
Eine Plastikfolie wird nun über die Ansaat gedeckt. Das so bereitete Treibhaus stellt man drei Tage an einen warmen (ca. 21 – 27 °C) dunklen Ort. Der Heizungskeller würde sich hierfür eignen. Wenn das Gras ca. 4 cm hoch gewachsen ist, entfernst Du die Folie und stellst das junge Gras an einen möglichst sonnigen Platz. Stets sorgst Du dafür, daß der Boden gleichmäßig feucht bleibt, aber nicht zu naß! Nach 7 bis 14 Tagen ist das Gras knappe 20 cm hoch und erntebereit. Diese erfolgt mit einer Schere oder einem scharfen Messer. Du solltest das geerntete Gras sofort verwenden, da jede Lagerung Vitalstoffe vermindert. Also kaue nun entweder das Gras, oder entsafte es.

3.3. Wildkräuter - Die Wildnis im Wohnzimmer!

In ähnlicher Weise wie das Gras lassen sich auch eine Vielzahl anderer Pflanzen im Haus anbauen. Der Anbau erfolgt denkbar einfach in Blumentöpfen. Du kannst auch in großen Töpfen mehrere verschiedene Pflanzen gleichzeitig wachsen lassen. Dafür wird der Boden des Topfes mit ca. 5 cm Sand und Kieselsteinen ausgelegt. Darüber kommt eine etwas dickere Schicht guter Blumenerde. In diese Pflanzschale kannst Du säen wie in einen Garten. Es ist wieder hilfreich, die Saat mit einer Plastikfolie abzudecken und einige Tage an einen dunklen warmen Ort zu stellen. Natürlich ist auch hier die richtige Wasserversorgung Voraussetzung eines guten Wachstums. Nicht zu viel und nicht zu wenig. Du wirst das richtige Maß bald selbst herausfinden.

Für den Anbau in dieser Pflanzschale eignen sich folgende Pflanzen besonders:
Alle Salatsorten, wie: Kopfsalat, Schnittsalat, Feldsalat.
Küchenkräuter: Fenchel, Schnittlauch, Sauerampfer, Melisse, Petersilie, Pfefferminze, Rosmarin.
Mit etwas Übung wird Dein Zimmergarten bald prächtig gedeihen. Probiere es einfach aus! Willst Du Dich weiter mit diesem Thema beschäftigen, so wirst Du nicht lange suchen müssen um eine Reihe Bücher zu finden, die sich mit dem Zimmeranbau von Küchenpflanzen eingehend beschäftigen.

Pflanzen für den Zimmergarten
Gras, Keime, Kopfsalat, Schnittsalat, Schnittlauch, Feldsalat, Fenchel, Sauerampfer, Melisse, Petersilie, Rosmarin, Pfefferminze, ...

4. Winter - Saure Gurken-Zeit?

Im Sommer ist es kein Problem sich nur aus der Natur zu ernähren. Doch im Winter dürfte das etwas schwerer werden. Per Fruchtversand oder Biohandel kannst Du Dich jedoch auch im Winter mit dem herrlichsten Tropenobst versorgen. Das solltest Du nicht vernachlässigen, denn schließlich stammten Deine Vorfahren ja aus den Tropen. An die dort wachsenden Früchte bist Du optimal angepaßt. Sie sollten auf keinen Fall auf Deinem Speisezettel fehlen! Wie gut diese Früchte für Dich sind kannst du aus dem Genuß ablesen, den Du aus ihnen ziehen kannst. Bei Menschennahrung ist der ja gleichzusetzen mit der Nötigkeit. So besagt es die Regel der Nahrungsintuition!
Mit Wildpflanzen wird die Versorgung etwas schwerer. Doch auch zu dieser Jahreszeit mußt Du nicht auf deren herrliche Vitalstoffe verzichten.

Allzu gern vergißt man, daß Winterzeit sogleich Saison für allerlei Wildfrüchte ist. Hagebutten und Schlehen beispielsweise schmecken erst nach dem ersten Frost richtig gut!
Auch auf Wildgrün mußt Du nicht ganz verzichten. Etliche sind winterhart und Du triffst sie selbst unter der dicksten Schneedecke noch grün an. Merke Dir noch im Sommer wo sie wachsen, oder pflanze sie gegebenenfalls selbst an. Gras, Löwenzahn und Gänseblümchen sind nur einige dieser Kräuter. Weitere findest Du in untenstehendem Kasten:

Winterharte Wildpflanzen
Gras, Kerbel, Barbarakraut, Pimpinelle oder Bibernelle, Ruccola, Feldsalat, Vogelmire und Hirtentäschel, Gänseblümchen, Sauerampfer, Spitzwegerich, Milzkraut, Gilbweiderich, kriechender Hahnenfuß, Zaunwicke, stumpfblättriger Ampfer, Brombeerblätter, Brunnenkresse, Ackerdistel, Gänsedistel, Bach-Ehrenpreis, Walderdbeerblätter, kriechendes Fingerkraut, Gundermann, kriechender Günsel, Wiesenkerbel, Löwenzahn, Preiselbeere, Rainkohl, Knoblauchsrauke, Veilchen, ...

Willst Du ganz sicher gehen und auch im Winter nicht ohne Grün dastehen, dann säe Dir im Garten oder auch in der Natur einige Kräuter an. Der Kasten zeigt Dir, welche sich hier besonders eignen:

Selbst angesäte Wildkräuter für den Winter
Kerbel, Barbarakraut, Bibernelle, Ruccola, Feldsalat, Hirtentäschel, ...

Beginnst Du mit dem Säen Mitte August, so ist Deine Wildkräuterversorgung für den Winter stets bestens gesichert.

Es lohnt sich für Dich auf jeden Fall, die Wildkräuter auf meiner Homepage genau zu studieren und kennenzulernen. Sie versorgen Dich nicht nur im Winter mit dem besten aus der Natur!
Auch Dein Zimmergarten wird Dich im Winter weiter mit Vitalstoffen versorgen! So mußt Du Dich auch zur kalten Jahreszeit nicht einschränken und kannst in den mannigfaltigsten Genüssen schwelgen!

(X) Die Ernährung für das 21. Jahrhundert

Widerspricht die rohe, unveränderte Menschennahrung nicht dem Fortschritt, ist sie gar völlig veraltet, da sie Deinen Vorfahren abgeschaut ist? Nein, auf keinen Fall! Diese Ernährungsform ist kein Schritt zurück auf die Bäume. Ich will nicht gegen den Fortschritt sein und Dir vorschlagen, so zu leben wie im Paläolithikum. Nein, das ist nicht mein Ziel! Diese Ernährung soll eine neue, sehr moderne Kost darstellen. Neueste Erkenntnisse führen zu ihr. Sie ist wissenschaftlich hervorragend belegbar.
Der Mensch hat den Drang immer Neues zu erproben. Auf diese Weise entwickelte er vor zehntausend Jahren die Kochkost. Doch heute stellen wir fest, daß diese Entwicklung nicht gut für uns war. Deshalb ist es eine logische Schlußfolgerung, sich eine neuere bessere Kostform zu überlegen. Diese neuere bessere Kostform stellt die rohe, unbehandelte Menschennahrung dar! Rohe, unbehandelte Menschennahrung ist eine moderne, hochaktuelle, wissenschaftlich bestens fundierte Ernährungsweise. Nütze diese neuen Erkenntnisse für Dein Leben!

1. Menschennahrung contra Genuß?

Wenn Dir die rohe, unveränderte Menschennahrung nicht schmeckt, dann liegt es an Deinen abgestumpften Geschmacksnerven! Das ist die Folge Deiner jahrelangen Fehlernährung! Deinen Vorfahren schmeckte sie, denn sie kannten nichts anderes! Stelle Dir vor, Dir ginge es genauso - wäre es nicht paradiesisch? Du könntest jede Nahrung essen, die Du kennst. Zu jeder Zeit und soviel Du willst. Dein Appetit wäre Dein einziger Richtungsweiser in Deiner Ernährung. Du würdest vollkommen natürlich leben. Deine Intuition könnte Dich leiten. Du wüßtest, wann Fasten nötig ist und fändest ansonsten jederzeit die richtige Nahrung. Eine Ernährung ohne Zwang, ganz dem Genuß folgend!
Um in diesen paradiesischen Zustand zu kommen, hilft nur eines: Esse lange genug nur rohe, unbehandelte Menschennahrung. Früher oder später wirst Du Dich daran gewöhnen. Du wirst die alte Schlechtkost nicht mehr vermissen! Es ist eine Frage der Zeit! Mit Willen schaffst Du das!

2. Der verdrießlich blickende Körnerfresser.

Das kommt so zustande: Deine Gesundheit hängt neben Deiner Ernährung noch von einer ganzen Reihe anderer Faktoren ab. Einer dieser Faktoren ist Deine psychische Verfassung. Bist Du psychisch unausgeglichen, dann bekommt das auch Deiner Gesundheit nicht! Du kennst sicher das Klischee vom verdrießlichen Körnerfresser, der mit einer Miene wie 30 Tage Regen an seinem Müsli kaut, in dem festen Glauben, daß das gesund sei. Abgesehen davon, daß ein Müsli nicht einmal gesund ist, (enthält Milchprodukte, schlechte Nahrungsmittelkombination...) schadet dieser Mensch seiner Gesundheit durch seine dauernde frustrierte Einstellung zum Leben mehr, als daß er ihr nützt.

Essen muß Spaß machen! Für die Gesundheit ist eine positive Einstellung zum Leben und eine ausgeglichene Psyche sehr wichtig. Deshalb ist es besser, Du ernährst Dich vielleicht nicht absolut optimal, hast dafür aber Spaß an Deiner Ernährung.

Mein Vorschlag für Dich ist, daß Du beginnst zumindest zu 50% von roher, unbehandelter Menschennahrung zu leben. Diese 50% nützen Deiner Gesundheit schon sehr viel! Die restlichen 50 % ernährst Du Dich wie gehabt. Das stellt sicher, daß Du noch Freude an Deiner Ernährung hast. Mit der Zeit wirst Du Dich immer mehr an die natürliche Menschennahrung gewöhnen. So kannst Du deren Anteil langsam immer weiter steigern. Irgendwann wird der Anteil 70%, dann 80%, 90%... betragen!

Nun könntest Du nach und nach auch darauf achten, daß Du die extrem schädlichen Nahrungsmittel langsam aber sicher von Deinem Speisezettel streichst. So fängst Du an, Alkohol, Kaffee, Süßigkeiten und „Fastfood" aus Deiner Ernährung zu nehmen. Nach und nach veränderst Du so Deine Ernährung in Richtung roher, unveränderter Menschennahrung. Der Übergang wird Dir nicht schwer fallen, denn Du begehst ihn ja in kleinen Schritten.

Vielleicht willst Du dann auf 100% wechseln. Nun hast Du Dich langsam umgewöhnt und kannst nun voller Freude rohe, unbehandelte

Menschennahrung verspeisen. Eine optimale Ernährung zusammen mit einer positiven Einstellung zum Leben - was kann es Besseres für die Gesundheit geben?

3. Rezepte der Menschennahrung - Und die Natur kocht doch!

In den meisten Büchern über Ernährung wird dem Bereich Rezepte ein großer Raum gegeben. Doch: Was haben Rezepte in einem Buch für natürliche Menschennahrung zu suchen? In der Natur wird nicht gekocht! Nichts wird zubereitet! Alles wird so verzehrt wie es in der Natur vorkommt! Unverarbeitet, ungewürzt, ungemischt, ungekocht... einfach in seinem Urzustand.
Abwechslung bringt Dir tropisches Obst. Kennst Du z.B. eine Durian, die Jackfruit, Chirimoya, Affenbrot, Kakis, Sapotillen....? Gönne Dir diese Leckerbissen, Du bist es wert!
Das sind die "Kochkünste" der Natur! Hier wirst Du kein noch so ausgefallenes Gericht entbehren! Von der Sahnetorte (Affenbrot) über Pommesfrittes (Safu) bis hin zur Käsespezialität (Trinkkokosnuß) findest Du alle Geschmacksrichtungen in der Menschennahrung. All die menschlichen Gerichte sind letztendlich nur unzureichende Plagiate der natürlichen Geschmackserlebnisse. Folgst Du dem Weg Deiner Intuition wirst Du bei der Menschennahrung weit mehr Genuß finden, als in den ausgefallensten Feinschemeckerlokalen. Die Natur (Gott) kocht für Dich in jedem Fall besser als jeder auch noch so kunstfertige menschliche Koch. Menschennahrung ist unübertroffen für Deine Gesundheit und für den Genuß Deines Gaumens.
Das reicht Dir immer noch nicht? Schmeckt Dir etwa nichts davon? Denke noch mal daran, was unter „Nahrungsintuition“ steht. Vielleicht ist eine Fastenpause angesagt. Vielleicht steckst Du noch in der Umstellung von gewöhnlicher „Schlechtkost“ zu der natürlichen Menschennahrung? Dann mußt Du da einfach jetzt durch! In jahrzehntelanger kulinarischer Verfeinerung hast Du Deine Geschmacksnerven so sehr abgestumpft, daß Du die natürlichen Geschmacksrichtungen einfach nicht mehr anziehend genug findest.

Doch tröste Dich: Dein natürlicher Geschmackssinn wird bald wieder erwachen. Dann schmeckt Dir auch die natürliche Menschennahrung! Halte so lange durch.
Wenn Dir diese Tips und die köstlichen Rezepte der Natur immer noch nicht reichen, findest Du im Internet auf meiner Homepage noch ein kleines Rezeptbüchlein. Hierin sind Rezepte enthalten, die nicht zu große Ausnahmen darstellen. Vor allem für den Übergang stellen sie eine hervorragende Möglichkeit dar, Dir die rohe, unbehandelte Menschennahrung langsam schmackhaft zu machen. Du kannst einfach den Punkt „Nahrungsmittelkombination" weniger beachten und frei nach Belieben aus rohen Nahrungsmitteln köstliche Gerichte zaubern. Die schmecken gut und enthalten Mengen an Vitalstoffen. Auch zu besonderen Anlässen kannst Du zauberhafte Gerichte auf den Tisch bringen. Du kannst mit etwas Einfallsreichtum Torten, Hamburger, Leberwurst, Spaghetti, Salat Hawaii und andere interessante Menschennahrungsgerichte zaubern!
Solche Rezepte aus roher Nahrung stellen einen so geringen Kompromiß dar, daß auch ich sie ab und zu gerne genieße. Vor allem Wildpflanzen schmecken so einfach besser. Auch wenn es mal etwas zu Feiern gibt, serviere ich gerne meinen Gästen eine rohe Torte. Manchmal tut auch ein frischgepreßter Obst- oder Gemüsesaft gut. Ansonsten esse ich wie unsere nächsten Verwandten, die Bonobos: Alles unvermischt und unverarbeitet.

4. Menschennahrung wird gesellschaftsfähig!

Sicher kennst Du die Raucher, oder besser gesagt die „Nichtraucher", die ständig und bei jeder Gelegenheit betonen, daß sie nun *nicht* mehr rauchen, sich dann aber doch immer wieder dazu überreden lassen eine mitzurauchen. Sicher kennst Du auch die Reaktion des Umfeldes.... Lächeln. Solche Menschen haben die Fähigkeit unglaublich zu nerven. Genauso lächerlich wirkt Deine „Menschennahrung", wenn Du Dich dann ständig zu Schlechtkost hinreißen läßt. Um all den Überredungskünsten Deiner Umwelt geschickt aus dem Weg zu gehen, verfahre wie folgt: Binde nicht gleich jedem auf die Nase, der es

eigentlich nicht wissen will, wie Du Dich ernährst. Wenn Du eingeladen bist, dann sage einfach Du würdest heute einen Obsttag einlegen, es täte Dir leid, aber das müßte halt auch mal sein. Um keine Umstände zu machen, hast Du Dir Dein Obst selbst mitgebracht. Jeder Gastgeber versteht das. Einen Obsttag zu machen ist in der Gesellschaft akzeptiert. Keiner wird näher nachfragen. Falls doch, empfehle ihm ein gutes Buch. (Vielleicht dieses hier? - Der Autor würde sich freuen!)
Wenn Du über Menschennahrung sprichst, sprich immer nur über Dich und versuche nicht zu missionieren. Denn Die These von der Menschennahrung nehmen nur die wenigsten Menschen gerne an. Das würde ein Eingeständnis zuvor begangener Ernährungsfehler bedeuten. Fehler aber gestehen die meisten Menschen nicht freiwillig ein. Selbst wenn jemand die Logik der Menschennahrung versteht, will er sie doch nicht wahrhaben. Das würde ein Verändern seiner Lebensweise bedeuten. Die aber verändert der Mensch noch weniger gern! Um sich selbst zu rechtfertigen muß er Dir beweisen daß „Menschennahrung“ ungesund sei. Du weißt es nach der Lektüre des Buches zwar besser, aber das interessiert die anderen nicht. Andere Menschen wollen ihre Ernährung nicht umstellen. Sie wollen nur mit gutem Gewissen ihre Schlechtkost weiter verspachteln. Dafür suchen sie Begründungen. Sprüche wie „Fleisch gibt Kraft“ oder „Milch macht müde Männer munter“ müssen nun zwangsläufig angebracht werden. Die etwas Intellektuelleren erklären: „Tierisches Eiweiß ist biologisch hochwertiger...“. So bist Du in minutenschnelle in eine riesige Diskussion verwickelt. Das ganze kann schon fast zu einem Streit ausarten. Zu einer umfassenden Information führt das nicht. Du kannst nicht in 5 Minuten die gesamte Theorie Deinem Gegenüber darlegen. So entsteht nur Halbwissen, falsche Eindrücke und Vorurteile! Damit hilfst Du weder dem anderen weiter, noch erbringst Du der gesamten "Menschennahrungs-Bewegung" einen Gefallen. Eine Buchempfehlung ist die einzige sinnvolle Möglichkeit. Nur so kann jemand umfangreiche Information bekommen und sich ein eigenes objektives Bild machen. Nur auf guter Information basierend kann sich die für die Menschheit und den Planeten so wichtige Theorie ausbreiten!
Überdies kannst Du Dir leicht vorstellen, daß Du, wenn Du stets und überall Werbung für Deine Ernährung machst, kein gern gesehener Gast

bist. Ständig Diskussionen heraufzubeschwören und Deinen Mitmenschen durch fortwährende Missionierungsversuche ein schlechtes Gewissen zu vermitteln, erhöht Deine Beliebtheit nicht gerade. Sei Dir bewußt: Ihre gewohnte Ernährung ist den meisten Menschen viel zu wichtig, als daß sie sie aufgeben würden. Du bist die absolute Ausnahme, wenn Du bereit bist Deine Ernährung zu verändern. Du kannst vielleicht allen zeigen, daß ihr Verhalten falsch und Menschennahrung richtig ist. Ob Du dann aber noch viele Freunde hast, das ist fraglich. Zeige den Leuten viel lieber Durch Dein Beispiel wie gut Dir diese Ernährungsform tut! Das überzeugt am ehesten und weckt vielleicht auch beim einen oder anderen das Interesse sich näher mit der Thematik auseinanderzusetzen.... und vielleicht nach der Lektüre dieses Buches selbst in den Kreis der "Menschennahrungsfans" einzutreten.

Nur durch Dein gutes Beispiel wird Menschennahrung gesellschaftsfähig. Nur durch Menschen die sie selbst praktizieren und mit ihrer Gesundheit und ihrer Ausstrahlung überzeugen. Nicht durch eifrige Missionare, die wahre Kreuzzüge gegen alle andersdenkenden führen.

Auch mit Menschennahrung kannst Du Dich überall blicken lassen. Im Lokal kannst Du mit dem Verweis auf das dringende Gebot Deines Arztes ohne Probleme von Dir mitgebrachte Kost verzehren oder eine Spezialbestellung aufgeben. Zu Besuch bei Freunden und Bekannten bringst Du einfach Dein eigenes Essen mit. Vielleicht sagst Du nur kurz: "Ihr wißt doch, ich vertrag nur das gut...". Du bist dann ein unkomplizierter und gerngesehener Gast.

Natürlich mußt Du die gesunde Menschennahrung nicht verheimlichen. Ich will Dich nur davor warnen, Deine Erkenntnisse jedem, auch der es nicht wissen will, auf die Nase zu binden. Du erregst damit nur unangenehmes Aufsehen und verlierst viele Freunde. Ich kenne Menschen, die nach ihrer Ernährungsumstellung sich anscheinend nur noch folgendermaßen vorstellen: „Hallo, ich heiße Fritz und esse wie die Affen! Ob Du es glaubst oder nicht, ich esse alles roh, und da hinten steht ein Freund von mir, der ißt genauso und hat auch ein Buch darüber geschrieben." Als ich mich jedenfalls zwei Minuten später zu Fritz gesellte, der mit ein paar uns bisher unbekannten Leuten beisammenstand, bekam ich das Ergebnis zu spüren. Die erste Frage die

mir gestellt wurde, noch bevor ich überhaupt meinen Namen genannt hatte: „Bist Du dieser verrückte Oberaffe?"....
Also halte Dich in Deinem missionarischen Eifer etwas (nur etwas!) zurück. Es gibt weiß Gott interessantere Themen, als sich mit allen Menschen andauernd nur über Essen zu unterhalten. Das nervt Deine Freunde auf die Dauer!

„Es freut mich, wenn Ihr die Kochkost so gut vertragt, doch ich bekomme davon Sehfehler, Zahnausfall, höre schlecht und werde fett."

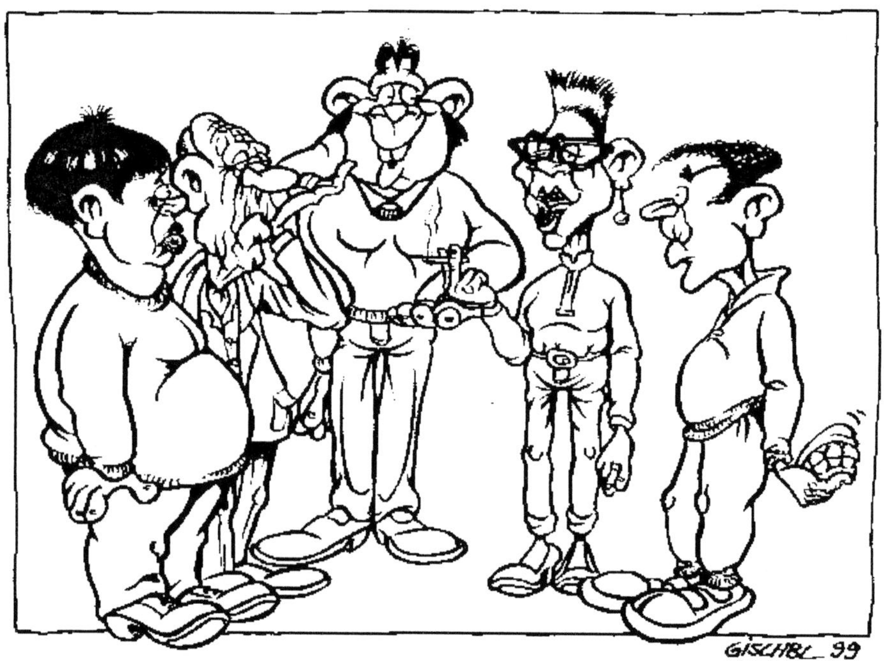

Sehe es als Deinen Stil an, roh zu essen. Es ist weder Deine Religion noch Deine auferlegte Selbskasteiung, sondern eine edle Form des Lebensgenusses, die Du für Dich entdeckt hast. Nutze das aus und achte bei Deiner Ernährung ganz besonders auf den Genuß! Menschennahrung ist sicher eine Ernährung für Gourmets. Deine Sinne werden so fein, daß sie mit jedem Tag in jedem einzelnen Bissen noch mehr Geschmack finden werden. Esse nicht stumpfsinnig um des Essens willen! Mache kulinarische Höhenflüge für Dich zur Devise.

5. Man kann sich nicht in den Himmel essen, aber in die Hölle!

Mit der in diesem Buch vorgestellten Ernährung hast Du das Werkzeug in der Hand, Dich stets bester Gesundheit zu erfreuen. Es ist ein Werkzeug, nicht mehr. Was Du mit Deiner so erworbenen strahlenden Gesundheit machst, das ist Deine Sache. Gesundheit ist die Basis für Dein ganzes Leben. Alles was Du erreichen willst, wird Dir im gesunden Zustand leichter fallen. Das spürst Du in jedem Lebensbereich, im Beruf, im Privatleben, im Sport. Du verfügst einfach über mehr Konzentrationsvermögen, Energie, Ausdauer und Kraft! Eine gesunde Lebensweise legt den Grundstein für Deinen Erfolg!

Wie wärs´, wenn Du einen Sport beginnst und einen neuen Rekord aufstellst? Mit dieser Ernährung steht dem nichts im Wege. Du mußt nur noch richtig trainieren.

Berichte mir bitte, wenn Du mit der rohen, unbehandelten Menschennahrung Deinen persönlichen Rekord oder andere Erfolge erzielt hast.

Auch würde ich mich freuen, von Deinen Ergebnissen und Erfahrungen bei der Verbesserung Deines Gesundheitszustandes zu erfahren.

Abschließend möchte ich Dich noch einmal daran erinnern: Die optimale Ernährung ist nicht das einzige, was für die Gesundheit wichtig ist. Zu beachten sind auch Umwelteinflüsse, wie z.B. Elektrosmog und geologische Störfelder. Ferner ist Bewegung wichtig. Frische Luft und psychische Faktoren dürfen ebenfalls nicht vernachlässigt werden. Doch eine gesunde Ernährung ist ein erster entscheidender Schritt in Richtung Gesundheit!

Essen ist nicht das Wichtigste im Leben und soll es auch nicht werden. Essen soll eine Nebensache sein. Die Ernährung allein kann Dich nicht zu einem perfekten, glücklicheren Leben führen. Das kannst Du nur durch Deine sonstigen Taten bewirken! Doch im Gegensatz dazu kann

Dich schlechtes Essen zu einem bedauernswerten Dahinvegetieren führen.

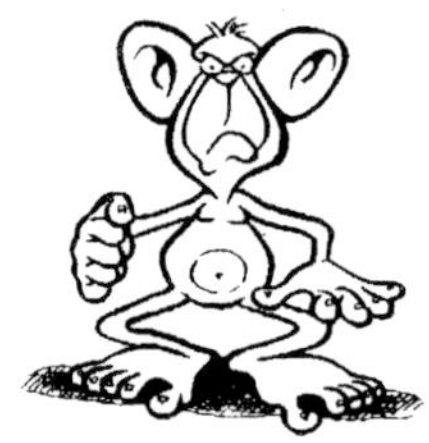

Merke:
Schlechtkost führt zur Krankheit, Menschennahrung zur Gesundheit.

Menschennahrung wird Dir zweifach Freude bringen:
- ⇨ Zuerst beim Verzehr. Du kannst immer nach Herzenslust schlemmen, ohne jemals dabei ein schlechtes Gewissen zu haben.
- ⇨ Durch Deine über Menschennahrung erworbene Gesundheit, kannst Du Dein Leben noch besser genießen.

Wir sind jetzt eine schönes Stück Weg zusammen gegangen. Du hast viel erfahren über gesunde Ernährung und über Genuß. Möge dieses Buch auch auf Deinen weiteren Lebensweg ein wirken und Dich immer weiter führen. Deshalb hier noch mein Wunsch für Dich:

Habe Freude am Leben
mit jedem Atemzug,
in jedem Augenblick!
- Arjuna -

(XI) Anhang

Kontakt:

Arjuna
Postfach 3246
91020 Erlangen
e-mail: Arjuna@Menschennahrung.de
homepage: www.Menschennahrung.de

Leser, die aufgrund dieses Buches Zuschriften an den Autor richten, erteilen damit die Erlaubnis, diese ganz oder gekürzt zu veröffentlichen (auf Wunsch natürlich ohne Namensnennung).

Auf meiner Homepage findest Du:
- Kontaktadressen zu nahestehenden Gruppen und Vereinen.
- Kontaktliste interessierter Leser und Leserinnen
- Diskussionsforum zum Thema Menschennahrung.
- Artikel des Autors.
- Information zu Seminaren, Vorträgen und Workshops des Autors.
- Bezugsquellen für beste Menschennahrung - Tropenobst
- Ein paar Büchlein zum Herunterladen. Unter anderen:

"Das Roh-Kochbuch - Rezeptbuch für Menschennahrung"
"Die Speisekammer der Natur - Bestimmungsbuch für Menschennahrung"
"Keime - Menschennahrung im Großstadt-Jungel"

Weitere empfohlene Bücher:

Die Bücher enthalten ähnliche Thesen wie die der "Menschennahrung". Daher sind sie für Dich sicher sehr empfehlenswert zur weiteren Vertiefung des Themengebietes.

➔ „Der Grosse Gesundheits-Konz“
Franz Konz
Universitas Verlag

➔ „Die Rohkosttherapie“
Guy Claude Burger
Heyne Verlag

➔ „Willst Du gesund sein? Vergiß den Kochtopf!“
Helmut Wandmaker
Goldmann Verlag

Über den Autor:

- Arjuna -

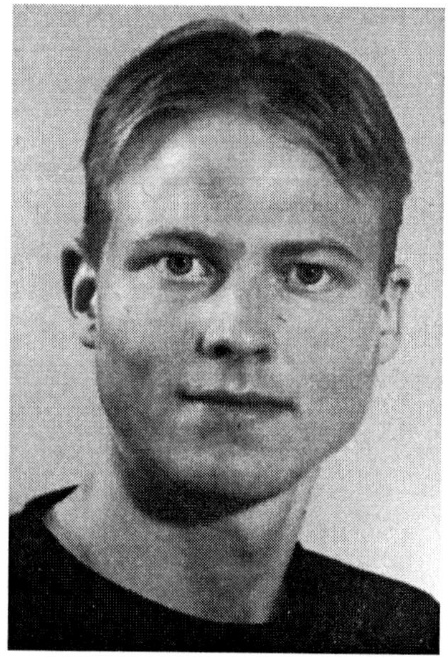

Wie auch Arjuna, der Held der Bhagavadgita, die Welt kritisch hinterfragt, um auf die wahre Beschaffenheit der Dinge zu kommen, so führen auch hier kritische Fragen den Autor zu neuen, revolutionären Erkenntnissen.
Im vorliegenden Buch stellt sich Arjuna die Frage, wie die optimale „Menschennahrung" auszusehen hat.
Doch damit ist Arjuna mit Sicherheit noch nicht zufrieden. Arjuna steht insofern im yogischen Geiste, daß er das Erreichen absoluter uneingeschränkter Freude als das eigentliche Ziel des menschlichen Lebens sieht. Um dieses große Ziel zu erreichen müssen noch viele Fragen gestellt und ebenso viele Antworten gefunden werden. Du, lieber Leser, kannst also gespannt sein, zu welchen Ergebnissen Arjuna noch kommen wird!

Bisher verfaßte Arjuna folgendes:

- "Menschennahrung - Über die der menschlichen Genetik angemessene Ernährungsweise"
- "Das Roh-Kochbuch - Rezeptbuch für Menschennahrung"
- "Die Speisekammer der Natur - Bestimmungsbuch für Menschennahrung"
- "Keime - Menschennahrung im Großstadt-Jungel"
- diverse Artikel.

Literaturverzeichnis:

"Chlorophyll for Healing"
L. M. Miller
Science News Letter, Nr. 15 S. 171, 1941

"Die menschliche Ernährung"
Apia Ed.

"Die Nahrungsproteine"
Lavoisier Tec/Doc Apia Ed.

"Molekularbiologie und Evolution"
Ed Masson 1982

"Remaks upon the History, Toxicity and Antibacterial Properties of Watersoluble Chlorophyll Derivates as Therapeutic Agents. "
Smith
American Journal Med. Soc. , 207: 649, 1944

„>Schnelle< und >langsame< Kohlenhydrate: Der Tod eines Mythos"
Dr. J. P. Ruasse

„Absorption of Protein and Protein fragments in the Developing Intestine: Role of Immunologic/Allergic Reactions“
Walker W.
Pediatrics 75, Seite 167

„Activity Budgets, feeding behavior, and habitat use of pygmy chimpanzees at Lomako, Zaire“
White FJ
Amer J Primatol 1992 Seite 215 -223

„Amino Acids in Nutrition and Growth“
Journal of Biological Chemistry 17:325 1914

„Annäherung an das Allergierisiko, das mit aus technologischen Behandlungen hervorgehenden Proteinen in Verbindung steht“
Wal J.M.
In und Nahrung 1991, 27, 3, Seite 133

„Aufnahmebereitschaft von Proteinen und Allergien“
Cheftel J.

„Calcium Retention in the Adult human Male as Affected by Protein Intake“
R. Walker
Journal of Nutrition 102:1297 1972

„Calcium Retention of Young Adult Males as Affected by Level of Protein and Calcium Intake“
H. Linkswiler
Trans New York Academy of Sience 36:333 1974

„Chemie“
Zeeck, S. Eick, B. Krone, K. Schröder
Urban & Schwarzenberg 2. Auflage Seite 274

„Comparative Growth of Diets“
W. Rose
Journal of Biological Chemistry 176:753 1948

„Composition and variability of mountain gorilla diets in the central Virungas“
Watts DP
Amer J Primatol 7 Seite 323- 356 1984

„Contribution to the study of alimentation of lowland gorillas in the natural state, in Rio Muni, Republic of Equatorial Guinea“
Primates 18 Seite 183 – 204 1977

„Der Grosse Gesundheits-Konz“
Franz Konz
Universitas 1995 Seite 290 – 302

„Der Stoffwechsel der Fruktose“
Le Généraliste,1067, Seite 17

„Diabetes: Die Revolution des Zuckers“
Die Forschung, 19, 201, Seite 980

„Die große GU Nährwert- Kalorien-Tabelle
Prof. Dr. I. Elmadfa, W. Agin, Prof. Dr. E. Muskat, Dipl. oec. Troph. D Fritzsche
Gräfe und Unzer Seite 46 ff 1998

„Die Krankheiten zu Anbeginn der abendländischen Zivilisation"
Gremek Mirko;
Ed. Payout. Seite 119

„Die Maillard-Reaktion"
Neuzil Eugène
J.A.N.D. 1985

„Die toxischen Substanzen die bei der technologischen und kulinarischen Behandlung entstehen"
Staron T.

„Die Zufuhr von Pektinen verzögert die Magenentlehrung"
S. Schwartz
Gastroenterologie, 1982, 83, Seite 812

„Diet Protein and Calcium loss: A Review"
S. Altschuler
Nutrition Research 2:193 1982

„Effect of Level of Protein Intake on Urinary and Fecal Calcium Retention of Young Adult Males"
N. Johnson
Journal of Nutrition 100:1425 1970

„Effect of Protein Intake on Calcium Balance of Young men Given 500 Mg Calcium Daily"
Anad
Journal of Nutrition 104: 695 1974

„Ernährung des Menschen"
Elmadfa/Leitzmann
2. Auflage Seite 229

„Ernährung für Mensch und Erde"
Christian Opiz
Hans-Nietsch 1995 Seite 99

„Ernährung und Evolution der Primaten"
Katharine Milton
Spektrum der Wissenschaft; Oktober 1993 Seite 68ff (insbesondere Seite 74)

„Ernährungsfolgen des Kochens mit Mikrowelle"
Beiraudo Ch.
Cahier de Nutrition et de Diététique 1991, 27, 3, Seite 133.

„Food Reform: Our Urgent Need"
R. Hur
Heidelberg 1975 Seite 98 ff

„Gekocht oder roh"
Prof. Dr. Alfred Brauchle

„Gorillas – Ökologie und Verhalten"
Angela Merder
Springer Verlag

„Immunantwort auf beim Darmdurchgang aufgenommene Nahrungsantigene"
Parker Charles W.
Federation Prodeedings 1977, 36, 5, Seite 139

„Laktoseintoleranz bei verschiedenen menschlichen Populationen"
Ayala F. J.

„Mechanism of Toxicity of Lysinoalanine"
Nutr. Reviews 1989, 47 (II), Seite 362

„Nahrungsmittelpyrolyse und Toxizitätsrisiken"
Deracher R
Cahier de Nutrition et de Dietique 1982 17, 3 Seite 143

„Nutrive Value of American Foods in Common Units"
herausgegeben vom U.S.-Landwirtschaftsministerium;
Handbuch NR. 456

„Orang-Utan biology"
Schwarz JH
Oxford Univ Press Seite 31 - 51 1977

„Osteoporosis"
V. Barzel
Grune and Stratton New Jork 1970

„Problems with meat“
J. Scharfenberg
Woodbridge Press 1982 Seite 90

„Schizophrenie und neuro-aktive Peptide aus der Nahrung“
Dohan F. C.
Rhe Lnacet 1979, 1, p.1031

„Studie zum Übertritt termischer oxidationsprodukte erhitzter Öle in der Lymphe und ihr Einbau in die membranlipide der Zellwand“
N. Combe
Cahier de Nutrition er de Diététique 1982, 17, 3, Seite 139

„The Chimpanzees of Gombe“
Jane Goodall
Havard universitas Press, Cambridge Seite 233

„The Pygmy Chimpanzee Evolutionary Biology and Behavior“
Susman R.L.
Plenum Press New York 1984 Seite 246

„Toxikologie und Sicherheit der Lebensmittel“
Derache Roger
Apria/Lavoisier Ed. 1987

„Urinary Calcium and Calcium Balance in Young Men as Affected by Level of Protein and Phosphorous intake,“
M. Hegsted
Journal of Nutrition, 111:53 1981

„Vegetarian Diets“
Washington
D.C. National Academy of Sience 1974, Seite 2

„Verdauung von Kohlenhydraten im menschlichen Grimmdarm“
B. Flourie
Cahier de Nutrition et de Diététique, 1985, 20,1, Seite 33

„Versuch einer an rohen Lebensmitteln reichen und Weizen sowie Milchprodukte ausschließenden Diät bei reumatoider Poliarthritis“
Rouxin H
Dissertation Montpellier 1989

„Wirkung von Kleie und Pektin auf den post- prandialen Zustand“
Ch. Florent
Cahier de Nutrition et de Diététique, 1985, 20,1, Seite 31

Ernst T. Krebs
Cancer Control Journal, September 1970

G. Zichgraf
Münchner Medizinische Wochenschrift 79: 998, 1932

Jornal of Surgery Juli 1940

Abbildungsnachweis:

Abbildungen, Tabellen und Grafiken: Arjuna
Cartoons, Titelbild und Rückseitenbild: Gerhard Mauch

Gerhard Mauch ist begeisterter freiberuflicher Zeichner, Menschennahrungsfan, Weltverbesserer und Urheber vieler interessanter entwicklungspolitischer Comics.

Weitere Informationen:
Gerhard Mauch
Daimlerstr.3
78628 Rottweil-Neufra
Tel.: 0741 / 1757903

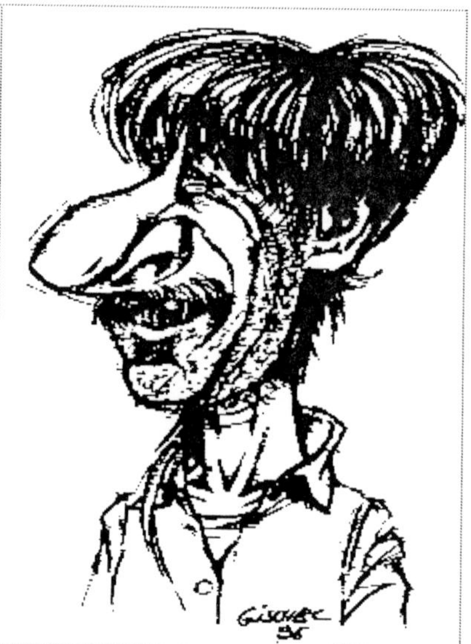

(Selbstportrait)

Register:

C

D

E

F

I

J

K

L